HEAT APP!
ヒートアップ！

たった5日で臨床の"質問力"が
飛躍的に向上する、すごいレクチャー

岩田健太郎

金原出版株式会社

はじめに

　卒後臨床研修が義務化されて10年以上になり，当初はやや混乱のみられたこのシステムもおおよそ関係諸氏の腑に落ちるような習慣化がなされたように思います。次は卒前教育だ，というわけで現在，卒前医学教育改革の議論が各所で起きています。

　が，どうもピンときません。クリニカル・クラークシップ，チュートリアル，シミュレーションといった，まあまあ馴染みが良くなったカタカナ言葉に加え，アクティブ・ラーニング，ポートフォリオ，コンピテンスやコンピテンシー（英語ではほぼ同義ですが，なぜか区別せよ，と教えられる。昔の（今でもあるのか？）「先生，これはSBOではなくて，GIOではありませんか？」といった不毛なコメントが想起されますねえ……）といった新たな業界用語が加わって教育現場を困惑させています。観念が暴走しているのに，地に足が付いていない。まるでゴールド・エクスペリエンスの初期設定（だが，何処かに消えた……）みたいです。

　地に足が付いた教育の実践のために，長い間教育方法を試行錯誤してきました。PBLとT3Lのハイブリッドがよかろうということで，これは『神戸大学感染症内科版TBL』という本にもなり，一定の評価も得ました。海外の学会でもこの試みは発表され，おおむね好意的に受け止められましたし，ハワイ大学のPBLの実践者たちにも「面白い」とコメントをいただきました。日本の医学教育業界からは特段の反応はありませんでしたが（予想通り）。

　教育手法に100点満点はなく，常に改善の繰り返しです。数年かけてバージョンアップを重ね，独自の「HEATAPP」という方法に練り上げました。実況中継を録音し，文字起こしし，編集して書籍とする。2016年にはそうなるはずでした。

　しかし，この2016年のHEATAPP後に学生を対象とした質的研究で，我々は思わぬクリティークを受けます。それは，突き詰めて言えば，「アクティブ・ラーニングなんて興味ないよ」という日本の医学生のクールで，パッシブで，醒めた意見でした。熱くなっているのは教育者と意識高

い系の少数の学生だけだったというよくあるパターン（Kobe J Med Sci. 2017；63：E51-57）。

　出版社には誠に申し訳なかったのですが，そこでぼくは急遽，2016年版の出版を取りやめることにしました。フィードバックを受け，反省し，改善し，受け身でゆとりで草食で後ろ向きな学生であっても，なお学習効果が高いという方法に練り上げなおす必要を感じたのです。意識高い系の医学生はどうせ放っておいても勝手に勉強するのだから。

　そんなわけで満を持して今回送り出すのが2017年版の改良型HEATAPPです。注意深い読者は，そこに単にオーセンティックで，欧米で活用されている教育手法のみならず，欧米ではほとんど顧慮されていないタイプの学生たちへの配慮を発見することでしょう。アクティブ・ラーニングしろ，と言っている教育者自身がパッシブにコピペやっているは許されてはならないのです。

　まずは，百聞は一見にしかず。ぜひ本書をご覧ください。そして，ぜひ皆さんも自施設で試してみてください。権利問題なんてけちくさいことは申しません。オープンアクセス，リソースの転用，改善も自由にやってください。もっとよいものに改善したならば，ぜひ学術界で発表して，我々に教えてください。オープンソースの統計ソフトウェア，Rはそのようにして飛躍的な発展を遂げたのですから。

岩田健太郎

CONTENTS

1st Day　5月11日(木)　　1

1st Day Session 1 …… 2

- なぜグループ学習がうまくいかないのか　3
- 医学生は，実は勉強嫌い　4
- ディスカッションがなぜ苦手なのか　6
- 答えるのは得意だが，問うのは苦手　6
- 診療とは質問だ！　8
- トヨタの「5つのWHY」　8
- 問題の根っこを探し出す　9
- PBLとは何か，そしてその問題点　13
- TBLとは何か，そしてその問題点　15
- HEATAPP発表のルール　17
- 病気の正体，感染症の正体　18
- 病気かどうかは恣意性によって決まる　23

1st Day Session 2 …… 27

- 「微生物＝感染症」ではない　27
- 宗教と科学の違い　31
- MRSA腸炎は存在するのか　33
- 微生物検査の種類　36
- 発熱と腹痛の男性　37
- 時間情報は検査できない　41

1st Day Session 3 — 45

- 食中毒を疑ったら　45
- 痛みのアプローチ　46
- 解剖学的に考えよう　50
- 腹痛の患者に必ず確認することは……？　51
- 腹部のフィジカルのとり方　55

1st Day Session 4 — 61

- YSQとは何か　61
- 感度の低い検査で疾患を除外してはならない　62
- 無知の知と医者の知性　63
- 臨床試験と治療の効果　69
- 疫学に関する質問　70
- 病気の「なぜ」を質問する　71
- 医学は目的をもった学問—医療倫理について　72
- YSQをなぜ質問形にさせるのか　73
- どんな教科書を使うべきか　75
- 分厚い教科書なんて読めない……？　81

1st Day Session 5 — 84

- レターを書くメリット　85
- 医学生が論理的であるべき理由　87
- PubMedとGoogle Scholarの使い分け　88
- 引用文献を付ける習慣を　92
- UpToDate®を活用しよう　93
- 原著論文は研究方法をみる　94
- スマホやタブレットも勉強に活用しよう！　97
- 便利なスマホアプリ　99

2nd Day　5月12日(金)　　101

2nd Day Session 1 ── 102
- critical thinking, critical reading　107
- トライアンギュレーションの必要性　108
- エポケーのすすめ　114
- ガイドラインは役に立つか　115
- 感度・特異度は検査の評価　PPV，NPVは患者の評価　120

2nd Day Session 2 ── 122
- 頻度が高いものから考える　123
- メディアは科学的か？　128
- 研修医が踏んではいけない地雷　132
- コミュニケーションとは何か　139
- 立場や経歴は関係ない！　142

2nd Day Session 3 ── 144
- 二元論を捨てよう。可能性は常にある　145
- 個別化か，一般化か　147
- 「自然免疫」というワードがもたらす誤解　149
- なぜノウハウ主義ではいけないのか　151
- 「老害」と言われないために　153
- 続ける努力　155
- 個別の経験を一般化するということ　156
- 入院患者と外来患者の違い　158
- 専門家とは─オタクとプロの違い　159

2nd Day Session 4 — 161

- アレルギーの分類 　　161
- 熱以外が大事 　　163
- 意識状態の診かた 　　164
- ショックの原因を調べる 　　169
- 正しく診断できなくても，正しい判断はできる 　　170
- 臨床医学とゲーム理論 　　172
- 薬剤熱の詰めかた 　　172
- 患者さんに何が起きたのか？ 　　175

3rd Day　5月15日(月)　181

3rd Day Session 1 — 182

- そして診断は…？ 　　182
- 主治医はどこで誤ったのか 　　187
- 抗菌薬の選びかた① ―菌のカバーと移行性 　　190
- 抗菌薬の選びかた② ―投与量と投与間隔 　　191
- 菌を殺すことだけが治療ではない 　　194
- エボラ出血熱の治療 　　195
- ローカルファクターを考える 　　197
- P/F ratio とは ― ratio と rate の違い 　　199

3rd Day Session 2 — 203

- 術後の発熱のアプローチ① ―感染症の場合 　　208
- 入院患者の便培養は不要！ 　　210
- 術後の発熱のアプローチ② ―非感染症の場合 　　212
- ゲシュタルトとは 　　214

Bacterial translocation の罠　　　　　　　　　　　218
　　血小板が減る理由　　　　　　　　　　　　　　　221

3rd Day Session 3 　　　　　　　　　　　　　　224
　　血小板減少へのアプローチ　　　　　　　　　　　224
　　70代男性，2週間の発熱と陰嚢腫大　　　　　　　227
　　男性生殖器の身体診察　　　　　　　　　　　　　229
　　リンパ節腫脹のアプローチ　　　　　　　　　　　230
　　尿検査でわかること　　　　　　　　　　　　　　234
　　細菌感染症は定常状態を取らない……が　　　　　236

3rd Day Session 4 　　　　　　　　　　　　　　238
　　"見通す"能力を鍛えよう　　　　　　　　　　　　241
　　分からないときに抗菌薬を変えない！　　　　　　243
　　IGRA のメカニズムとピットフォール　　　　　　244
　　結核とニューキノロン─"とりあえず抗菌薬"はなぜダメなのか　247
　　不明熱とは　　　　　　　　　　　　　　　　　　250
　　サットンの法則と Tissue is the issue　　　　　　251

4th Day　5月16日(火)　　　　　　　　　　　255

4th Day Session 1 　　　　　　　　　　　　　　256
　　分母の誤りで何が起こるか　　　　　　　　　　　258
　　原発事故で甲状腺癌は増えたのか　　　　　　　　261
　　鑑別疾患はフォーカスから絞る　　　　　　　　　263
　　YSQ の考えかた　　　　　　　　　　　　　　　266
　　M＆Mのすすめ─失敗から学ぶということ　　　269

4th Day Session 2 — 275
- エンピリック治療とは — 277
- 鑑別診断リストをつくるためのアプローチ — 278
- 生検前にどこまで詰められるか — 289

4th Day Session 3 — 291
- 20歳男性，2日間の悪心と嘔吐 — 292
- 食中毒とは何か — 294
- 食歴を訊くコツ — 298
- 医師に英語力が必要なワケ — 300
- 楽するためには苦労せよ — 303

4th Day Session 4 — 307
- 嘔吐に関連する精神科疾患 — 308
- バイタルサインの評価 — 311
- HIV治療薬とCD4値 — 317
- 嘔吐の原因は3つのグループで考える — 322
- 生化学検査のみかた — 323
- 血液ガスのみかた — 325
- 嘔吐のアプローチ — 328
- よいチームの条件 — 331

5th Day 5月17日(水) — 333

5th Day Session 1 — 334
- アニオンギャップと代謝性アシドーシス — 334
- 身につく勉強法とは — 340

- 働きかたを考える──長時間労働がもたらす弊害　342
- 時間効率を高めるために　345
- 薬を変更するときに考えること　348

5th Day Session 2　354
- 文献管理のための便利ツール　355
- HIVをめぐる医療経済の課題　359
- HIVの医療福祉制度がもつ矛盾　361
- 新薬のほうが本当にいい薬なのか？　363
- 製薬メーカーとの付き合い方　365
- 売れている薬のほうが本当にいい薬なのか？　369
- 「頭がよい」とはどういうことか──知性と勇気　370

5th Day Session 3　377
- アフリカ出身の男性，頭痛　377
- オンセットに着目する　387

5th Day Session 4　389
- 「めまい」が意味すること　389
- 長すぎる髄膜炎様症状の謎　392
- 慢性髄膜炎の原因は……？　398

5th Day おまけ　408
- これから勉強をするうえで　408

おわりに　411

1 The first day

Thu., May 11, 2017

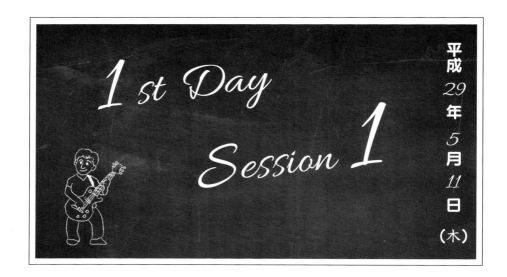

 岩田　おはようございます。事前にグループに分かれるようにお願いしていたと思うので，グループごとに集まってください。場所はどこでも構いません。
　　　ん？　もうグループごとになってる？　賢い。ありがとうございます。
　　　ちなみにこれグループってどうやって分けています？

 伊藤　自由に分けています。

岩田　そうなんだ。わかりました。
　　　グループの名簿が必要なので，後でメンバーリストをください。
　　　でははじめます。感染症内科の岩田です。今日から5日間，土日を挟んで1週間，感染症の集中的な教育をします。
　　　その前に連絡事項がいくつかあります。まず1つめ，今ここに出版社の方がいらっしゃっていて，この講義を録音しています。そして個人情報が漏れないようにして再構成して，アウトプットすることを企画しています。了承しておいてください。みなさんの顔や名前が出ないようにちゃんと配

慮します[1]。

この1週間の学習はグループ学習になります。みなさんはTBLってやりました？ まだやってない。チュートリアルはやりました？ そういうのもやっていない。わかりました。

なぜグループ学習が
　　うまくいかないのか

まずそもそも論として，なぜグループ学習をするのかという話をします。というのは，みなさんのほとんどは（実は）グループ学習が苦手です。ぶっちゃけて言えば，多くの人はグループ学習を嫌ってすらいます。ところが，グループ学習について医学教育の専門家の先生たちは，すごく効果的で有効な学習方法だと信じています。ここに机上と現場の大きな乖離が存在します。

なぜでしょう。

成人学習理論というものがあります。成人学習とは英語ではandragogyとかadult learning theoryといいますね。Adult learningとは別にエッチなことを学ぶわけではなくて，子どものときとは違ったやり方で，成熟した大人としての学習をする，つまり「自主的な学び」のことです。授業で一方的に情報を通達されるのではなくて，みなさんが自主的に問題を見つけて学んでいくためには「グループ学習」が有効だという理屈があるんです。しかし，現実にはこの成人学習は日本ではあまり上手くいっていません。グループ学習をすると何が起きるかというと，多くの場合はグループの中のすごく真面目な人だけが頑張って，そうじゃない人はのほほんと遊んでいて，発表も一部の頑張る人だけが頑張って，頑張らない人は何もしないといったパターンです。だからむしろ個々を相手にした古典的な（そして悪名高い）授業の方が，ちゃんと勉強する可能性が高かったりなんかする。人やトピックによっては明らかに従来型の授業のほうが親和性が高い。

---

1) 学生の名前はすべて仮名。

じゃあ，問題は「なぜか？」ということです。なぜこの医学教育の専門学者たちが言っていること（理論）と，現実がかみ合わないのかについて，昨年みなさんの先輩たちにいろいろインタビューしてみて，だんだんわかってきたんです。これは構造化して質的研究として論文化しました[2]。

医学生は，実は勉強嫌い

岩田　まず1つめ。みなさんは勉強が嫌いですね。

（一同笑い）

岩　田　勉強が嫌いということは，あったりまえじゃないか，そんなものだろうと思っている人もいるかもしれません。

けれども，実は世界的には必ずしも常識ではありません。たいていの国では，大学に入学する人は，基本的には大学で勉強したいという人なんですね。勉強したいから大学に来る。これが常識です。

ところが，みなさんの多くは大学に入学するのが目的で，勉強することを目的にしていない。受験で合格すると，そこで疲れ切ってしまって「やった！ やっと苦労して大学に入った。これからは遊ぶぞ」みたいな感じになるわけです。これは国際的な常識から考えると，かなり変わっています。みなさんはご存知ではないかもしれませんけれど，日本の大学生は国際的にみても学習時間がきわめて短いといわれています。例えば，東京大学大学経営政策研究センターによると，米国の大学1年生の週あたりの授業に関連した学修時間は半数以上が11時間以上ですが，日本の大学1年生ではわずかに14.8％でした。学修ゼロは9.7％もありました（米国は0.3％）[3]。

まあ医学部の学生は他の学部よりは若干多いかもしれないけど，それでもかなり少ない。

その理由はいろいろ説明されています。でも，ぼくの推測は非常に明白です。みなさんは勉強が嫌いだから勉強しないのです。

---

2) Kobe Journal of Medical Scienceにアクセプト。出版準備中。
3) 文部科学省資料より。http://www.mext.go.jp/b_menu/shingi/chukyo/chukyo4/siryo/attach/__icsFiles/afieldfile/2012/07/27/1323908_2.pdf

でも，よく考えてみたら，勉強は必ずしもつまらないものとは限りません。面白いこともいっぱいあるんです。ところが，みなさんはこれまで勉強を手段として学んできたがゆえに，目的としての勉強を知らないんですね。

手段としての勉強とは，要するに勉強することによって何かご褒美が得られるタイプの勉強です。試験に受かるとか，どっかの学校に行けるとか。受験も手段としての勉強ですね。目的としての勉強は，何か学ぶことによって得るそのものを目的とする勉強のことです。知りたいから勉強するという，知的好奇心です。

今後，みなさんの中には研究者になる人もいるでしょう。しかし，本来研究だって「本当のところが知りたい」という知的欲望がもたらす営為であるべきです。ところが，現在の日本の医学研究者には「学位が取りたい」とか「教授になりたい」とか「業績を高めたい」とか「何とか賞がとりたい」といった二次的利得を一次的な目標にしている場合も少なくないのです。その象徴がデータの捏造ですね。データの捏造は世界的な問題ですが，特に日本の研究者に多いといわれています。あれはまさに「真実なんてどうだっていい」という知的欲望の真逆の態度なんです。

もちろん，みなさんには知的好奇心はたくさんあります。俗にオタクと呼ばれている人がいますね。JRの駅を全部覚えている人とか，AKB48のスリーサイズを全部暗記している人とか（笑）いろいろいるでしょう。日本にはオタクはたくさんいます。だから，日本人が国民的，民族的，遺伝学的に知的好奇心が枯渇しているということはないとぼくは思います。そう，みなさんの多くは，知的好奇心は旺盛なんです。

しかし，いわゆる「勉強」というサブジェクトは，辛い思いをして何かいいものを得るための手段で，しかたない一種の必要悪だという観念が小学校から高校までの間にみなさんに刷り込まれているんですね。そうすると何か利得があれば勉強するけど，それらとは関係ないことになると途端に怠け出すんです。

グループ学習はまさにそうですね。グループで一生懸命頑張っても，頑張らなくても，別に自分が罰を受けるわけでもないし，進級できないわけでもない。真面目にやったからといって，何かご褒美がもらえるわけでもない。すると途端に怠けてしまう人が増えちゃうんですね。

これが日本でグループ学習が上手くいかない理由の1つです。

💬 ディスカッションが
　　　　なぜ苦手なのか

理由の2つめは，みなさんがディスカッションに慣れていないことです。すなわち，みんなと議論して何かを進めていくという習慣がないわけです。

みなさんはあまりディスカッションのしかたとかを学校で学んだことがないでしょう？　学校によってはディベートやESS（English speaking society）に入部していて，ディベート大会に出たという人もいるかもしれないけど，大多数の人たちは議論をする方法そのものを学んだことがないと思います。

これが，グループ学習で頑張る人だけが一方的に何かやって，しゃべって，演説して，他の人は聞いているだけ，あるいは聞いてすらいないという状況になる原因です。

そこには対話がないんです。ディスカッションとは演説，主張の連打ではありません。対話なんですよ。

では，両者のどこが違うのか？　このことは追々詳しく検討してみましょう。

💬 答えるのは得意だが，
　　　　問うのは苦手

3つめ。みなさんがこれまで学んできた学びは，答えが正しいものしかなかったからです。

小学校のときも中学校のときも高校のときも正しい答えがデフォルトであって，その正しい答えを吸収するという学びしかないわけです。

そうですよね。だって教科書や問題集に書いてあることには，正解が存在していて，教科書に書いてあることは間違っているかもしれないなんてことはあり得ないわけです。みなさんは正しい答えが1つあって，その答えを見つけ出すということを，これまでずっと一生懸命頑張ってきたわけで

す。
　正しい答えは1つしかないということになれば，話し合いなんてあまり意味がないわけですよ。誰か賢い人が1個の正しい答えを見つければ話は終了で，それ以上膨らまない。
　ところが医学は，正しい1個のシングルアンサーがあると決まっているような世界ではないわけです。実際には何かの病気の治療法で人によって意見が違っていたり，論文によって得られた結果が違っていたりということは多々あってですね，はっきりしないことが結構あるんです。そうすると，実は「正しい」答えはいくつも出せるかもしれないんです。
　つまり，グループの中で一生懸命に頑張る人がこれが正しい答えだと言っても，実はそんなことはなくて，別な答えもあるかもしれないという議論の膨らみがあってもいいはずなんです。けれど，みなさんは教科書に書いてあることが正しい1つの事実だという学びしか今までやってきていないために，それ以上話が膨らまないんですね。
　その典型像が「質問」です。日本の学生は全然質問しないとよくいわれます。もちろんそれは羞恥心のせいかもしれませんけれど，そもそも質問が頭に浮かんでこない場合も多いとぼくは思います。
　みなさんがどうして質問が出てこないかというと，質問をしたことがないからです。質問のしかたって学んだことがありますか？　質問のしかたを教わったことある？　ないでしょう？　みなさんは幼稚園から高校，この神戸大学のなかですら「**どうやったら有効な質問ができるか？**」ということについてのトレーニングをまったく受けてないんですよ。ぼく自身も小中高と，そんなトレーニングを受けたことはありません。
　みなさんのこれまでやってきたことは，答えを出す訓練です。質問に正しく答える訓練は受けてきたんです。しかもその答えはたった1つしかない。数学でも，理科でも，社会でも，英語でも，全部そうです。シングルアンサーがあって，その答えは疑いの余地もない。そういうことに答えることをずっと繰り返してきたんです。だから，みなさんは質問されて答えることにかけては，すごくレベルが高くて，おそらく神戸大学の医学部あたりになると，日本でトップクラスの「質問に答える名人」の集団ですよ。
　が，こと質問することにかけては，みなさんはど素人です。まったく今までトレーニングを受けていないからです。

診療とは質問だ！

問題はですね……診療現場とは，実は質問をする場所だということです。患者さんが苦しんでいます。「先生，調子が悪いです」と言われたときに「なぜ，あなたは調子が悪いんでしょう？」と患者さんの心や身体に質問し続ける。そして患者さんの調子が悪い原因，正体を突き止めて，調子が悪いことをどうやってひっくり返して調子を良くするか，その方法を突き止める。つまり質問をし続ける。これが医療現場です。

したがって，もしみなさんが現場で医者として機能したかったら，質問をし続けないといけない。

しかしながら，みなさんはその訓練をまったく受けていないんです。ですから，これからの5日間でしたいことは，みなさんがこれまでやったことのない「有効な質問」を患者さんの問題から導き出すという訓練です。なぜなら，患者さん自身も自分の身体の中に何が起こっているのかよく知らないわけです。もちろん，みなさんだって知らない。だから，みなさんは「答え」を先に出すんじゃなくて「どうやったら患者さんの中の問題が突き止められるか」を質問し続けなければいけない。

繰り返しますが，これは別に民族とか文化の問題で，日本人が生まれつき質問するのが下手なのではありません。単にみなさん訓練を受けていないだけです。ちゃんと訓練すればできるようになります。みなさんは，このレクチャーの5日目に自分たちの質問能力が劇的に向上していることに驚くことでしょう（予言しときます）。

トヨタの「5つのWHY」

なぜ，この問題が日本人の民族とか文化の問題ではないとぼくが断言できるのか。

たとえば，トヨタ自動車です。トヨタ自動車では何か問題があった時に

「5つのWHY」を出すといわれています[4]。

ベルトコンベアがうまく動かない，何か車の故障が出た，リコールが起きたときに「なぜそういう問題が生じたのか？」という質問をするわけです。すると例えば，「流れ作業のここに問題があったからだ」という答えが出てくるわけです。

でもトヨタ自動車はそこで質問を止めません。「ではなぜ流れ作業のここで問題が起きたのか？」という次の質問に行きます。2番目のWHYです。「それは製造工程のこのマニュアルが間違っていたから」という答えが出ます。3番目のWHY，じゃあ「なぜマニュアルは間違っていたのか？」それはマニュアルをつくるプロセスに問題があったからだ。じゃあ「なぜマニュアルをつくるプロセスに問題があったのか？」4番目のWHYですね。こうして5つのWHYを重ねることによって，問題の根っこがわかってきます。

この「問題の根っこ」のことを英語ではrootと言います。Root cause analysis，RCAといいます。そのためには5つのWHYを出さなければいけないわけです。これをトヨタ自動車がきちんとやっているんです。でも，日本の医療の世界ではこのRCA，全然きちんとできていません。

💬 問題の根っこを探し出す

日本の医療現場では患者さんに質問を重ねません。

みなさん，医者にかかったことはある？ 医者にかかったときさ，あんまり質問されないでしょう？ 「先生，頭が痛いんですけど」って言えば「じゃあ頭痛薬を出しておくね」と薬を出されちゃうんです。「先生，私，眠れないんです」「あ，そうですか。じゃあ睡眠薬を出しておきましょうね」

つまり，日本の医者は答えを出すのがめっちゃ正確で早い。そして大量に答えを出すことに慣れているので，患者さんの訴えに即答しちゃうんですね。みなさんがテストで質問されたときに即座に「正しい」回答を導き出

---

4) トヨタ式「5回のなぜ」でトラブル原因を因数分解：プレジデントオンライン，PRESIDENT Online [Internet]. [cited 2017 Sep 20]. Available from：http://president.jp/articles/-/15912

すみたいに。

でも，本当はそれではダメです。「なぜこの人は頭が痛いんだろう」「何が原因で頭が痛いんだろう」と考えないといけないんです。それは片頭痛のせいかもしれないし，緑内障発作のせいかもしれないし，てんかんのせいかもしれないし，脳腫瘍のせいかもしれないし，髄膜炎のせいかもしれないわけですよ。「なぜこの人は頭を痛がっているのか。不思議だ，わからない，知りたい」という欲望をもつと，患者さんともっと話をしなきゃいけなくなります。

ぼくの患者さんで，中年の女性の方がいまして「眠れません」と言っていたんです。訊いたんですね。「どうしてあなたは眠れないんでしょうね？」「ちょっといろいろ悩み事があるんです」って答えるんです。

悩み事があるから眠れないというのは納得がいきますけれど，何が悩み事なのかはわからないですね。だからもっと知りたくなるんです。「悩み事って何ですか？」と訊くわけです。そうすると「人間関係の悩み事です」答えが返ってくる。世の中の悩み事のほとんどは人間関係でできていますから，やっぱりこれでも具体性がないですね。そうすると「じゃあ，具体的にはどういう人間関係で悩んでいるんですか？」って質問が出てくる。これで3つ目の質問です。

そうすると「実はですね，私，ある家に嫁いでいるんですけど，そこのお姑さんと上手くいかないんです」と言われるんです。そうか，姑さんと上手くいかない…よくある話ですね。だけど，これでもやっぱり漠然としてはっきりしない。「具体的にはどういう問題で姑さんと上手くいかないんでしょうね？」

「具体的にもっと教えてください」ともっと質問するわけです。そうすると「ええ。私がお風呂に入るときに，お舅さん，義理のお父さんがお風呂を覗いてくるんです。それをみたお姑さんが嫉妬して私に辛く当たるんです。それが辛くて眠れないんです」。ああ，なるほどね。おじいちゃんがお風呂覗いてきて，それでおばあちゃんが怒っているんだ。そりゃまあ怒るわなぁ。

（一同笑い）

岩田　これで大体納得いきますよね。4,5つの質問を重ねてはじめてRoot Cause，本当にこの人が眠れない原因がわかるんです。この女性にいくら睡眠薬を出したって問題の解決になっていないわけですよ。大事なのは，いかにお舅さんにお風呂を覗かせないようにするか。ここが本質的な問題解決のきっかけですね。そこに焦点を当てた問題解決に取り組むわけです。

これが「じゃあ睡眠薬を出しときましょう」って即答することが，問題解決のふりをしていても，実は問題解決になっていないかがわかる場面です。こういうことは，現場でいっぱいあるわけです。医療の現場で問題解決をしているように見えて実際には問題解決をしていない，したふりってことは多々あります。

例えばみなさんが研修医になったときがそうです。国立国際医療研究センターって東京にでかい病院がありますけど……あ，コレ言っちゃダメ？カットですね。

（一同笑い）

岩田　某東京の病院でですね（笑）　研修医がミスをしたんですね。研修医がやってはいけない髄液の薬を使って，そのために患者さんが副作用で亡くなってしまったんです。その研修医は業務上過失致死容疑で書類送検され，後に有罪判決が確定します[5]。

研修医が間違った手技をやったから良くなかったんだ，という非常に皮相的な原因追求で終わってしまっている。
　でも，これは全然問題解決になってないですね。なぜその研修医はやってはいけない検査をできたのか？　指導体制はどうなっていたのか？　教育体制はどうなっていたのか？　そもそも，その手技をやるって言ったときに，看護師さんは「ハイハイ」って言うことを聞くシステムになっていたのか？　これはsystem failureではないか？　研修医が未熟だったからミスしたというのに，全然説明になっていないわけです。だって，研修医が

5）　国立国際医療センターにおける造影剤事件の判決を受けて研修医として考えること：MRIC by 医療ガバナンス学会 [Internet]. [cited 2017 Sep 20]. Available from：http://medg.jp/mt/?p=6141

未熟なのは当たり前じゃないですか。**未熟だからこそ研修医であって，未熟じゃなければ指導医になっていますよ。**

つまり，研修医は未熟であるということはデフォルトで折込み済みの最初からわかっていることであって，未熟な研修医であっても，エラーがおきない，ミスをしないためにはどうしたらいいかというシステムづくりが大事だということになりませんか。そう思いません？　だから，研修医が未熟だからミスしたというのでは，何の問題探索にも問題解決にもなっていないわけです。

みなさんはそういう荒波にあと３年で放り込まれます。だから研修病院選びは一生懸命やった方がいいですよ。でかい病院とか症例数が多いとか，ブランドの名前があるとかの理由で選ぶんじゃなくて，みなさんが困った時に助けてくれる病院なのか，それとも切り捨てられる病院なのか。これきわめて重要な案件です。

今朝，ぼくは某県の医療裁判の資料をひっくり返して意見書を書いていたんですけど，われわれの業界は非常に世知辛くて，事故やミスが身近なところにあります。みなさんも将来そういうことに巻き込まれる可能性はあるわけですけど，そのときに地雷を踏まないようにしてほしいわけです。まあ，裁判に巻き込まれないのが医療の目的ではないですが，巻き込まれなくてすむ裁判には，やはり巻き込まれないほうがよい。

ちなみに感染症に関するミスはめっちゃ多いです。だからぼくのところに鑑定依頼が来るんです。この件は外科医のものです。つまり外科の先生だって術後の合併症として感染症を診るわけです。だから，みなさんが将来，何科の医者になりたいのかは知りませんけど，どの領域にいっても必ず感染症はついてまわります。そのときにやってはいけないことをやって，患者を殺して，そして裁判に巻き込まれて負けるようなことがないように。

ね，やる気出てきたでしょう（笑）　俄然この１週間は，実りがある１週間であるような印象が出てきませんか？　頑張ってほしいなと思うわけです。

そのためには「問題の根っこ（root cause）」です。いいですね。表面的に

問題解決をしたフリをしない。頭痛に頭痛薬，不眠に睡眠薬，熱に解熱薬もしくは抗生剤，そういう場当たり的な医療をやる癖をつけずに，みなさんがこれまでやったことがない「なぜ？」という質問を重ねることをやってほしい。そのためのグループ学習です。

質問を重ねたとき，患者さんに起きている問題は必ずしも1つとは限りません。あるいは生成できる仮説も1つとは限らない。だから頭がよくて勉強熱心な人が答えを言っておわりということは絶対にない。もっともっと膨らみのある議論ができるはずなんです。そして，自分一人では思いつかないこともほかの人は思いつくかもしれないんです。グループ学習をぜひ有効なものにしてください。

さて，じゃあこれからどんなふうにそれが進んでいくかというグループ学習のやり方について説明しますね。ここまでのところで何か質問ある人いますか？　質問でも，意見でも，苦情でも，何でもいいですけど。

では話を進めますね。構造としてはグループ学習を症例ベースでやっていきます。5日間ありますので，5つの症例が出てきます。このカリキュラムを「**HEATAPP**」と命名しました。このHEATAPPとは「**Hybrid Educational Activities between TBL And PBL Program**」というのを縮めてHEATAPPと名づけたんです。つまりTBLとPBLのhybridです。

ではこの「PBL, TBLとは何か」という話をします。PBLはProblem-Based Learningのことです。これに対してTBLはTeam-Based Learningです。

PBLとは何か，そしてその問題点

みなさんがいつもやっている学習は教科書で「心筋梗塞について」とか，「肺がんについて」とか疾患ベースの勉強をしています。しかしながら，患者さんは「ちょっと今日から心筋梗塞なんですよ」とか「2週間前から肺がんになりました」と受診してくるとは限りません。そうでない可能性の方が高い。患者さんは，何かproblemをもってやってくるわけですね。眠れない，痛い，辛い，体重が減っている，だるい。そのときにその問題からひっくり返して，この人に何が起きているのかを考えて，そしてそれ

にどう対応したらいいのかのを学ぶことをProblem-Based Learningといいます。

昨日，3年生に授業をしました。全身倦怠感についての授業でした。つまり「だるい」と訴えてくる患者さんにどうアプローチすればいいのかは，疾患別の教科書を読むだけではわかりません。なぜなら，だるくなる病気なんてものすごくたくさんあるからです。そうですよね。今すでにだるいっていう人も結構いると思いますけど。だるくなる理由はたくさんあるわけですね。

例えば，感染症でもだるくなるし，癌でもだるくなるし，内分泌の疾患でもだるくなるし，電解質の異常でもだるくなるし，それから神経の病気，筋肉の病気ですね。それから，精神科疾患，うつ病でもすごくだるくなりますね。それから，薬物の副作用でもだるくなります。というように非常に幅広い原因でだるくなるわけですね。

このように診療科ごとにレクチャーで病気について勉強していても，患者さんの「だるい」にはうまく対応できないんです。それに対して，Problem-Based Learningは問題に基づいて学ぶことによって生身の患者さんに対応できるようにしようというものです。

しかしながら，これまではみなさんの先輩が実際にPBLをやっても，あまり上手くいっていなかった。

どうしてかというと，みなさんは**PBLを「問題解決型学習」と誤訳するから**です。実際，日本の医学教育の専門家のなかにはこうして間違って訳している人がいます。でも，問題解決型ならPrpblem-Solving Learningですよね。Problem-Based Learningは問題に基づいた学習です。両者は違うんです。

問題解決型学習というと，みなさんは当てものゲームをするんです。例えば，脳外科の先生が「頭が痛いという主訴でやって来る患者さんを提示します」って言ったら，「あ，これ脳腫瘍じゃね？」とか言うわけです（講師は脳外科医だし）。検査を見て腫瘍マーカーが上がっていると，このマーカーをググって探してみよう。そして「ああ，これアストロサイトーマだ」とか……これはもう明らかに当てものゲームです。これはゲームとしては面白いかもしれないけど，みなさんの臨床力は少しも上がりません。こんなやり方で，実際の生身の患者さんと対峙してもまったく上手く

いかないわけです。
だから問題解決型学習をしてはいけないわけです。この人の問題はどこにあるのか？ という質問を重ねていくというやり方がProblem-Based Learningのキモなんですね。そこを間違えたらいけないわけです。
みなさんは，小賢しいって言えば小賢しいというか，例えばぼくが症例提示したら「どうせ感染症だろう」みたいな，そういう読みで勝負しにくることが多々あるわけですけれど，そういう小ずるいゲームは実際の患者さんたちには役に立たないわけですね。実際，ぼくらのところに「感染症疑い」で紹介されてくる患者さんの相当数は実は感染症じゃないんです。

TBLとは何か，そしてその問題点

PBLは個室に入ってグループごとにバラバラでやるんですけれど，これをこうして大きなホールでみんなでやる，これがTeam-Based Learning, TBLです。
Team-Based Learningのいいところは2つあります。1つは教官が少なくてすむ。つまりPBLはチューターが各グループにつかなければいけません。でも彼らも忙しいし緊急の時間を割いてみなさんに付き合わなければいけないわけで，非常に面倒くさい。したがってチューターの多くは嫌々やらされているのでモチベーションが上がらない。いろいろな問題が出てきます。TBLはみんな一緒にできるし，その分そこにいる教官は少なくて済みますから，人材的にeconomicalです（しかもモチベーションは低くない）。
2つめ。みなさんはこれからグループごとに学習して，明日その発表をしますが，そのときにグループごとに個室でやっていると，例えば1時間を使った学びは1時間分の学びしかないわけです。しかしながら20のグループがあって，それぞれが1時間を使って勉強して発表すると，1時間分の勉強で，20倍の学習効果があるのです。非常にこれ効率が良い。これは学習効率という観点からeconomicalです。

効率ってすごく大事なんです。みなさんがこれから医者になったときに1

番問題になるのは，タイムマネジメントです。すなわち，医者は一般的にすごく忙しいので，少ない時間でたくさんのことをやらなければならない。時間の効率を考えずにやっているといつまでたってもうまいプロダクトはできないわけですね。だけど，少ない時間でたくさんのことを達成しようと思ったら，チームでやるのはすごく便利なんですよ。みなさんが1時間かけてAということを勉強している間に，他のグループがBとかCとかDとかEのことを勉強してくれているんです。そしてそれを共有すれば少ない勉強時間でたくさんのことを学ぶことができるんですね。これは非常に効率が良い。この点はTBLのほうが古典的なPBLよりも優れているポイントのひとつといえましょう。

さて，ぼくらはこのProblem-Based Learning，すなわち問題に基づく学習のやり方と，Team-Based Learningのやり方をHybridさせて両方のいいとこ取りでやろうとしました。それがこれからやるHEATAPPというわけです。

昔はこれをぼくはただ「TBL」って呼んでいたんですけれど，TBLはカナダのマクマスター大学の商標みたいなものがついていて，ちゃんとオーセンティックなやり方が決まっているんですね。予習のテストをしなさいとか。正直，予習のテストをさせるのは，みなさんも嫌だろうし，ぼくもつくるの面倒くさいし，すごく大変なわけです。

というわけで自己流にやろうとしたら，ヨーロッパでやっていた国際学会でそれは本物のTBLじゃないとクレームが入りました。ならば，と自分で名前をつくろうと思ったわけです。そしてHEATAPPという名前にしたわけです。これで誰からも文句は言われない。ただそれだけです（笑）

具体的にはぼくが1日1題症例を出していきますので，その症例についてディスカッションをして，そしてみなさんが考えたことについてぼくがまたレクチャーします。ぼくは，プロの医者なのでみなさんがグループ学習をやって勝手に学びなさいではなくて，積極的にみなさんがコメントしていることに対して突っ込みを入れたり，ここはこうやって学ぶんだよとい

うようなことを教えていきます[6]。

最終的に患者さんの問題点がある程度明らかになったら，そこからみなさんのなかで湧き出してきた質問，この病気について知りたいことについてグループ別に個別学習をしてもらいます。そして，その質問に対する答えをまとめてきてもらって，次の日に発表するというやり方です。

発表は明日からなので，4回の発表ということになりますね。いいですか？　明日からは朝10時の集合となりますので，それまでに発表の準備をしてもらいます。

HEATAPP発表のルール

発表にはルールをつくります。

まず1つめ，発表者はぼくが（グループの中からランダムに）発表日に決めます。したがって事前に発表者をそちらで決めることはできません。無断欠席はできませんし，メンバー全員が発表できるように準備しておく必要がありますから「みんな誰かにお任せ」もできませんよ。

それから2つめ，発表は準備をしてきてください。それはA4，1枚の紙です。これを各グループにあらかじめ配っておき，発表用の1枚のハンドアウトとします。なので，ハンドアウトはあらかじめグループの数だけコピーして，それからぼくにも1枚ください。Wordを使ってもいいしPowerPointを使ってもいいし，手書きでもいい。もしコピー代をケチりたければ，感染症内科の医局でコピーしても構いません。とにかくそれを準備してみんなに配布して，シェアしてください。プリントは各グループ1枚だけだから，みんなで回し読みしてください。

発表の形式は問いません。そんなに凝ったものをつくる必要はありません。むしろ中味のほうが大事です。箇条書きだけでも構いません。ざっくりの説明ですけれど，ここまでのところでわからないという人はいますか？

発表の形式については，もうちょっと細かいルールがあるのでそれは後で

6）古典的なPBLでは，基本的にチューターはあまり口を出さないことになっています。ここがHEATAPPとの大きな違いのひとつです。

説明します。要はみなさんは明日から発表しなきゃいけないということと，発表者が誰かはぼくが明日決めるってことです。みなさんは誰が指名されても発表できるように各自で準備しておいてください。

つまり，これはグループ学習でありながら，個別でも学習しなくちゃいけないということを意味しています。ちなみに，ちゃんと理解して発表しているのと，ただ原稿を棒読みしているのとの違いは，ぼくも経験が長いのですぐバレます。いいですね，ちゃんと勉強しておいてください。

特に発表しているときの言葉の意味，自分が口に出している言葉の意味くらいはちゃんと勉強しておいてください。例えば，「MRIを使って診断します」と発表するなら「MRIって何？」って訊かれてもちゃんと答えられるように。あるいは「ペニシリンで治療します」というとき，「ペニシリンって一体何のこと？」と訊かれたらちゃんと説明できるようにしといてください。少なくとも自分が口に出して朗読している中味がよくわからないことはないようにしてください。それはお互い気まずいですからね。

所詮Ａ４，１枚ですから，そんなだらだらしゃべる必要ないし，そんな時間もないのでプレゼンテーションはせいぜい１〜３分くらい，非常に短くていいです。厳密なルールじゃないですけど，そんな長々しゃべる必要はありません。

今までのところ，いいですか？

💬 病気の正体，感染症の正体

岩田　ではもう少し先に進めますね。グループ学習について大体説明したところで，これから病気の診断と治療に関する一般的な総論を話します。それから治療についても簡単な説明をします。

病気って何ですか？

木村　身体の異常？

岩田　そうですね。ただ身体とは限りませんね，心の異常も病気ですね。病気は私たちの身体もしくは心に起きている，不都合な現象を病気といいます。

ただし，これには厳密な決まりはありません。
例えばコレステロールが高い。これ病気か，病気じゃないか？　脂質異常の患者さんはたいてい無症状です。主観的には別に何の不都合もないわけですね。ではなぜコレステロール高いことが問題なのかというと，将来血管が詰まって心筋梗塞や脳梗塞になるリスクが高まるからなんですね。そうすると，コレステロールが高い状態は，実は心筋梗塞のリスク，あるいは脳梗塞のリスクというだけであって，それを病気と呼ぶかどうかには特に決まりはないわけです。疾患リスクとも呼べるし，疾患そのものとも呼べる。

その証拠に結核という病気があります。
結核は，結核菌 *Mycobacterium tuberculosis* という抗酸菌が呼吸器を伝って感染する病気ですね。主に肺結核という肺の病気を起こすことが多い。世界の人口は大体 70 億人いますけど，その 1/3 くらいが結核菌に感染しているといわれています。
そのうちの 1/10，つまり 20 数億のうちの約 2 億人が，一生のうちに結核を発症する。結核は感染してから発症するまでの時間が非常に長いのが特徴です。何年もかけて発症する人が多いんですね。
さて，では結核菌を吸い込んでいて感染していて，しかしながら何の病気も起こしていない。熱もなければ，咳もなければ，体重減少もない。これは病気だと思います？　病気じゃないと思います？　今からグループでこれをディスカッションしてみてください。

もう一回言いますよ。結核菌を吸い込んでいる人が全人口の 1/3 くらいいて，そのうちの 10％が結核を発症します。じゃあ結核菌を吸い込んだんだけど，まだ発症していない。つまり咳もなければ，熱もなければ，体重減少もなくて，レントゲンを撮っても異常がない人は病気でしょうか？病気じゃないでしょうか？
コレステロールが高いのは病気でしたね。血圧が高いのは病気ですね。血糖が高いのは病気ですね。それぞれ脂質異常であり，高血圧であり，糖尿病であるわけです。
では，結核菌を吸い込んで発症してないのは病気がどうか。今からグループで話し合ってください。はい，どうぞ。

話し合い中

岩田　はい，そこでストップ。手塚くん。どうですか？

手塚　病気として治療しないという意見もありますし，治療するという意見もあるんですけれど。治療しないという方は，まだ症状が出ていなくて患者さん本人も特に精神的にも身体的にも苦しんでいない状態だから治療しなくていいだろう。つまり病気ではないという判断もあります。
　もう1つは，結核は人にうつすこともあるので，他の人が苦しむことを考えたら，その人自身が苦しんでいなくても治療する必要があるだろう，ということで病気だと判断するという人がありました。

岩　田　ありがとうございます。きわめて重要なポイントをついています。そうですね，感染症の特徴は他人にうつすことなんですね。もちろんすべての感染症が人から人に感染するわけではありません。
　例えばデング熱という病気があります。これはデングウイルスに感染する病気ですが，人から蚊，蚊から人に感染する，蚊に刺されることでなる病気ですね。特に東南アジアでは最近多くて，インドネシアとかに行って帰ってきたら熱が出ると，よくデング熱だったりします。デング熱は人から人には直接うつらずに，蚊を媒介にしないとうつらないという特徴を持っています。
　結核の場合は人から人にうつりますが，この「うつる結核」と「うつらない結核」かはきわめて重要です。今の日本のいわゆる感染症法という法律は，昔は結核予防法という法律だったんですけど，今は結核以外の感染症も全部含んで感染症法という法律があります。正式名はもっと長いんだけど，俗に感染症法と呼ばれています[7]。
　感染症法においては，結核は病院の中で隔離して個室で管理して人にうつさないようにすることができると書いてあります。人間を監禁することは人の主権や自由選択を犯す重大な人権問題なんですけど，法律で人権を阻む可能性を秘めているというわけです。実際は文章はもうちょっと柔らかくしていて「隔離（入院）させることができる」というような書き方をし

---

7) 正式名は「感染症の予防及び感染症の患者に対する医療に関する法律」

ていますけどね。
　問題は結核患者さん。人に「うつる結核」と「うつらない結核」はどう違うかということですよね。この2つがちゃんと峻別できていないと、人にうつさない結核患者さんを無理矢理隔離したり、あるいは人にうつす患者さんを野に放ったりする可能性があるわけですよ、間違えると大変ですよね。

　結核のことを英語でTuberculosis，略してTBといいます。人にうつる結核は，ほぼ全例99.9％肺結核です。これは大事なことなので覚えておいてください。結核には，いろんな結核があります。結核性髄膜炎とか結核性心外膜炎，それから背骨に結核ができる，俗にいう脊椎カリエスですね。
　えっと，誰だっけ？　あの俳句読む人……。ど忘れした。脊椎カリエスで死んだ人がいたでしょ？　夏目漱石の友達。

手塚　正岡子規です。

岩田　正岡子規！[8] ありがとう。最近記憶力が非常に衰えていますね……。正岡子規はホトトギスって雑誌を出したのかな？　確か。ホトトギスはもともとは赤いのが特徴で，結核患者さんは喀血するので，それをもじったと言われているんですけど[9]。
　そんなわけで正岡子規のように，骨に結核ができることがあります。腎臓に結核ができることもあるし，膝に結核ができることもあって，ありとあらゆる臓器に結核は感染しますが，人にうつすことができる結核は（ほぼ）肺結核だけなんです。
　しかもただ肺結核というだけでは，人にうつすと決められません。
　その肺結核のうちsmear-positiveと呼ばれる，顕微鏡でみて結核菌が抗酸菌染色で見える，青い培地の中に赤く見える，あの塗抹で見えるものだけが「人にうつす肺結核」だということです（図1）。つまり肺結核でかつ

---

8) 正岡子規〔人名〕（1867〜1902）：日本の歌人，俳人。俳句雑誌『ホトトギス』を創刊するなど文壇に大きな影響をもたらした。
9) 編注：ホトトギスの口の中が赤いために喀血しているようにみえる，ホトトギスはのどから血が出るほどに苦しげに鳴き続けるから，など諸説ある。

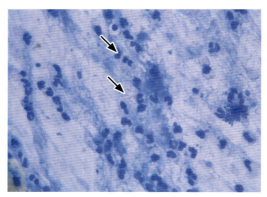

図1　結核患者の喀痰塗抹（チールニールセン染色）

smear-negative，厳密に言うと3回陰性ということなんですけど，3回連続で塗抹が陰性の肺結核は人にはうつさない，つまり隔離は必要ないってことです。

みなさんが結核患者さんを診るとき，隔離が必要かどうかを決断することは非常に重要です。隔離が必要な患者さんは塗抹が陽性の肺結核患者さんです。塗抹が陰性の肺結核は隔離しません。それから，肺の外にある肺外結核も隔離はいらない。

そして，結核菌を吸い込んでいるんだけど発症してない結核も隔離はいりません。つまり，結核菌を吸い込んでいるだけでは人に結核菌を排出しないんです。要は咳をして結核菌を外に出している人だけが，人に結核菌をうつすわけです。したがって，無症状の結核菌保菌者は人に迷惑はかけません。隔離は必要ないってことです。つまり人に迷惑をかけてはいけないから治療をするという考え方は成り立ちません。

もちろん将来は発症するかもしれないので，未来的にいうとリスクにはなるかもしれないけど，現段階ではそうです。これは非常に重要なコンセプトです。人にうつすかうつさないかは，感染症においては常に大事になってくるんですよ。

例えば性感染症の梅毒のようにセックスでうつる場合は，治療していつからセックスを再開していいかみたいなことを訊かれるわけですね。そういう質問にもちゃんと答えてあげなきゃいけない。

あるいは，ある感染症を持っている人が仕事をするとき，仕事に復帰して

もいいのか，いけないのか。インフルエンザがそうですね。これも人に感染させるリスクを判断しなきゃいけない。つまり感染症では，病気を診断して治療するだけじゃなく，周りの人を守ってあげることが大事です。
これは他の病気にないですね。糖尿病の患者さんが人に糖尿病をバンバンうつしたりしないわけです。ですからこれは感染症特有のファクターということで知っておいた方がいい概念です。
ちょっと話がずれましたね。杉山さん，どうですか？

患者さんが発症するのは免疫が低下したときで，健康な状態でウイルスが発症するとは限らないので[10]，病気とはいわないと思います。

ありがとうございます。もう一人くらい聞いてみようね。
山尾くん，どうぞ。

発症したら，人にうつすかもしれないので病気だと思います。

岩田　はい。ではみんなに手を挙げてもらいましょう。
病気だと思う？（手が上がる）病気じゃないと思う人？（やはり手が上がる），この話題には興味がないっていう人？（笑）　病気じゃないと考える人のほうが多いですね。

💬 病気かどうかは恣意性によって決まる

発症していない結核は昔は病気じゃなかったんです。でも今は病気です。面白いですね。同じ現象なのに，時代によって病気じゃなかったり，病気だったりするんですね。西暦2000年以前は，結核菌を吸い込んでいても発症していない人は，保菌者と呼ばれていました。菌を保有しているから保菌者ですね。
ところが，西暦2000年を境にこれに潜在性結核（latent tuberculosis）と

---

10) 結核は細菌感染症でウイルス感染ではないが，細かい問題はあえて捨象する判断をしています。ここでは「感染」と「疾患」の認識論の問題なので，分類上の問題に拘泥しなくてもよい，という根拠からです。

いう病名をつけました。なぜだと思う？　これは非常に面白い話で西暦2000年がどういう年だったかというと，アメリカ合衆国ではエイズ（acquired immune deficiency syndrome：AIDS）が猛威をふるっていた時期でした。

エイズはヒト免疫不全ウイルス，human immunodeficiency virus（HIV）が主に血液やセックスによって感染して免疫が弱っていく病気です。1981年にアメリカで発見されました。アメリカのニューヨーク市（東海岸）と，サンフランシスコ（西海岸）でほぼ同時期に発見されて，これがウイルス感染症だということが1985年くらいまでにわかってきました。エイズは性活動の盛んな若い人の免疫をどんどん落としていって，そして患者さんはどんどん亡くなっていきました。

それまでアメリカでは，結核は少なくなっていて，公衆衛生的にはほとんど問題ない病気になっていました。しかしながら，エイズがすごく流行したこと，それから当時は今のトランプ大統領と違って，移民を積極的に受け入れるという時代だったため，海外からの移民が多かった。アジアとか中南米とかアフリカからたくさんアメリカ合衆国にやってきて，彼らは結核菌に感染している人が多かったんですね。

このように結核流行国から移民がたくさんやってきて，かつエイズが流行したことによって，1990年代にアメリカでは一時的に結核がものすごく増えました。今まで減っていた結核がぼーんと増えたんです。アメリカの疾病予防対策センター（Centers for Disease Control and Prevention：CDC）という組織はヤバい！って思ったんです。

だから結核保菌者に薬を飲ませてその菌をなくそうとしたんです。イソニアジドと呼ばれる抗結核薬を9カ月間飲むと，身体の中の結核はなくなるといわれています。それまで，発症していない人には予防的に抗結核薬を飲ませて発症しないようにする結核保菌者の予防をときどきやっていたんだけど，そんな生ぬるいことをやっていたらアメリカが結核だらけになってしまうということで，潜在性結核という病名をつけて患者として治療しようって話になった。

潜在性結核患者を見つけたら片っ端からイソニアジドを飲ませて9カ月治療して，発症を防いで，アメリカの結核流行を抑えようとしたんです。後に日本もそれに追随して，潜在性結核を見つけたら抗結核薬で治療するこ

とになりました。それは公費負担，税金で治療させてもらえて，公衆衛生的な理由で治すわけですね，個人の健康もさることながら。
何が言いたいかというと，**ある概念を病気と呼ぶか呼ばないかは，人が勝手に決めている**ってことです。結核保菌者として病気じゃなかったものも徹底的に治したいという人の欲望とか政府の意図みたいなもので病名にするわけです。
コレステロールが高い状態も，それを積極的に治そうという公衆衛生上のニーズとか，医療者の願いとか，（ときに）製薬メーカーの欲望とか，まあそれは本当かどうか知らないけど，とにかくこうした人の意思が作用すると，ある現象は「病気」になるわけですね。

精神疾患もそうです。例えばパーソナリティ障害って病気がありますよね。パーソナリティ障害は，まあパーソナリティ，人のキャラが逸脱した状態という解釈もできます。それは一般人のヴァリアントと「見なす」こともできた。でも，今はパーソナリティ障害という病名がついていますね。
要するに，ぼくらが病気と呼ぶか呼ばないかは，恣意的，自由に決めていいということです。妊婦もそうですね。妊娠は病気じゃないと定義されています。それから老化は病気じゃないですね。これも特に理由はないわけです。妊婦は病気じゃないって決めているから決めているんだというトートロジーです。要するに，病気の正体はそういうものだということをみなさんに知ってほしかったんです。

感染症はその病気のなかでも特徴があって，微生物がヒトに入って病気を起こすということを感染症というわけですね。しかしながら，人間は微生物と共に生きているわけです。みなさんの口の中はばい菌だらけです。頬っぺたを内側からこすってグラム染色すると，たくさん菌が見えます。それから，みなさんのお腹の中は腸内細菌がいっぱいいて，菌だらけです。例えばヨーグルトは*Lactobacillus*という微生物がつくっていますが，食べるとお腹の調子がよくなったり，あるいは抗生物質を飲んで腸内細菌が殺されるとお腹をこわしたりするのは，みなさんが腸内細菌と一緒に生きているからですね。
女性の腟の中も微生物だらけです。女性の腟の中には酸をつくる微生物が

いて，pHが低いんですね。だから他の微生物が入ってくるのを防いでいる。よって腟の清潔さを保っているわけです。微生物がいるから清潔というのも，不思議な話ですが。だから，風邪を引いて抗生物質を飲んじゃって，腟の中の菌を殺してしまうとそこにカビが湧くわけですね。カンジダ腟症と呼ばれるすごくかゆい病気になったりするわけです。普段はカンジダの侵食を常在細菌が守ってくれているのですね。

つまり，みなさんは微生物と一緒にずっと生きているわけです。しかし，その状態を我々は感染症とは呼びません。つまり，換言するならば，**微生物がそこにいるだけでは感染症ではない**ということです。

では何をもって感染症とするかというと，さっき言ったようにhuman，人が決めるわけです。例えばHIVというウイルスが身体の中にいれば，これはHIV感染症という病名がつきます。梅毒トレポネーマが身体の中にいれば梅毒という病名がつきます。症状がなくても，です。このように人間の身体の中にいてはいけない微生物が見つかれば，即座に感染症と診断されます。

問題はグレーゾーンです。例えばMRSA（Methicillin-resistant *Staphylococcus aureus*）という耐性菌がいます。これはメチシリン耐性黄色ブドウ球菌と呼ばれる抗生物質に耐性をもつ細菌，ブドウ球菌です。これはみなさんの身体，脇の下や鼻の穴を培養すると場合によっては10％以上でMRSAが検出されます。しかし，今のところMRSAを持っているだけでは病気とはみなしていません。これはお約束としてそうなっています。

何をもって感染症とするかしないかは，なかなか難しいという話を今しているわけです。微生物が見つかるだけでは，それが病気の原因かどうかわからないことが難しいのです。

続きは休憩してからにしましょう。11時20分から再開します。

 休憩

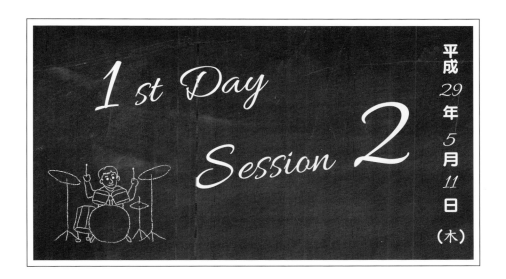

 じゃあ，再開しますね。
感染症の診断プロセスについて原理的・原則的なことをお話します。

「微生物＝感染症」ではない

岩田▶ 感染症と診断するためにはまず微生物が身体の中にいて，かつその微生物が病気を起こしていることを言い当てなければいけない。もちろん，さっきの結核やHIVみたいに病気を起こしていなくても病気とみなすこともあるけれど，多くの場合は嘔吐，咳，熱などのつらい症状があって，その原因が微生物だと言い当てなければいけない。そして，それは案外難しいんですね。

そのことを看破したのがロベルト・コッホ[11]というドイツの微生物学者でした。

微生物学はわりと新しい学問で，19～20世紀くらいに発達しました。それまではそもそも微生物という存在そのものが知られていなかった。なぜ

---

11) ロベルト・コッホ〔人名〕（1843-1910）：ドイツの医師，微生物学者。炭疽菌，結核菌，コレラ菌など多くの病原菌を発見・培養し，近代細菌学の開祖とされる。1905年にノーベル生理学・医学賞 を受賞。

なら微生物は肉眼では見えないからですね。微生物の存在がはじめてわかったのは，大体18世紀くらいのことです。その頃オランダのレーウェンフック[12]という人がガラスを磨いてレンズにして，そのレンズで光学顕微鏡をつくりました。この光学顕微鏡で，レーウェンフックがいろいろなものを観察すると，植物や水，いろいろな環境に微生物がいることを知りました。

そして，それをスケッチしてイギリスのロンドン王立協会という，当時のサイエンスの親玉的，権威のある団体に送ったんです。

ところが，当時の科学者は「なんだこれ？　わけわからない。食べれるの？」みたいな感じで相手にしなかった。でたらめなことを絵にして送ってきたみたいに思って，当時の科学者たちはレーウェンフックの言うことを全然信じてくれませんでした。

このことは現在でも，サイエンティストたちが常識だとか正しいと思っていることに対して革新的な発見があると，なかなか信じてもらえないことを意味しています。ですから，われわれが科学を扱うとき，学会がコンセンサスをとっていることは必ずしも正しさを保証してくれません。

最初に申し上げたように，みなさんが今どっぷり浸かっている医学という学問は，発展途上の領域です。だから，あと10年経つともっと新しい発見があると思うし，20年経つと今の常識が非常識と呼ばれている可能性が非常に高い。つまり，**みなさんにとっての「正しさ」は非常に危ういものなんですね。**

高校生までは教科書に書いてあることは正しいと鵜呑みにして，そのまま飲み込んでいれば，それでよかった。テストでも教科書に書いてあることは実は間違いだったみたいな，そんな引っ掛け問題は出なかった。しかし，みなさんが今学んでいるこの医学は，もしかしたら5年後，10年後にはひっくり返るかもしれないという思いを持っておくことが大事です。

もっとも今は，中学校とかの教科書もどんどん変わって，去年の大河ドラマの真田幸村も本当は幸村とは呼ばれていなかったんだよね[13]。教科書も

---

12) アントーニ・ファン・レーウェンフック〔人名〕(1632-1723)：オランダの科学者。単レンズ顕微鏡を製作し，歴史上はじめて細菌を観察した。
13) 編注：真田信繁の「幸村」という通称は，史実には存在せず，信繁の死後に刊行された軍記物語で創作されたという説があり，いまだわかっていない。

コロコロ変わることはあるんです。

このようにみなさんは，教科書に書いてあることは正しいと飲み込んでいればそれでよかったのだけど，大学生になったらそれではダメです。教わったことを吸収して，それをただテストで発揮するだけではなくて，「本当にこの先生の言っていることは正しいんだろうか？」と疑いの目を持ち続けることが大事だと言ったのはそのためです。

このようにレーウェンフックは当時としては最先端の発見をしましたが，科学者たちは信じてくれなくて，それに理解を得られるまでには長い年月を必要としたのです。

そして，今度はその微生物がヒトの病気の原因になることを発見したのが，先ほど紹介したロベルト・コッホさんです。

これを証明するのは難しかった。なぜなら，さっきも言ったように人間の身体の中に微生物はたくさんいるわけです。だから「身体の中から微生物が見つかりました。だからこの人は病気です」というだけでは，その微生物が病気の原因であるという因果関係をつかんだことにはならないんです。因果関係を証明するのは難しい。

そこでコッホさんは炭疽菌に注目したのでした。炭疽菌，学名は *Bacillus anthracis* です。「疽」という文字は「黒い皮膚の病気」という意味だそうですけど，炭のように黒い皮膚の病気ができることを炭疽というわけですね。*Bacillus anthracis* はグラム染色で青く染まるグラム陽性菌で，土の中にいる常在菌です。

羊が泥とたわむれて羊の毛に炭疽菌がたくさんくっつく。そんな羊の毛を羊飼いが刈るわけですね。このときに炭疽菌を吸い込んで，病気になる人が多かった。でも，そのときは羊飼いたちがやたら病気になるということがわかっているだけで，菌が原因だとはわかっていなかった。そこで，コッホはこの炭疽菌を捕まえ，動物実験をしました。動物に炭疽菌を注射して，その動物が炭疽という病気になることを確認したんです。だけど，これだけでは「炭疽菌」が原因だという証明にはなりません。

なぜなら，前後関係と因果関係の区別は難しいからです。

「注射を打つ→病気になる」ということと，注射を打ったから病気になった，この両者は必ずしも同じではありません。したがって，この前後関係

と因果関係を区別するために，さらにコッホはこの炭疽という病気になった動物から炭疽菌を取り出しました。さらに，その取り出した炭疽菌を別の動物に注射して，その動物もやっぱり炭疽という病気になる，その再現性を確認したわけです。これでさすがに炭疽菌が炭疽の原因であることは間違いだろうとして，これが「コッホの原則」となったわけです。今でもこのコッホの原則は非常に有名です。

でもこの原則が常に成り立つとは限りません。例えばインフルエンザはインフルエンザウイルスによる呼吸器感染症で冬に流行ります。が，実は現在ではインフルエンザウイルスの感染があっても発症する人はむしろ少数派で，ほとんどの人は不顕性感染，つまり発症しないことがわかっています。これはイギリスの大規模な研究でわかったんです[14]。

つまり，インフルエンザウイルスを吸い込んでもほとんどの人は発症せずに，ごく一部の人に熱が出たり，喉が痛くなったりすることがわかったんです。ですから，この不顕性感染の多い微生物だと，その因果関係が再現性をもたないんです。そうすると，実験は難しくなる。

コッホはラッキーな方で，もちろん偉大な学者は運を味方にする力を持っているんですけれど，人間にも動物にも等しく病気を起こす「炭疽菌」という菌を使ったから，そういう動物実験ができました。例えば，エボラ出血熱のような実験動物を見つけるのも非常に大変なものを扱うときは，因果関係を証明するのは難しいわけです。そのエボラも実は不顕性感染が多くて，感染していても発症しなかった人は案外たくさんいることが最近わかっています[15]。いろいろ難しいことは多いですね。

さて，「MRSA腸炎」って聞いたことありませんか？ MRSAとは，先ほど言ったようにメチシリン耐性黄色ブドウ球菌でした。

1980〜1990年代にかけて，日本の外科病棟で奇妙な腸炎が流行りました。

---

14) Hayward AC, Fragaszy EB, Bermingham A et al. Comparative community burden and severity of seasonal and pandemic influenza : results of the Flu Watch cohort study. The Lancet Respiratory Medicine. 2014 ; 2 (6) : 445-54

15) Glynn JR, Bower H, Johnson S et al. Asymptomatic infection and unrecognised Ebola virus disease in Ebola-affected households in Sierra Leone : a cross-sectional study using a new non-invasive assay for antibodies to Ebola virus. The Lancet Infectious Diseases. 2017 ; 17 (6) : 645-53

術後数日から1週間くらいすると，患者さんが発熱して緑色っぽい水様便を流してお腹が痛いという腸炎が続出したんです。そして便を検査して培養を出すと，その便からMRSAが検出されました。

これは日本中で起きました。そしてあちこちでそれが報告されました。日本の学会や専門家はこれをMRSA腸炎と呼んで対策を立てた。MRSAを殺す特効薬はバンコマイシンという抗菌薬です。ですから，患者さんにバンコマイシンを飲んでもらいました。すると，この下痢は止まって腸炎も治った。

……そうか，MRSAが腸炎を起こして，バンコマイシンを飲んでMRSAを殺すと腸炎が治った。よかったよかった……と思ってはいけません。

1980年代〜90年代にかけてこのMRSA腸炎は日本中で流行しましたが，実は他の国で同じような現象はまったくみられなかった。不思議ですね。つまり日本でだけMRSA腸炎という病気が流行したんです。だから外国の感染症の教科書をみるとMRSA腸炎なんて項目はどこにもない。それは存在しない病気とされているんです。

しかも日本でも90年代初頭から徐々にこのMRSA腸炎は数が少なくなっていって，病院でめったにみられなくなりました。術後の患者さんが下痢をすることはほとんどなくなったわけです。

そうすると，MRSA腸炎は本当にあるのか？ ないのか？ 日本にはMRSA腸炎があってバンコマイシンで治療すると言われて，みなさんが納得しちゃうと，失敗します。みなさんは懐疑心を持たなければいけない。

宗教と科学の違い

岩田　宗教と科学の違いは何ですか？

科学とは疑うところから出発して，宗教は何かの存在を信じることからはじまる。

岩田　素晴らしい。100％ perfectな答えです。
　　　宗教は信じることが前提にあります。そして科学は「本当にそれでいいの

だろうか？」という懐疑心がスタート地点です。だから，俺の学説は絶対正しいと言っている学者は科学者の名を借りた宗教家なんです。

今，ちょうど裁判をやっていますけど，ヒトパピローマウイルスワクチン，俗に言う子宮頸がんワクチンを打つと病気になると信じている人が，その信念に基づいてそれを証明するために一生懸命に動物実験をしています。これはもう結論ありきの主張であって，それ以外の結論は一切認めないような議論です。ですから，ああいうのは科学者ではありません。あれは宗教家です。（反）パピローマウイルスワクチン教みたいなもんです。

（一同笑い）

岩田　要するに科学者のふりをしている宗教家はいっぱいいるんです。医学界にもたくさんいますよ。自分の仮説を素朴に信じて絶対に疑わない。自分の仮説に都合の良いデータばかりを取り上げて，都合の悪いデータは矮小化するか，縮小してなかったことにしてしまう。この態度は科学的でも何でもないです。科学とは自分が考えていることすら，間違っているんじゃないかと考え続けることです。

これを看破したのが，ルネ・デカルト[16] です。デカルトは，いろいろなものを疑って疑って，そしてその疑っていた自分の存在だけは疑いようがない，「我思う，ゆえに我在り」，「Cogito ergo sum」と言ったわけです。もっともデカルトは，神の存在証明をしようとして，間違っちゃったわけですけど（笑）

それはともかく，疑うとは「質問する」とほぼ同義です。「本当にそれでいいんだろうか？」と問い続ける。

これは別に西洋の考え方とは限りません。東洋でも同じことを言った人がいました。孔子[17] ですね。中国の孔子さまはこう言ったんですね。「之を如何せん，之を如何せんと日わざる者は，吾之を如何ともすること末きのみ」……つまり，「どうしてなんだろう，どうしてなんだろう，と言わないような弟子は，私は教えられっこないですよ」という意味です。孔子さ

16）ルネ・デカルト〔人名〕(1596-1650)：フランスの哲学者，数学者。真理に到達するための方法論として，疑いうるものはすべて偽りとみなす方法的懐疑を提唱した。

17）孔子〔人名〕(紀元前 552-479)：春秋戦国時代の中国の思想家，学者。儒教の祖として中国思想の根幹を築き，後世に大きな影響を及ぼした。

まにはたくさんの弟子がいましたが，自分から「どうしてなのか，どうしてなのか，知りたい，知りたい」と言って，自発的に質問する態度がないような弟子には，自分は何も教えられないと言ったんです。

同じことを私はみなさんにも言いたい。ある問題を抱えた患者さんがいたときにそれはどうしてなんだろう？ と一生懸命考え抜いてほしい。疑ってほしい。ただレクチャーで教わったこと，教科書に書いてあることを鵜呑みにして，吸い取って記憶するだけの医学生はもういらない。そういう人はこれからの医学界には役に立たない。その理由は午後に説明しますが，「如何せん，如何せん」と言い続けてほしいんです。

MRSA腸炎は存在するのか

さて，「MRSA腸炎」です。ぼくも不思議に思ったんです。MRSA腸炎がなぜ80〜90年代の日本だけで流行して，そして消えてしまったのか？ 本当にMRSA腸炎なんてあったのだろうか？ それで調べてみたんですよ。

システマティック・レビュー（Systematic review）という研究方法があります。世の中にある論文や学会発表を網羅的に探して，それを分析し直すという研究方法です。MRSA腸炎に関連した科学論文，日本語で書かれたもの，英語で書かれたもの，その他の言語で書かれたものを10万円以上かけてすべて取り寄せました。そして1,999件のMRSA腸炎に関連した症例報告，総説，解説論文を読みました。

そしてわかったことは「MRSA腸炎の存在は確定できていない」ということです。少なくともみんなが信じているかたちでは，MRSA腸炎というものはないだろうと。ものごとの非存在証明は難しいですから「ないという証明」にはなりませんが，「ある」可能性はきわめて低い。

MRSA腸炎については主に日本からたくさんの報告があります。どういう症例報告があったかというと，患者さんが術後に下痢しました，便培養しました，MRSAが見つかりました。ほとんどの場合，それだけなんです。でもMRSAがそこにあることと，それが病気の原因であることは同義ではない。そのMRSAが本当に腸炎の原因であるということをつきと

めるまで肉薄した，きちんと吟味しきった論文はなかったんです。

他の微生物についてこれを検証したものはあります。例えばノロウイルスが腸炎の原因である，あるいはサルモネラが腸炎の原因である，それはコッホの原則やその他の原則を使って厳密に吟味して証明をしています。しかしMRSA腸炎については（ほとんどの場合）ただ下痢した患者から菌を見つかっているだけだったんです。

さて，1980～90年代の日本はどんな国だったか。その頃，日本は抗菌薬の開発がものすごく進んでいた時代でした。日本の医学が第二次世界大戦後にだんだん復活してきて，薬の開発をするようになります。80年代，日本にはいろいろな製薬メーカーがありましたが，一番のドル箱として売れていた薬は抗菌薬でした。抗菌薬の全盛時代。

ぼくは図書館にこもって昔の医学雑誌を開いて読むのが好きなヘンタイなんですけど，そういうのを読むといろいろ面白いことが書いてあるんですよ。「日本は感染症においては世界一の国だ」とかどこかの漫画の軍人みたいなこと言っているわけですね。「日本は世界で一番抗菌薬の種類が多くて，もう抗菌薬バンザイ。日本人って本当幸せ」みたいなことが書いてある。

最近「日本人でよかった」っていう（モデルが）中国人のポスターがありましたよね[18]。

（一同笑い）

当時，日本ではセファロスポリン，フルオロキノロン，カルバペネムといった新しいタイプの抗菌薬がたくさん開発されていました。セファロスポリンは，もともと1940年代にイタリアで発見された自然界の産物でしたが，これを化学的にちまちまと構造を変えて，世代ごとに新しいものがつくられました。

第1世代のセファロスポリンは，1940年代にイタリアで見つかったセ

---

[18] 編注：神社本庁が作成し，全国の神社に配布したポスター。「私、日本人でよかった」というキャッチコピーとともに映る女性が中国人モデルではないかと話題になった。
https://www.buzzfeed.com/jp/tatsunoritokushige/poster?utm_term=.yadQ4yJRww#.yoNdOV9enn

ファロスポリンの派生です。さらに第2世代，第3世代……現在では第5世代のセファロスポリンがあります。80～90年代は第3世代セファロスポリンが開発されて，日本でたくさん消費された時代でした。セフカペン・ピボキシルやセフジトレン・ピボキシル，商品名ではフロモックス®，メイアクト®という薬が開発されたのもこの時期でした。

そして，こうした薬が術後の感染予防のために，(術後に) 1週間くらい投与することが，整形外科や心臓外科，消化器外科，いろいろな外科の領域で流行ったんです。ところが，このフロモックス®やメイアクト®という抗菌薬は，ほとんど日本だけでしか消費されていません。現在もそうです。みなさんも風邪をひいたりして，フロモックス®を出されたことがあると思いますけど，マーケットはほぼ日本にしかないんです。海外では第3世代セフェムを術後に飲んだりしないんです。

そしてこの第3世代セフェムを飲むと腸内細菌が死にます。*Enterobacter*, *Escherichia coli*, *Klebsiella*にはあらかた効くので，腸内の細菌の多くが死んでしまう。

そうすると何が起きるか。抗菌薬関連下痢症が起きるんです。

この抗菌薬関連下痢症の最大の原因は，*Clostridium difficile*です。これはグラム陽性の嫌気性菌で，普段は腸内にじっとしている活動性のない菌ですが，抗菌薬で周りの菌があらかた死んでしまうと，なんていうか周りにいじめっこがいなくなって暴れ出す人みたいに活動するわけです。

昔は偽膜性腸炎と言いました。偽膜を腸内につくるためです。今は *Clostridium difficile* infection，CDIと呼んでいます。じゃあ，なぜ*Clostridium difficile*が便培養で捕まらなかったか。この*difficile*という言葉はフランス語で，英語で言うとdifficult。培養が難しい菌なんです。つまり一般便培養では検出されない。したがって検査で見つからなかったからといって，存在しないとは限らないわけです。実はこいつが原因だった可能性がきわめて高い。

その後日本の外科領域でもこの第3世代セフェムを飲ませることが，感染症予防にあまり役に立たないということが段々わかってきて，そういうプラクティスをやめるようになりました。すると術後の下痢もなくなりました。海外でも抗菌薬を出した後に下痢するという現象はありましたが，それは基本的にCDIが原因なんです。

おそらく1980〜90年代に日本でMRSA腸炎と呼ばれ続けたほとんどのものがこのCDIだったはずです。そう考える以外に合理的な説明がつかないということを1,999件の論文を読んで，システマティック・レビューをした結果，わかりました。そしてこれを論文にしました[19]。

このようにわれわれが「日本は抗生剤が多くて万歳」みたいな馬鹿なことを言っている間に，こういうエラーが起きてきたんですね。ですから，菌がそこにいるとき，それが病気の原因であることと同義ではありません。したがって，感染症の診断のときには，まず現象。熱がある，痛い，下痢をしている，咳がある…その起きている現象と微生物をうまくマッチさせなければいけないということです。これはなかなか難しいことだということを知っておいてほしいわけです。

微生物検査の種類

微生物を見つける方法は，大きく分けると2つあります。微生物そのものを見つける培養検査と，それ以外の検査です。

それ以外の検査とは，例えば微生物に対する抗体反応をみる血清検査，遺伝子を見つけるPCR，などなどいろいろな手法があります。最近では，質量分析といって微生物のたんぱく合成を組織的にみて，その組成の構成具合によって微生物を判定するというやり方もあります。このようにハイテクノロジーによって，いろいろな微生物を身体の中から見つけることができます。このテクノロジーの開発により，島津製作所の田中耕一先生がノーベル賞を受賞しました[20]。

ただし，先ほど申し上げたとおり，どんなにテクノロジーが発達して，どんなに素晴らしい技術でもって微生物を身体から見つけ出しても，**それが病気の原因であると断定できるかどうかはまた別の話です**。ここで間違えると，ハイテクノロジーもまったく役に立たなくなってしまう。

そこにはもっとロジックとか蓋然性，前後関係と因果関係の区別といった

---

19) Iwata K, Doi A, Fukuchi T et al. A systematic review for pursuing the presence of antibiotic associated enterocolitis caused by methicillin resistant *Staphylococcus aureus*. BMC Infect Dis. 2014；14：247
20) http://www.shimadzu.co.jp/aboutus/ms_r/qa.html

ものが必要になります。そして懐疑心も必要になります。本当にそれでいいのかと疑い続ける精神です。
はい。ここまでのところで，何かありますか？　じゃあ，レクチャーばかりやっていると疲れるので，そろそろ症例にいきましょう。

発熱と腹痛の男性

60代の男性がいます。熱と腹痛で来院しました。さて，この方には一体何が起きているでしょうか？　そしてどのようにこの患者さんにアプローチしたらよいでしょうか。Problem-based です。グループで話し合ってみてください。

話し合い中

岩田 ▶ はい，じゃあストップしてください。
古畑さん。いない？　じゃあ古畑さんの所属するグループ。古畑さん，どこにも所属してない？　……古畑さんって，存在する？

（一同笑い）

岩田 ▶ どこのグループにいるの？　グループ，手をあげて。それともグループ全員消滅した？　学級委員みたいな係はいるの？

学年代表ならいます。

岩田 ▶ 学年代表って誰？　速水くん？　速水くんいる？　……古畑くんも速水くんもいない。じゃあ中村さんさ，誠に申し訳ないんだけど，この古畑，速水がいない理由をわかりやすい形で明日説明できるようにしてきて。

（一同笑い）

岩田 ▶ ここでもやっぱり「なぜ？」っていう質問が大事ですね（笑）　なぜ古畑と速水は存在しないのか？　もっと大きな謎は古畑くんがいるグループが存在しないのはなぜでしょう？　グループそのものが存在しないのか，グ

ループ全員いなくなっているのか，どっちかだと思いますけど。その謎も解きましょうね[21]。

中谷さん。グループで話し合ったことを教えてください。

痛みの場所にもよって病気が分けられると思いますので，痛みの位置が知りたいです。あと腹痛と発熱という症状から感染症が疑われるので，渡航歴と食べたものを知りたいです。

岩田　食べたものって具体的には？

中谷　食中毒が疑われるので，生牡蠣とか何か特殊なものを食べていないか。

岩田　ありがとうございます。

うーん，ぼくだったら60代の男性の熱と腹痛では，まだこの時点では感染症は強く疑わないですね。熱が出る病気ってたくさんあります。

さて，**病気の患者さんを診るときに大事なことは見逃さないことです**。誤診をしないことです。誤診の理由にはいろいろあるんだけど，「見逃す」こと，疾患を思いつかないことは，誤診の大きな理由です。

誤診をしないためには，最初から「これは感染症だ！」という感じで飛びつかないことが大事です。

病気のカテゴリーはいっぱいあるけれど，あらゆる病気のカテゴリーを平等に診て，そしてそういったものを見逃さない。つまり感染症だと決めつけずに，他の病気を見逃さないことが重要なんですね。その見逃さないためのツール，『VINDICATE-P』というゴロ合わせがありましたね。病気のカテゴリーごとに考えていきます。

---

[21] のちに無断欠席した学生からはイワタに対する申し開きが行われたのだった。イワタは病欠には寛容だが無断欠席は看過しない。とくにHEATAPPではチームメンバーに迷惑をかける。チームに迷惑をかけて平気でいる学生は医者になるうえで，態度教育の観点から大いに問題である。だから，絶対に看過しないのだ。なぜチームに迷惑をかけるのがいけないのか，それが将来医療者になったときどういう悪影響を及ぼすのかをきちんと理解させている。

> Vascular disease：血管の病気。心筋梗塞や大動脈破裂
> Infection：感染症
> Neoplasm：悪性疾患
> Degenerative：退行性疾患。パーキンソン病や筋萎縮性側索硬化症
> Iatrogenic：医原性の病気
> Congenital disease：先天性疾患
> Autoimmune disease：自己免疫疾患
> Trauma：外傷
> Endocrine：内分泌疾患
> Psychogenic：精神科疾患

と，こんな感じでですね。まあ，この分類法はいろんなバリエーションがあるので，人によって当てはめるカテゴリーは異なるのですが……。あと，ぼくはこういう覚え方が苦手なので，違うやり方で覚えています。ま，なんだっていいんです。漏れがなければ。神戸大学病院の病棟を全部回る，みたいな覚え方もありますよ。

何が言いたいかというと，いろいろな病気のカテゴリーを考えて，どれか1つに飛びついてしまうと他のものがすっ飛ばされて，構造的に誤診しやすくなるということです。

いいですか？　構造的に誤診しやすい態度はきわめて危険です。誤診をしないためにはいろいろなカテゴリーの病気をちゃんと頭の中で追いかけることが大事です。

この「熱」と「腹痛」という時点では，潰瘍性大腸炎かもしれないし，クローン病かもしれないし，肝細胞癌かもしれないし，糖尿病性ケトアシドーシスかもしれない。いろいろな病気が想定できます。だからこの時点ではまだ感染症とは思わない。感染症じゃないとも思わない。

じゃあ，この人を感染症というカテゴリーに入れるべきか，入れないべきかを判断するためには，何の情報が大事だと思いますか？　それは海外渡航歴や食べた物よりも知りたいことがあるんですけど，何だと思いますか？

浜上　既往歴？

岩田　既往歴ももちろん大事だけど，既往歴で感染症かそうじゃないかを決める

岩　田　決定打にはなりにくいですね。どう思う？

坂巻　発症時期。

岩　田　そのとおり！　このクラスは優秀ですね！……たまにはヨイショしておかないといけないからね。

（一同笑い）

岩　田　けなしてばかりだと，みんなやる気が萎えますからね。
発症時期です。こういう患者さんを診たときに，いの一番に確認したいのは，これが急性に起きている問題なのか，慢性に起きている問題なのか。今日・昨日・一昨日，3日以内くらいの急性発症であれば熱性疾患のほとんどが感染症ですから，感染症の可能性がグッと高まります。
3週間前からずっと熱が出ていてお腹が痛いということだと，むしろ他の自己免疫疾患や血管炎を考えます。もちろん，疾患にはいろいろ例外があるので「決めつけ」は禁物ですが，可能性の高い低いという観点からはそういう重み付けが重要になります。
したがって，この**急性か慢性かという時間情報は非常に重要**になりますので，いの一番にそれを確認したいわけです。
いいですか？　質問が大事だと言いました。みなさんには質問をするためのテクニックを身につけてほしい。大事な質問から順番にやっていきましょう。些末な質問，つまり問診表をつくって，ただ「これを埋めてください」ではなくて，できるだけ病気のカテゴリーをどちらに進めばいいかの大方針を決めることができるような質問をまずする。要するに診断に役に立つ，診療に役に立つ質問をする。
つまり，渡航歴があってもなくても感染症かどうかは，まだ決められないわけです。けれど，オンセットはカテゴリーを絞るのに非常に役に立ちます。例えばこれが40分前に急にお腹が痛くなって，熱が出たということになると，今度は感染症っぽくなくなります。なぜなら「40分前」のようにすごく時間を絞ったときにどーんと病気になるのは，感染症っぽくないからです。
感染症は微生物が増殖して，炎症起こして，病気になるというプロセスが必要なので，もうちょっとじわじわくるんです。急性発症だけど，突然発

症（sudden onset）ではない。それが感染症の特徴です。そして慢性の感染症はあると言えばあるんだけど，珍しいのでlate onsetの場合も感染症の可能性はグッと下がります。

突然発症の腹痛の場合，一番に頭に浮かんでくるのは腸管破裂です。腸が破裂してお腹の中にウンチがまぎれこんで，二次的に腹膜炎（Peritonitis：俗にいうパンペリ）を起こしていることが一番疑わしくなる。パンペリは二次的には感染症かもしれないけど，一次的には腸穿孔が最大の問題ですから。いずれにしてもオンセットを訊くことが，きわめてクリティカルな質問です。

時間情報は検査できない

これは，ぜひみなさんの頭に入れておいてほしいんですけれど，**時間の情報は検査ではわかりません**。すなわち，CT，MRI，PET，遺伝子検査や血液検査をやっても，この病気がいつからどのように進んできているかは，わからないわけです。

先日，うちの研修医が「肺炎じゃないか」と言っていた患者さんがいました。熱発していて，酸素化が下がっている。つまり低酸素血症を起こしているわけです。レントゲンを撮ると右の上葉に浸潤影が見える。CTを撮るとやっぱり右の肺に浸潤影がある。うちの研修医は「熱発，低酸素血症，浸潤影」というキーワードで肺炎だと診断しました。

誤診でした。

この人はカテーテル関連血流感染といって，頸についている静脈ラインからカビが生えてきて，そのカビが身体中をまわっている感染症でした。血液培養でカンジダが生えて，肺炎はありませんでした。

さて，いったいCTの浸潤影はなんだったのでしょう。

実はこの患者さんはずっと入院していましたが，レントゲンとCTの画像が半年間，撮られていなかったのです。肺炎になった患者さんが治ったあと，胸部レントゲン写真の肺の浸潤影が消えるまでには時間がかかるんです。抗菌薬治療をとっくに終了した1カ月後でも相当数の患者で浸潤影は

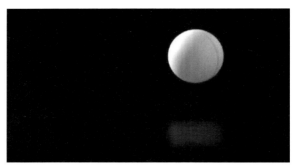

図2　ピンポン玉の写真
この写真を見てもピンポン玉に何が起きているのかはわからない

残っている[22]。CTだったらもっと長くかかることでしょう。

肺の浸潤影とは一体何でしょうか？　ばい菌の塊が見えているわけではありません。ばい菌がもちろん入ってくるんだけど，それに対して炎症細胞がたくさん集まってきてサイトカインストームが起きて，血管の透過性が亢進してたくさんの水が溜まります。そのあとで，線維化が起きます。その水や線維化が総合されて浸潤影として見えるわけです。

そして，抗生剤を飲んで肺炎を起こしているばい菌が全部が死んで，肺炎が治った後も水や線維化は残ります。したがって浸潤影は見え続けるわけです。大事なことは，レントゲンを撮って浸潤影があるということが，今ここで起きている肺炎によるもなのか，過去にあった肺炎の名残なのかを区別する方法は1つもないということです。なぜなら，**画像は時間を教えてくれない**からです。

例えばここにピンポン玉の写真があったとします（図2）。

しかし，それを見てもピンポン玉がどういう状態なのかはわかりませんね。上から落ちてきたピンポン玉なのか，下から跳ね上がってきているのか，横から誰かが投げて飛んできているのか，誰かが超能力で浮かしているのか（笑）　こういうピンポン玉の瞬間撮影写真は，ピンポン玉の様態を教えてくれないわけです。

---

[22] Bruns AHW, Oosterheert JJ, Prokop M et al. Patterns of resolution of chest radiograph abnormalities in adults hospitalized with severe community-acquired pneumonia. Clin Infect Dis. 2007；45（8）：983-91

同じように，これがレントゲン，CT，MRI，どんなハイテクな画像検査を使っても時間情報はゼロなんです。そして，その肺炎がだんだん悪くなりつつあるのか，今治療していてだんだん良くなりつつあるのか，それとも先月になったもう治っている肺炎なのかは，この画像だけではわからないんです。

さらにややこしいのは低酸素血症です。この方は熱が出て酸素化が下がったから，肺炎だという話になったわけですけれど，酸素化を下げる病気はいっぱいあるんです。「酸素化が下がる＝肺の病気」と決めつけてはいけません。

なぜなら，感染症の場合にサイトカインストームが起きると，いろいろな臓器障害を合併するわけです。肝機能不全，腎機能不全，中枢神経機能不全が起きて意識障害が起きたり，いろいろなことが起こる。

敗血症に伴って一過性に低酸素血症が起きることもあります。肺内シャントが起きて酸素のデリバリーが上手くいかなくなるんですね。この方はカテーテルからカンジダが混在して，炎症が起きて，サイトカインストームが起きて，一過性に肺の機能が落ちて低酸素血症になった。

というように，低酸素血症だから肺炎とか，AST・ALT酵素が上がっているから肝炎，あるいはクレアチニンが上がっているから腎炎だと見えているものだけに飛びつくと失敗します。その背後に起こっていることは何かを問い続けないと，うちの研修医みたいにだまされちゃうんです。

もう1回言いますけれど，検査は時間情報を教えてくれない。だから患者さんに訊かなければいけない。患者が喋れなければ，患者さんの家族や周辺の人たちに「この人はいつから調子が悪いんですか？」と訊かないといけない。それは検査では代替できないことです。そして，それが診断に近づくために一番クリティカルな情報なんです。

さて，この方は3日前から発熱と腹痛が出現して持続しています。痛みは，痛くなったりなくなったりを繰り返しています。Wax and wane といいます。熱は38.2℃です。

腹痛の位置は心窩部から右の季肋部のあたりが痛い。さっきの発言にあったけど確かに位置は大事です。みなさん，解剖学はやりましたね。どこが痛いのか，下腹部なのか，上腹部なのか，右か左か，特にお腹は対称的な

構造をしていませんから，右側と左側では考える領域が違います。この方は真ん中から右の上の方が痛いと言っています。そして，この人が男性だということも重要です。男性と女性では鑑別疾患が違います。

海外渡航歴はありません。家族はみんな元気です。既往歴も特に目立ったものはありません。内服薬もなくて，サプリメントや健康食品やその類のものは摂っていない。食べ物については，生牡蠣を食べたり，生の鶏肉を食べたり，特殊なものはありません。

もっとも「特殊なものを食べていませんか？」と訊いても，その人にとっては普通のものだったりすることがありますけれど。「どじょうを生で食べるのが日課です」みたいな（笑）「特別なもの食べていませんか？」という質問はちょっとトリッキーです。具体的に何を食べたかを訊くのが大事です。

さて，ここで休憩をとりましょう。

 休憩

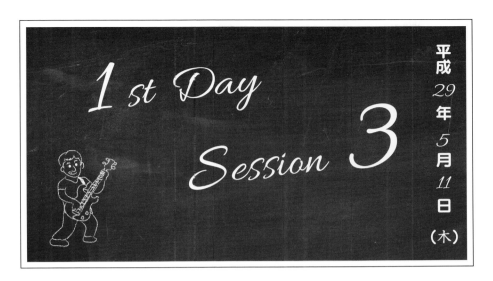

じゃあ,午前中最後のセッションです。
60代男性,3日前から発熱と腹痛があり,心窩部から右の季肋部にかけて痛い。既往歴はなし,服薬歴もなし,アレルギーも特になくて,渡航歴もなし,動物曝露もなし,sick contact,病人とも接触がない。同じような症状の人がたくさん出ていたら,感染症を考えるのが定石ですね。

食中毒を疑ったら……

ぼくは北京にいたときに「食中毒疑惑」をみたことがあります。北京の日本人学校の家庭科の授業で,じゃがいもの料理をつくっていたんですよ。そしたら,みんながゲーゲー吐き出したので,食中毒じゃないかと子どもたちがたくさんやってきたんですね。
おかしいな? と思ったんですよ。なぜかというと,みんな吐いているのに腹痛がゼロ,下痢がゼロなんです。
嘔吐,腹痛,下痢は全部トリオのセットの組み合わせで,食中毒を考えるんです。もちろん中には嘔吐しかない,下痢しかないという人もいるんだけど,集団が全員,嘔吐だけというのがどうも腑に落ちなかった。そのときに原因を知るために調査をしたわけです。

例えばどこに家庭科室があって，どのようにテーブルが配置してあって，誰がどの食べ物を持ってきて，どこのじゃがいもを誰が使ったか，詳細に調査してこの流行のパターンを調べたら，全然接点がなかったんです。

これはpseudo-outbreakといいます。みなさんもありませんか？ バスで遠足に行ったときに隣で誰かが吐くと，自分も気持ち悪くなって吐いちゃうみたいなこと。誰かが病気になって吐いたんですね。隣でそれを見ていた子どもも気持ち悪くなって吐いて，それを見てみんなが集団催眠的に吐き出して大変な目に遭ったpseudo-outbreakだったんですね。Pseudoは偽の，という意味ですね。

このように詳細に調査すると，感染症にみえても，実は感染症ではないこともあるんです。しかしながら，一般的に大量の人が同じような病気になっている場合，やっぱりいの一番に感染症を考えるのが定石ですね。

そこで，この方に戻ります。60代の男性で3日前からお腹痛くて，熱が出てるという人です。さあ，どのようにアプローチしたらいいですか？ 小杉さん。

小杉　痛みの程度がどのくらい痛いのかを訊く。

岩田　すっげえ痛いと言っています。

（一同笑い）

小杉　どういうときに痛いのか？ 増強があるかないか？ 圧痛がないかどうか？

岩田　いきなり診察に入る？
うん，今の話は痛みのアプローチの定石ですよね。よく勉強していますね。

💬 痛みのアプローチ

痛みの患者さんのアプローチをするときは，まずさっきのonset（発症）です。いつからかも大事だし，痛みの持続時間，増悪・寛解，どういうことをすると痛みがひどくなるか，どういうことをすると痛みが和らぐの

か。例えば，ごはんを食べると痛みがきつくなる，あるいはごはんを食べると痛みが弱まる，身体をねじると痛みが強まる，そういった痛みのアプローチがありますね。これをPQRST[23]とか略語で表現することもありますし，いろいろな覚え方がありますけれど，痛みの原因を探していくことです。

痛みの強さは主観的で，なかなか難しい。体温計や血圧計はありますけど，痛み計というものはないですからね。痛みの度合いを顔マークで表したもの（Pain face scale）[24]もありますけど，あれもかなり主観ですよね。同じ刺激であっても我慢強い人と，そうでない人といるし，痛みの強さをスケールするのは非常に難しい。難しいからこそ，患者さんが痛いと苦しんでいるときには，やっぱり素直にそれを受け止めてあげることが大事でしょう。われわれが医者目線で「あんた，こんなことで痛がってんじゃないよ，弱い子ね」みたいな感じで言うのは，よくないかもしれないですね。

いずれにしても，痛みにはいろいろなタイプがあります。これは痛み一般についていえることですが，腹痛，胸痛，頭痛，足が痛い，背中が痛い，どんな痛みであっても，その痛みのパターンから，痛みの構造を知ることが大事です。

そして学問とは，要するに分類することですから，痛みを分類するわけです。痛みは4つに分けられます。何だっけ？

古井　体性痛，内臓痛，介達痛。あとひとつはわかりません。

岩田　よく勉強してるね。体性痛はsomatic painといいますね。これは太い感覚神経細胞のファイバーを伝ってくる痛みで，非常にシャープでわかりやすい鋭い痛み。そして痛みの部位がはっきりと特定できる。例えば，包丁で指を切ったときの痛みが体性痛です。

2番目が内臓痛（visceral pain）ですね。Visceralは内臓という意味です。

23）PQRST：痛みの問診をするときのネモニクス。それぞれProvocative/palliative factor（増悪・寛解因子），Quality（痛みの性質），Region（痛みの部位），Severity（痛みの強さ），Timing（発症時期，期間）を指す。

24）Pain face scale：にこやかな表情から苦痛の表情までを5～6段階に表現した顔のイラスト。現在の痛みに一番合うイラストを患者に選んでもらうことで痛みを評価する。

これは細い細いCファイバーと呼ばれる線維を伝ってくる痛みの感覚で，非常に曖昧な弱い，もわっとした痛みです。痛みの局在化も難しいですね。

3番目の痛みがreferred pain，介達痛といいます。これは痛みの感じている部位と痛みの原因がかみ合っていないことをいいます。一番クラシックな例は心筋梗塞です。心筋梗塞は，心臓の冠動脈が詰まって痛みが起きるわけですが，しばしば歯が痛くなったり，顎が痛くなったり，肩が痛くなったりします。でも肩，顎，歯には痛みの原因はないわけですね。

最後はメンタルな痛み。例えば大事な人を亡くしたときに胸が痛くなったり，失恋してあちこちが痛くなったり，そういった痛みをいいます。

そして，これらの痛みが複合的に起きることもあります。いずれにしても「痛い」と言っている患者さんがいるときは，それがsomatic painなのかvisceral painなのかreferred pain，はたまたメンタルな痛みのどれを指しているのかを分類する必要があります。そのために，診察や問診をするんですね。

例えば，胸が痛いと言っている患者さん。深呼吸をすると痛みが増強する人がいます。基本的にはsomatic pain，体性痛ですね。つまり，身体を動かすことによって痛みが増強するわけだから，例えばそれは肋間神経痛かもしれないし，胸膜炎という膜の病気かもしれない。あるいは肋骨骨折は深呼吸するとすごい痛い。そういうヒントがあるわけですね。

まあ，そうは言ってもなかなか難しい。ぼくも昔，アメリカでスペイン語しかしゃべれないおばちゃんがいて，肩が痛いと言ってきたんですね。スペイン語では痛みのことをdolor（ドロール）と言います。肩を押さえて「dolor」と言っているんですよ。肩を押さえて痛いのは体性痛ですから，片言のスペイン語で訊きながら肩をまわしてみる，回旋させたりして動かしてみると，やっぱり痛いと言われる。これは五十肩かなと甘くみていたら……なんと，心筋梗塞だったんですねえ。肩の痛みはもともとあったんだけど，それとは別に心筋梗塞だったんですね。あのとき見逃してたらと思うと，今も冷や汗がでます。よく患者さんには騙されるんですけど，そういうこともあってなかなか一筋縄ではいきません。

ちなみに完全に余談ですが，心筋梗塞になったときの放散痛は，右の肩に

も左の肩にも放散しますが，右のほうがより心筋梗塞の特異度が高いのだそうです[25]。

だから，右の肩だから心筋梗塞はないなと思ったら大間違いです。心臓は基本的にど真ん中にありますね。左側に位置していると思っているのは素人だけで，左右どちらに痛みが生じてもいいわけです。頻度としては右の方が肩が痛くなりやすい。だから何だといわれても困りますけれど（笑）痛みの分類は，ユニバーサリーにどの部位が痛くても使えます。頭痛でも胸痛でも腹痛でも背中が痛くても使えます。

大事なことは，痛いと言っている患者さんがなぜそうなっているのか，よく考えること。痛み止めをポンと出しておわりにしない。

例えば胃潰瘍で胃が痛いと言っている人にNSAIDsのような痛み止めを出すと，裏目に出ます。余計に痛くなりますからね。大事なのは原因です。さあ，そこでこの人はなぜ痛いのか？

金子　このあたりの炎症で……

岩田　このあたりって何なの？

金子　肝臓です。

岩田　はい。まず肝臓がありますね。あとは？

金子　胆嚢もあります。

岩田　肝臓に胆嚢もくっついていますね。

金子　肺の下部？

岩田　素晴らしい，そのとおりです。お腹だと思っていても先ほどの介達痛の可能性があります。もしかしたら胸膜炎で胸膜が横隔膜を刺激して，その横隔膜の下の方の痛みとして解釈している可能性がありますね。だから「右の季肋部痛＝腹腔内の病気」と決めつけないことです。

---

25) Berger JP, Buclin T, Haller E et al. Right arm involvement and pain extension can help to differentiate coronary diseases from chest pain of other origin：a prospective emergency ward study of 278 consecutive patients admitted for chest pain. J Intern Med. 1990；227（3）：165-72

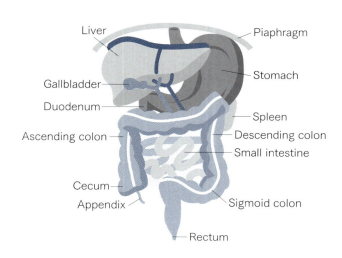

図3 腹部の解剖

💬 解剖学的に考えよう

お腹が痛いと言っている患者さんが体性痛なのか,介達痛なのかは非常に重要になりますし,右の季肋部だと肝胆道系があります。ここがまず大事です。肝臓,胆嚢,それから胆嚢から総胆管につながって,そこから下がって膵臓とつながる。そして十二指腸に抜けていくというこの一連の器官があります(**図3**)。

それから当然,上行結腸がありますね,横行結腸もあります。腸の病気のことも考えるべきですし,横隔膜とその周辺,つまり肺の病気のことも考えなければならない。当然,肋骨がありますので,肋骨の病気も考える。それから皮膚の病気ですね。よく騙されるのが帯状疱疹です。帯状疱疹は水痘・帯状疱疹ウイルスというヘルペス属のウイルス感染症で,デルマトーム(dermatome)に乗ったかたちで,皮疹が出るんだけど,皮疹が出ずに痛みだけのことがあるんですね(zoster sine herpete)。この体表の痛み,筋肉,皮膚,皮下組織,骨などと腹腔内の痛みとの違いを鑑別する方法があります。これを**カルネット徴候**(Carnett's sign)といいます。

(男子学生を呼んで)ちょっと来て。ここに横になってくれる? 大丈夫,何も悪いことしないから。

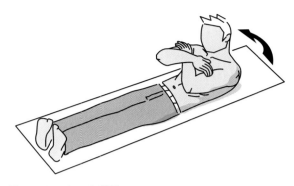

図4 カルネット徴候
いろいろやり方にバリエーションはあるが，要は腹壁に緊張をもたらせばよい

（一同笑い）

岩田　患者さんを寝かせて診察をするわけですね。診察手技にはいろいろあるんだけど，必ず目的をもってやることが大事です。つまり漠然と頭を診て，顔を診て，喉を診て，聴診して……としていてはダメです。

お腹が痛いと言っている患者さんの痛みの原因には，まず体表の痛みがあります。さっきの帯状疱疹や筋肉痛もそうです。腹筋の使いすぎとか筋肉が断裂している。それを区別するときに使うのがカルネット徴候です（図4）。

「頭を持ち上げてください」って言いながら，頭を押さえておくんです。つまりそれに逆らって頭を持ち上げてもらう。このときにお腹に痛みが誘発されると，カルネット徴候陽性です。この場合は体表の痛みのことが多い。腹直筋，皮膚や皮下です。だから胃薬ではよくならない。カルネット徴候が陰性であればもっと深部の痛みの可能性が増すということです。

腹痛の患者に必ず確認することは……？

さて，診断がついたという人はいますか？　あるいは，こういうことが知りたいという質問でもいいです。

さっきちょっとヒントあげたんだけどなあ……。みなさん，この人に何か質問したくないですか？　ぼくなら今，したい質問が2つあります。いや，あえて言えば1つだな。やっぱりみなさん，質問を考えるの苦手ですね。さっき北京の学校の話をしたじゃん。ぼくならこの人に「下痢はしてないですか？」そして「吐き気・嘔吐はないですか？」を訊きたい。もしこの人が下痢をしていたら，腸管疾患の可能性がきわめて高くなります。大腸や小腸の管腔臓器の病気の可能性が一気に高まる。下痢がなければ，腸管とは関係ない病気かもしれない。腸管の病気は，もちろん感染症のことが多いですけれど，クローン病も含めて，そういうものではなさそうだといえます。

嘔吐については，あってもなくても，なかなかピンポイントにこれだといえないんですけど，少なくともあるかないかは確認しておきたい。

この方には下痢はありません。当然便秘の有無も確認します。便秘もしていない。ちょっと気持ち悪いけど吐いてはいない。これはちょっと曖昧，これだという決め手にかけますね。

さっき北京の話でいいましたね。**お腹が痛いという人には必ず悪心，嘔吐，下痢の3セットのコンビネーションが満たされているかどうかを確認します。**

もっと言うと嘔吐は，さっきの北京の話のようにいろいろな原因で吐くんです。だから，吐いている患者さんをみたら，必ず腹痛と下痢の存在を確認します。消化器の病気だけで吐くとは限らない。例えば頭の病気，脳腫瘍で脳圧が亢進して吐く人もいます。それから頭やお腹と関係ない病気で吐く人もいます。例えば糖尿病性ケトアシドーシスでも吐く人がいます。嘔吐という現象を1つとってみても，消化器の病気，頭の病気，それ以外の病気に大別されるわけです。必ず患者さんを構造的にシステマティックに診ることが大事です。

下痢をしている患者さんにも同じように，腹痛，嘔吐を伴っているかを確認します。

何か質問がある人いますか？　もう1回グループで話し合ってみてください。この患者さんの何を問題にすべきか，この人を苦しめていることにどうやって近づけるか。

腹痛の患者に必ず確認することは……？　53

話し合い中

岩田　はい，じゃあストップしてください。浜上さん。

浜上　黄疸がないかを確認したい。

岩田　なぜ？

浜上　胆嚢の詰まりがあったら，黄疸が出てくるかなと思います。

岩田　素晴らしい。黄疸の有無をみたいですね。逆に黄疸のある人をみたら，肝臓や胆道系に疾患がないかを確認する必要があります。

　もっとも，黄疸をみたときに胆道系と決めつけるのは危ない。もう1つ黄疸が出る病気があります。溶血性貧血ですね。溶血に伴う黄疸と胆道の詰まりに伴う黄疸と2種類ありますから，両方に注意が必要です。

　1点，浜上さんは間違えています。何かわかりますか？　黄疸が出た場合は胆嚢の病気を考えるのではありません。思い出してください，解剖学で学びましたね。

　肝臓は右と左にあって，胆嚢がくっついていて，管内胆管がcystic duct，胆嚢管とつながって総胆管になって，膵管とつながって出ていくというわけです。

　黄疸が出るときは，肝臓から十二指腸に抜けていく，この道のどこかが詰まっていることを意味します。典型的なのが総胆管（common bile duct）が詰まる総胆管結石です。あるいは，胆管がん（cholangiocarcinoma）もそうですね。こういった病気で黄疸が出るわけです。

　しかしながら，胆嚢は総胆管に流れ出しています。したがって，胆嚢そのものの病気では黄疸は出ないことが多い。稀にMirrizzi症候群といって，総胆管が詰まる場合は黄疸が出ることもあります。それから，もちろん胆嚢の石が胆嚢を出て総胆管に詰まる（総胆管結石）と黄疸になるんだけど，胆嚢そのものの病気では黄疸は出にくい。この胆嚢の病気と胆管の病気を区別することは非常に重要です。理由はあとで説明しましょう。

　ちなみにこの人には黄疸はありません。ほかに何かアイデアはありますか？

浅倉　肺の下部，横隔膜，胸膜炎の病気の症状で腹痛が出た可能性を考えて，息切れがあるかどうか。

岩田　いいですね，素晴らしい。
この方は息切れもありませんし，咳もありません。いわゆる呼吸器症状はまったくない。でも，そういう考え方をするのはすごく大事です。
木村さん。

木村　発熱と腹痛という症状を本人は訴えていますけど，ほかに症状がないかを訊きたいです。

岩田　いいですね。ほかに何か症状がないかを確認しましょう。腹痛，熱でおわらせてしまって，ほかのチェックを見逃すことはよくあります。これを避けるために行うのが，system reviwあるいはreviw of systemです。
Reviw of system（ROS）は，頭のてっぺんからつま先までいろいろな症状を確認してみる。頭は痛くないですか？　眼が見えにくくなってないですか？　喉は痛くないですか？　と訊いていきます。
食欲が落ちていないか，体重減少がないか，寝汗はないかといった全身の症状の有無を確認することも大事ですね。例えば，体重減少は結核の患者さんに対して感度が高い所見だということを，昔自分の研究で調べたことがあります[26]。特異的ではありませんけどね。
この方は，食欲は多少落ちていますけど，3日前からということで，体重がめっちゃ落ちているわけではない。ほかに特に目立った症状はありません。呼吸器症状やさっき言った下痢もないし，身体のあちこちが痛い，かゆいとか皮膚にブツブツも出ていない。リンパ節や関節が腫れもなさそうです。
もう1人くらい訊いてみようかな，児山さん。

児山　反跳痛があるかどうか。

岩田　反跳痛って何でしたっけ？

---

26) Iwata K, Smith BA, Santos E et al. Failure to Implement Respiratory Isolation：Why Does It Happen? Infection Control and Hospital Epidemiology. 2002；23（10）：595-9

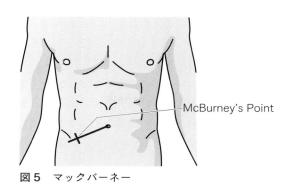

図5 マックバーネー

児山　反跳痛は圧迫して離したときに痛みが強くなるものです。

岩田　そのとおりですね。押してみて，離したときにより痛みが強くなる腹膜刺激症状を確認するのが，反跳痛（rebound tenderness）です。腹膜炎を合併しているとき，腹膜に炎症が起きているときにみられます。

💬 腹部のフィジカルのとり方

岩田　反跳痛が出る一番クラシックな病気といえば，急性虫垂炎（acute appendicitis）です。

虫垂は俗語でよく「盲腸」と言われていますけど，本当の盲腸は別の部位のことでしたね。回腸・盲腸があってその先にあるのが虫垂です。ここが腫れるのが虫垂炎です。一般の人はこれを盲腸と言いますが，われわれはそうとは言わないわけですね。

虫垂が腫れるとそのまわりを腹膜が覆っているので，腹膜刺激症状が出ます。そして，特にマックバーネーと言われている右の下腹部のある1点を押して，ポンと離すとより痛みが強くなる（図5）。これがrebound tendernessで虫垂炎に特徴的といわれています。ただし右の下腹部もいろいろな病気を起こすので，これだけで虫垂炎と決めつけるのも実は危ないですね。

昔，ぼくの先輩に虫垂を切るのが大好きな外科の先生がいました。夜中に「先生，来てください。アッペ疑いなんですけど」と言っても，喜んでほ

いほい来てくれるのはこの人だけでした。普通は「あーアッペかよ，めんどくせーなー」みたいな感じなんですけれど。「絶対，行く行く」と言ってすぐ来てくれる。で，すぐ切りたがるんですよ。押して離して「痛いですか？ アッペですね。じゃあ切りましょう」ってサッと切っちゃう。ところが，ある患者さんが「押したときと離したときとどっちが痛いですか？」って訊かれて患者さんが「押したときですね」って言っちゃったんです（笑） 先生，とてもがっかりして「本当ですか？ もう1回やりますよ？」

（一同笑い）

岩田 「押したときと離したとき，どっちが痛いですか？」「押したときです」「え！？ もう1回やりますよ？」「押したときです」これを7回くらいやって，患者さんも根負けして「離したときです……（泣）」

（一同笑い）

岩田 「じゃあ，切ろう！」って切りにいっちゃった人がいましたけど（笑） あれアッペだったっけな……思い出せない。まあ，いろいろな人がいますね。

フィジカルの話に戻しましょう。反跳痛以外で何が診たいですか？
虫垂炎を診断する診察所見はたくさんあります。反跳痛をみる。直腸診をして後ろから攻めてみる。反対側の左側を押して下行結腸，横行結腸，上行結腸のこの圧力を逆に押してみて，左を押すと右を痛がるという所見をロブシング徴候といいます（図6）。これがあればアッペを強く疑う。
ただ，この人は季肋部が痛くなっていますから，虫垂炎の可能性は非常に低い。
この例外は例えば妊婦さんです。妊婦さんは週数が30週くらい過ぎると子宮がお腹を上げていくので，虫垂が上の方にいくことがあります。だから，妊婦のアッペの診断は難しいといわれています。

右の季肋部痛は3日前からです。虫垂炎は，最初は内臓痛として心窩部に痛みがやってきます。それがだんだん降りてきて右の下腹部に限局されるわけです。しかし，3日経ってまだ季肋部が痛いということは，アッペの

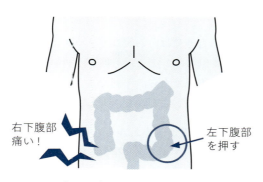

図6　ロブシング徴候

可能性はきわめて低い。ほぼないといっていい。この時間経過は大事ですね。時間とともにどのように痛みが変化していくか。
ほかに何か訊きたいこ とある人いますか？　診断がついたって人はいますか？　あるいはこういうことがしたいって人いますか？
……黙秘権行使。

（一同笑い）

岩田　はい，では松永さんにもう1回登場願います。松永さんがここで横になります。
お腹の診察するときは，普通は患者さんの右側に立つことが多いんですけど，今日はみなさんに見えるように左側から診察しますね。片手で診察しても両手で診察してもかまいませんよ。
よく仰臥位で膝を曲げるようにといいますけれど，それは腹直筋の緊張をとるのが目的で，腹直筋がゆるゆるだったら，別に膝を曲げなくてもかまいません。要はリラックスした状態でいられればそれでいい。服はベルトを緩めて，下腹部までちゃんと診られるようにします。最初は視診をして，お腹が膨隆してないか，腫瘤がないかなどを確認します。それから皮膚に帯状疱疹みたいなものがないかも確認しますね。
最初はきわめてやさしく，まったく押さずにお腹をなでます。特に痛くない方から触るのが作法ですね。できるだけリラックスしてもらうように，患者さんに対してまったく怖いことはしていませんというアピールをするわけです。患者さんはすぐ緊張しちゃいますから，そうするとお腹が固く

なっちゃいます。

腹膜炎になっているときには，お腹はガチガチになっていますから，触ればすぐに固いとわかります。ここで診断がついちゃいます。

お腹はやわらかいなと思ったら，1回ぐるーっとなでて，そのあと今度はゆっくり痛くなさそうなところから，押して離します。

男性の場合，腹痛の原因がよくわからなかったら，チンチンまで出してやった方がいいですよ。ときどき，精巣捻転の介達痛で腹痛を訴える人がいます。特に10歳くらいの男の子は羞恥心が強いので「金玉が痛い」とは言わないんですね。ぼくの知り合いはこれでひどい目に遭って，腹痛で腹部所見が何にもなかったからと帰しちゃったんです。精巣がネクッて（壊死して）緊急手術になって，つらい目をみたドクターを知っています。この介達痛の可能性は考えておくといいですよ。

逆に女性で腹痛といったら，必ず婦人科系の疾患を鑑別に挙げます。妊娠とその合併症は絶対に見逃さない。女性が腹痛を訴えて，妊娠を見逃すのは患者さんにとってもドクターにとっても致命的です。絶対に避ける。そういうリスクもヘッジしたうえで診察していきます。

特に右の季肋部が痛いと言っているときは，肝臓の打診，これでかなり痛がれば肝臓実質を痛がっていることが示唆される。特に肝腫大があれば肝炎が鑑別に挙がります。肝腫大がなければ肝硬変，その他の特殊な病気ですね，ウイルソン病や原発性硬化性胆管炎（primary sclerosing cholangitis：PSC）も含めて鑑別します。

それから胆管の病気だと黄疸が出ますが，当然腹痛もみられますね。黄疸，腹痛，発熱が…何だっけ？ Virchow（ウィルヒョウ）の3徴だっけ？[27]

黄疸，腹痛，発熱にショックと意識障害が伴えばレイノルズ5徴といわれます。

最近，正岡子規も出てこないくらいどんどん記銘力が弱まっています（笑）いずれにしてもこれらを確認します。

---

[27] 編注：正しくはシャルコー3徴。急性胆管炎を疑う所見。ウィルヒョウの3徴は血栓形成の要因で①血液の停滞 ②血管内皮の障害 ③血液凝固能の亢進を指す。

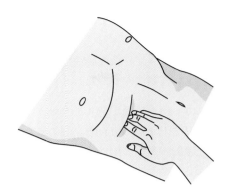

図7 マーフィー徴候
右季肋部を手で押す→深呼吸→吸気で息が止まる
(エコーのプローブでやってもよい)

もう1つ確認するのが胆嚢です。胆嚢はさっきもいったように，総胆管と直接つながっているわけではないので，黄疸が出ないことが特徴です。右の季肋部を痛がっているときは，この肝臓と胆嚢を区別したいですね。
どうするかというと，みぞおちの右側に指を差し込んで，患者さんに「深呼吸をしてください」と息を吸ってもらう（図7）。息を吸うと横隔膜がドーム状になっていたのが平たくなります。そして肺が膨らむわけです。すると当然，肝臓は押し下がります。肝臓が押し下がると一緒にくっついていた胆嚢も押し下がります。胆嚢が炎症でパンパンになってくると，このさしている指に胆嚢がぶち当たって，息が止まる。「うっ！」となります。これがマーフィー徴候（Murphy sign）陽性です。これは胆嚢炎をかなり示唆します。
もっと正確に確認したかったら，エコーをします。エコーは身体の中に超音波をあてて，2次元の画像をつくるわけです。肝臓，胆嚢の位置が正確にわかりますから，エコーのプローブをあてて，胆嚢をみる。胆嚢炎の場合は胆嚢がぱんぱんに張っていて，壁が腫れています。普通，壁は白く薄い1枚板にみえるんだけど，それが腫れ過ぎて2重にみえる。場合によっては胆嚢炎の原因は結石のことが多いんだけど，そこに石が詰まっているのが見えることもあります。
胆嚢の位置にプローブあてて深呼吸してもらう。そうするとプローブに胆

囊がぶち当たって，さっきと同じように「うっ！」と息が詰まる。これを Sonographic Murphy sign といいます。

さて，この方はこのマーフィー徴候陽性でエコーも陽性でした。というわけで，急性胆嚢炎という病名がついたわけですね。

ここまでのところで，何か質問がありますか？

……何も質問がない？　おかしいなあ。ここまできたら，みなさんの頭の中にはいろいろな疑問が湧いて出るべきです。

例えば，なぜこの人は急に胆嚢炎になったのか？　この胆嚢炎はどうやって治療したらいいのか？　あるいは，この胆嚢炎は将来どうなるんだろう？　いろいろな質問が湧いてくるはずなんですけど。

……湧いてこないですね。これから5日間かけて，みなさんの頭を改造手術します。みなさんの頭の中は今すっからかんで，質問が全然出てこない状態ですけれど，患者さんを診たときにわーっといろいろな質問が湧いて出るように仕向ける。つまり医者の頭にすることが，この5日間のミッションです。タダの医学生…タダっていうと，ちょっと失礼ですが（笑）立派な医学生の頭から医者の頭に改造手術して，みなさんを立派な改造人間にするのが，私の仕事というわけです。

ではお昼休憩にしましょう。13時20分に戻ってきてください。

 昼休み

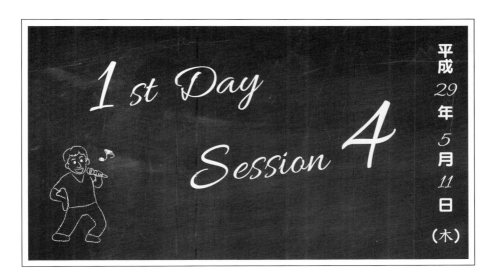

岩田　まあ、やってみたら大したことないでしょう。この5日間はこんな感じです。楽勝だと思ってください。

💬 YSQ とは何か

岩田　それでは今日経験した症例に基づいて、みなさんのグループのなかで質問を develop してもらいます。この質問のことを「**Your Specific Questions**」、YSQ と呼んでいます。グループで今回の症例に関する質問を1個つくってください。質問はどんなものでもかまいませんが、多くの場合は4つのパターンに分けられます。
1つ目は診断に関する質問。例えば急性胆嚢炎はどうやって診断するのか？ みたいな広めの質問でもいい。診断に関する質問で特に問題になるのは、感度と特異度ですね。感度（sensitivity）って何だっけ？

野村　疾患をもっている人で陽性の出てくる確率です。

💬 感度の低い検査で疾患を除外してはならない

岩田 そうですね。よくできました。疾患をもっている人を集めてきて、そのうち何人が陽性になるか。例えば胆嚢炎の患者を100人集めてきて、そのうち「マーフィー徴候が陽性になるのは何人か」は、マーフィー徴候の感度です。あるいはCTを撮ったときに胆嚢炎と診断できる可能性であれば、100人の胆嚢炎患者のCTを撮って、何人を胆嚢炎と診断できるかがCTの感度ということになります。
このように検査、診察所見、病歴でも感度を吟味することができます。
特異度は何だっけ？

野村 疾患をもっていない患者の何％でその所見が陰性になるか。

岩田 そのとおり。例えば「胆嚢炎のない人を集めてきて、マーフィー徴候が陰性になる人は何人か」は特異度ということになります。
感度が高い検査はスクリーニングによく使います。つまり感度が99％と高い検査であれば、病気の人はほぼ全員見逃さずにつかまえることができる。
逆に感度が低い検査は見逃しの原因になります。病気をもっていてもその所見が出ないことが多いわけだから、感度が低い検査は見逃しやすいわけですね。もっと言うならば、**感度が低い検査が陰性でも、その病気は除外できない**ということを意味します。これは、きわめて重要なことなのでぜひ覚えてください。きわめて重要なことなのでぜひ覚えてください。きわめて重要なことなのでぜひ覚えてください（笑）
なぜこんなに繰り返すかというと、これで失敗しているパターンをものすごくたくさんみるからです。つまり「感度が低い検査をやって陰性でした。だからナントカ病は否定的です」といって失敗するパターンです。例えば「心電図でST上昇はみられませんでした。だから心筋梗塞は否定的です」これがよくある間違いです。こういう構造的な間違いで、心筋梗塞は見逃されるわけです。

病気を除外するときは感度が高い検査が陰性であることを根拠にする必要があります。感度が低い検査や診察所見，病歴がネガティブだという理由で，病気を除外してはいけません。

感度が低い病歴とは何ですか？　例えば妊娠ですね。女性に「妊娠の可能性はありますか？」「ないでーす♪」といわれたときに，「ああ，そうですか」と安心してはダメです。女性はですね……徹底的に疑ってかかる必要があります。

（一同笑い）

岩田　まあ男性もかもしれないけど。これが感度の低い病歴ですね。

ということで感度が低い検査を根拠に病気を除外しない。これは非常に重要で，しばしば医療現場でミスってる。ちょうど今，昼休みに例の裁判意見書を書いていたんですけど，これもあるクラシックな感染症の感度が低い所見の否定で，そんな病気はあり得ないと決めつけてしまったエラーですね。

無知の知と医者の知性

これはもう時効だからいいかな。とある病院のある医者が，患者さんに敗血症を起こして亡くしちゃったんですね。それで家族が訴えて，裁判になった。この方はカテーテルからばい菌が入って，セプシスを起こして亡くなりました。ただカテーテルの刺入部には発赤，腫脹，触ると痛い，中から膿が出てくるといういわゆる炎症所見の「発赤・腫脹・疼痛」がまったくありませんでした。

ぼくは裁判の意見書をよく書かされるんですけど，みなさんも医療裁判でもし感染症で訴えられたら，ぼくに相談してくださいね。ぼく以外の感染症屋でもいいんだけど。自分たちだけで，何とかできると思ったら大間違いですよ。自分たちで（専門性のない感染症領域の）陳述書を書いた時点で，墓穴を掘っている人が多いんですよ。

その病院は「カテーテルの刺入部に発赤，腫脹，疼痛，膿瘍といった局所の炎症所見がありませんでした。だから，カテーテル感染は予見できませ

んでした」と書いた。それで原告側の弁護士がぼくに「本当ですか？」と尋ねてきたんです。ぼくは「そんなの真っ赤な嘘ですよ」と答えました。なぜなら，ちゃんと論文があってカテーテル感染の患者を100人集めたときの局所の炎症所見の感度がわかっているからです。

発赤，腫脹，疼痛といった所見の感度は何％だと思いますか？

50％

岩田　何パーセントだと思う？

40％

岩田　何パーセントだと思う？

20％

岩田　オークションやってるみたい（笑）

10％以下です。つまり，カテーテル関連感染症を100例集めてきて局所に炎症所見があるのは，10人に1人もいないんです[28]。

感度が10％もないものを根拠にして，病気を否定するなんてもってのほかです。これは，医療の原則を完全に無視しています。

感染症の診察所見の感度をその医者が知らなかったのは，まあ100歩譲ってしょうがないとしても，知らないんだったら知っている人に相談すればいいじゃないですか。それをせずに弁明書を書いちゃうわけですよ。つまり，医療ミスだという明らかな証拠になってしまう。それを書いた時点で，その人は敗訴確定なんです。

なぜわざわざ，そんな墓穴掘るようなことするのかな。医学部を卒業した人はインテリジェンスが高いなんて思っていたら大間違いですよ。ものすごく馬鹿がいっぱいいますからね。

それはソクラテス[29]のいう「無知の知」なんです。要するに**自分たちが**

---

28) Safdar N, Maki DG. Inflammation at the insertion site is not predictive of catheter-related bloodstream infection with short-term, noncuffed central venous catheters. Crit Care Med. 2002；30（12）：2632-5

29) ソクラテス〔人名〕（紀元前 約469-399）：古代ギリシアの哲学者。哲学の祖としてプラトンなどの多くの弟子を育てた。

何を知らないかを知っていることが大事なんです。自分の知っている知識の量で勝負して，自分の知らないことに対しては非常に無頓着な医者が多い。それで人生を渡っていけたからです。

「いけたから」と過去形で言っておきます。なぜならこれからの世の中はそうはいかなくなるから。

みなさんは，『赤本』とかを読んで自分が受験したい学校の「傾向と対策」をみて，その出題範囲のところだけ十全にインテリジェンスを養いました。そこに対して完璧な数学，国語，英語の力を身につけて受験して，成功した人たちです。それは範囲が決まっている知性です。

しかしながら，これからみなさんが患者さんを扱うときは，どの辺までが自分の知っている力で対応できて，どの辺までが自分の知性では対応できない問題かを区別する能力が必要です。出題範囲なんてないんですよ。自分は消化器内科医になって内視鏡を上手になりたいといっても，お腹が痛いという患者さんが本当に内視鏡で決着がつく腹痛かどうかは誰にもわからない。

例えば，急性間欠性ポルフィリア症（acute intermittent porphyria）という代謝疾患があります。主訴は腹痛ですが，内視鏡ではわかりません。このように自分の知性の守備範囲の外にあるものに気づくことが大事です。感染症なんて抗生物質を使っていればいいんだろうと思っている人は，そんなもので感染症はすべて対応できるということを知らない。だから，しれっと「カテーテル感染は予見できなかった」みたいな真っ赤な嘘を書いちゃうんです。ちょっと調べれば，そんなのデタラメなことぐらいすぐわかったはずなんです。

また，相手方の弁護士が感染症のプロを，意見の弁明のために雇うかもしれないくらいのことは予見しておくべきですよ。まさか，弁護士だってど素人を連れてくることはあり得ないでしょう。そんなことすら，予見できないってことは，よっぽど自分の知識の枠のなかだけで勝負していたということです。

自分の枠のなかだけで勝負している人のことを何というか知っていますか？「井の中の蛙」といいます。もしみなさんが，巨大な知識をもっていたとしても，それはやたら巨大な井戸に住んでいる蛙ってだけで，基本的

には蛙であることにはなんの変わりもないんです。

ぼくが医学部に入学したのは 1990 年のことですけれど，そのときある教員にぼくはいわれました。「医学部は 6 年制で，4 年制ではない」当時は薬学部も 4 年制だったから 6 年制なのは医学部だけだったんです。

じゃあ，なぜ医学部だけが 6 年制なのか？ ぼくがそのときに受けた説明は「医学部は，覚えなきゃならないことが異常にたくさんあるから」でした。「医学部は，解剖学，生理学，生化学，病理学，内科，外科，耳鼻科，小児科，産婦人科と，とにかくありとあらゆる知識を得て，実習をやって，そうして 6 年間勉強してはじめて医者になるだけの十分な知識を得られる」と。

しかも医学部にはゼミもないし，卒論もない。就職活動だってものすごく楽でしょう。医学部を卒業して就職できなかったなんて人はほとんどいないでしょう？ そうすると他の学部に比べて，就活は簡単だし，ゼミも卒論もなくて，ひたすら勉強と実習をやっていればいいわけです。そうして，教科書をずんずん積み上げていって，自分の身長と同じ位の高さになるまで教科書をたくさん読んで，それではじめて医者になれると説明されたんです。

「そうか，おれは背が低くて良かったな」ってそのとき思ったんですけど。

（一同笑い）

岩田　昔は知識を積み上げていけば医者になれるという世界観だった。しかしながら，今は知識を積み上げても医者にはなれないんです。なぜなら知識の量が多すぎるからです。

1950 年にあった医学知識の総量は，だんだん研究が進んで増えてきています。増えていって倍になります。1950 年，第二次世界大戦後まもなくの医学知識がずーっと増えていって倍になるのに 50 年かかりました。つまり西暦 2000 年になってはじめて 1950 年の知識量は倍になったんです。

2020 年の医学知識の総量がどのくらいになるかは既に試算されています。2020 年，東京オリンピックをやる年……本当にやるのかなあ（笑） つまり，あと数年です。それが倍になるのにかかる時間も計算されています。どれくらいだと思いますか？ 1950 年の知識が倍になるのに 50 年。2020

年の知識量が倍になるのにどれくらいかかると思う？

松井 20年。

岩田 どれくらい？

山田 30年。

岩田 どれくらい？

森 10年。

岩田 73日といわれています[30]。
医学知識が倍になるdoubling timeは2カ月ちょっとです。みなさんが医者になる頃には。ということは，みなさんがいかに記憶力に優れていて，朝から晩までずっと医学書を読んで，土日も夏休みもずっと勉強ばかりしている，超勉強好きな，超頭のいい，超エリート医学生だったとしても，みなさんが得る知識の量よりもみなさんが知らない，増えていく医学知識の方が圧倒的に多いということです。そして，その差はどんどん広がっていくばかりです。つまり，知識を蓄えることは相対的にはほとんどナンセンスになります。
だから**知らないことへの自覚が必要なんです**。自分はこんなに知ってるぞ，ではなくて自分は何にも知らないんだってことを理解しておくことが大事です。そして，その自覚があれば，調べることができます。
カテーテル感染のときの局所の炎症所見は，カテーテル感染中の何％でみられるだろう。局所の炎症所見の感度は何％だろうと，ネットで検索すれば論文は見つかりますよ。そうすれば「炎症所見がなかったから，カテーテル感染は予見できなかった」なんて，そんな馬鹿なコメントはすることは絶対あり得ない。1950年とは違って今はインターネットがありますから。ぼくが医学部に入ったときはインターネットなんて，ほとんど役に立たないものでした。当時はダイアルアップといって1ページ動かすのに何分もかかったんです。そんな時代と違って，今はみなさんのもっているスマー

---

30) Densen P. Challenges and opportunities facing medical education. Trans Am Clin Climatol Assoc. 2011；122：48-58

トフォンでほとんど何でも瞬時に検索できます。

ただし，知らないという自覚がなければ調べようというインセンティブ（incentive）は起きない。だから自分は何を知らないかを理解する。そして自分が何を知らないかを知るためには質問をする癖をつけることです。

急性胆囊炎の患者さんを診たときにたくさんの質問が出てくる，そういった頭をつくっておけば，あとはインターネットで調べればいいんです。今から調べる技術を教えますけど，技術なんて大したものじゃない。すぐに身につきますよ。でも，みなさんがそのまま医者になって，患者さんを診たときに質問を頭に思い浮かべることができなければ，ずっと井の中の蛙になります。そして，構造的に失敗して医療裁判で負けます。ま，本当に裁判で負けるかどうかは知らないけど（笑）少なくとも「井の中の蛙」状態のままで裁判を起こされたら，構造的に負ける可能性がきわめて高い。知識を詰め込んで，たくさん知識をつけて，物知りになることは相対的には何の価値もない。つまり，みなさんが高校時代までに一生懸命やってきたことと今ここで決別して，まったく真逆の頭の使い方をする覚悟を決めなきゃいけない。そうしないと優秀な医者にはなれません。絶対に。そして患者さんが苦しむのです。そのために。

さて，そういうことで感度が低い検査を根拠に病気を否定してはいけないことは，非常に大事だという話をしました。すごいリアリティがあったでしょう？（笑）

特異度が高い検査は確定診断に使うわけですね。特異度が高い所見ということは，病気がない人ではその所見はみられないということだから，その所見があれば病気があることを強く示唆します。だから，確定診断では特異度が高い検査は使います。

例えば心筋梗塞であればトロポニンですね。トロポニン検査は従来のCKよりも特異度が高いので，心筋梗塞の確定診断により有用な検査といえるわけです[31]。

---

31) ただし，敗血症など他の状態でも上昇することがあるので，過信は禁物。
Elevated cardiac troponin concentration in the absence of an acute coronary syndrome-UpToDate [Internet]. [cited 2017 Sep 27]. Available from：https：//www.uptodate.com/contents/elevated-cardiac-troponin-concentration-in-the-absence-of-an-acute-coronary-syndrome?source=see_link#H

診断に関する質問はこういった各モダリティの感度・特異度を調べたり，あるいは一般的な診断的なアプローチ，診断のアルゴリズム，急性胆嚢炎についてどうやって診断するのかについて，疑問を働かすことができます。

臨床試験と治療の効果

岩田　治療についてもそうですね。簡単にいうと急性胆嚢炎はどうやって治療するのか，あるいは治療の方法が複数あるときはどっちの方がベターなのか。どちらがベターなのかを観察するのが，比較試験ですね。
比較試験には2種類ありました。前向き比較試験（prospective study）と，後ろ向き比較試験（retrospective study）です。
前向き研究と後ろ向き研究は何が違いますか？

佐々木　前向き研究は，自分で試験を計画して，ランダム化して群を分けて，そのときからスタートして調べていくことに対して，後ろ向き研究は過去にあった症例を引っ張ってきてそれで対照群をつくって比較する。

岩田　そうですね。それに一体どう違うの？

佐々木　後ろ向き研究の方が恣意的になりやすい。

岩田　うん，そのとおりです。後ろ向き研究とは，既に起こったものを引っくり返して，カルテをみて，ある治療を受けた人と受けていない人とでは，どちらがベターだったかを調べることです。
前向き研究はこれから病気になるかもしれない人や病気になった人を介入部と非介入部に分ける。多くの場合は，ランダム化して分けてその結果をみるものでした[32]。
なぜランダム化するかというと，2つのグループの患者さんを均等にしたいからです。片方だけやたら治りにくい患者さんで，片方はやたら治りやすい患者さんみたいに分けては，治療効果を判定できないからです。どちらも同じような患者さんにするためには，乱数表やコンピュータでランダムに患者さんを振り分けないといけない。

---

[32] 厳密には前向き研究でもコホート研究のように介入を伴わない観察研究もある。

場合によっては盲検化といって，患者さんがどっちの治療を受けたかわからないように，治療している医者もどっちの治療をしていたかわからないように操作を施すこともあります。これを盲検化（blinding）といいます。医者にも患者さんにもどちらの治療をしているのかわからないようにすることをダブルブラインド（double Blind）というわけです。なぜ，そんなことをするかというと，ズルしないようにするためですね。

ある治療法がよいと思っている医者が，その治療を受けている患者さんにだけ手厚く「上にぎり」かなんかを差し入れして，「頑張れよ」とか言うとズルになっちゃうので，どっちがどっちの治療を受けているかわからないようにプラセボ薬を振り分けて，操作をするんです。

後ろ向き研究は，こういった操作はできないので，患者さんに偏りが出てしまうリスクがあります。もっとも，それを取り除くために調整もできます。典型的には多変量解析です。多変量解析とは，バイアスになりそうな要素を全部ピックアップして，それをコンピュータにならしてもらって，平たくした状態でみる。

最近では，傾向スコアアナリシスという特殊な分析法もあります。これは何種類かあるんだけど，患者さんの特徴をスコア化してならします。

そういう感じで治療効果を比較するという研究もあります。それから，治療効果の予後もみることができますね。3年後にはどうなっているのか。こういったものが治療に関する質問です。

💬 疫学に関する質問

3番目は疫学に関する質問です。例えば日本人の急性胆嚢炎は，年間で何例くらい起きているか。どういう人に多いのか。男性に多いか，女性に多いのか，何歳くらいの人に多いのか。体重や身長に関係あるのか，胆嚢炎になりやすい人種や遺伝子，基礎疾患はあるのか，あるいは何かを食べたり，飲んだりすると胆嚢炎になりやすくなるのか？　4F[33]なんて昔はいいましたね。4つのFを満たすと胆石を起こしやすく，胆嚢炎になりやす

---

33) ①Forty or Fifty（40〜50歳），②Female（女性）③Fatty（太っている）④Fair（全身状態がいい）

いなんてよくいわれていましたけど，本当にそうなのか。そういったところも疫学的な疑問として成り立ちます。

疫学の場合は，例えば有病率（prevalence），発症率（incidence）を文献上で調べることができます。有病率とは，ある時点でナントカ病をもっている人が何％ぐらいいるかをみること。発症率は例えば2017年に胆嚢炎が何例発症したかのような，発症の頻度を数えることをいいます。有病率と発症率に違いがあるということは，疫学上の知識の基本です。

病気の「なぜ」を質問する

4番目が病態生理です。なぜ胆嚢炎は起きるのか，どういった物理的な力で，どういったサイトカインの作用で，どういった遺伝子の結合があるのか。これは『Nature』や『Science』といった基礎医学系の論文や動物実験でわかる知見があるかもしれません。

このように大きく分けると，①診断に関する疑問，②治療に関する疑問，③疫学に関する疑問，④病態生理に関する疑問が患者さんを診たときに湧いてくる，一番ざっくりした疑問ですね。

みなさんが思いついて，答えが探せそうなものならそれ以外の疑問でも別にかまいません。この患者さんは将来幸せになれるのかな？　とか（笑）そういう質問は文献を探しても答えが出てきませんので，探して答えが出せそうな質問をすることが大事です。

ここまでで何か質問はありますか？

せっかくなので，やってみましょうか。じゃあ今からグループで話し合ってYSQを1個つくってください。どうぞ。

話し合い中

はい。YSQができたってグループはどのくらいいますか？　できてない？ちょっと試しに訊いてみようか。

なぜこの人が急性胆嚢炎になったのか？

岩田　はい。リスクファクターというか，発症機序ですかね？
「なぜ」WHYの質問はなかなか答えるのは難しい。例えば自動車事故が起きたときに，なぜ事故が起きたのかという，そのなぜのレベルはいろいろだったりするわけですよ。掘り下げると「その人が運転免許を取ったから」とか，いろんなところまでいくわけですね。このグループは？

秋山　急性胆嚢炎を未治療で放置したらどうなるか？

岩田　すごい野心的な質問をしてきますね。

（一同笑い）

岩田　いいですけど，たぶんそういう研究計画書を出したら倫理委員会から必ず却下されます（笑）　昔のナチスドイツだったら別ですけど。

💬 医学は目的をもった学問
—医療倫理について

岩田　ナチスドイツはひどくて，例えば人を飛行機にぶら下げてどこまで高いところまで飛んでも死なないか，逆にどこまで飛べば死ぬかとかね（超高度実験）。そういう，すごくえげつない実験をやっていたわけです。日本も例外ではありませんね。日本は731部隊という実験機関をつくって，満州，今の中国でいろいろな微生物で人体実験をして人を殺したりしました。
アメリカで1番悪名が高いのはタスキギー実験[34]というのがあります。タスキギーという地域で，ペニシリンという治療薬があるとわかっているのにもかかわらず，梅毒を放置しておいたらどうなるのかを何年も追跡しました。その被験者はほとんどが黒人だったので，人種差別的だと大問題になりました。このような非人道的な営為についてアメリカが公式に謝罪したのはクリントン大統領の時代になってからです[34]。
というように，えげつない残酷な黒歴史は医学の世界にはあります。だか

---

[34] 1932～1972年に行われた人体実験。1997年，クリントン大統領が公式に謝罪した。
https://www.cdc.gov/tuskegee/timeline.htm

らこそ今，ヘルシンキ宣言[35]などを出しているわけですね。

世の中にはたくさんの学問がありますけれど，医学は目的をもった学問です。文学，工学，社会学といったあらゆる学問は真実の追究がその求めるところです。ただし医学に関しては「人の役に立たなければならない」という大前提があります。

例えば一卵性双生児の片方を虐待して，片方を虐待しないとどういう違いが出るか，みたいな医学研究は，知識を得ることでは意味があるのかもしれないけれど，倫理的に許されない，認められない。ぼくも昔，倫理委員長をやっていたんだけど，必ず医学の研究は人のためになることが前提にあって，ちゃんと患者さんや市民，社会の役に立つかどうかを厳しく審査するわけですね。これはナチスドイツや731部隊の反省に基づいて決まっているのです。

💬 YSQをなぜ質問形にさせるのか

ここのYSQは？

急性胆嚢炎になりやすい年齢，性別，人種です。

岩　田　はい，リスクファクターですね。ここは？

考えたけど……あまりぱっとしたのが出てこなくて。

岩　田　うん。何について知りたい？　診断，治療，疫学，病態生理。

病態生理です。

岩　田　じゃあ「急性胆嚢炎の発症するメカニズムとは何か？」にしましょう。
時間がないので全員に訊きませんけど，必ず質問形にするということが大

---

[35] Declaration of Helsinki：1964年に世界医師会（WMA）が宣言した医師の臨床試験を行う際の倫理規定。その後何度も改定が加えられた。最新版は2013年のフォルタレザ（ブラジル）のもの。
https://www.wma.net/policies-post/wma-declaration-of-helsinki-ethical-principles-for-medical-research-involving-human-subjects/

事です。「急性胆嚢炎の治療について」というのはダメですよ。これは質問形ではないですから。Yes No Questionか，5W1H，How muchかHow manyでもいいです。質問形にすることが大事です。

なぜ質問形にさせるかというと，みなさんが患者さんを診たときに，その患者さんについての情報を得たい，あるいは得るべきだと考えることが必要だからです。

例えば目の前におばあちゃんがいて，胃炎になりました。そのとき「高齢女性に対するベストな胃薬は何か？」を考える。これがYSQです。
ところが「胃炎について」や「胃薬について」といった漠然とした形にして，ネットで調べるとタケプロン®とかガスター®とかそういう胃薬があるという情報は集まるんです。けれど「高齢女性の胃炎に対して何がベストな治療薬なのか？」という自分の質問については答えは出てこないわけです。つまり，この医者は物知りにはなれるけど，患者の役に立つ医者にはなれない。

いいですか，もう1回確認しておくけれど，物知りになることにはもう意味はありません。大事なことは目の前の患者に役に立つ情報をゲットする能力です。そして目の前の患者に役に立つ的確な質問が出せる能力です。質問が出せてその質問に答えられる，これがみなさんにとって必要な知性です。

例えば急性白血病をみるときに，その白血病の最新の分類法を暗記しているかどうか，あるいは過去の分類法も歴史的にすべて暗記しているか，そういうものにはもう今ほとんど意味がありません。記憶量で勝負してもまったく意味がないわけです。ですから，的確な疑問を出せるようにこれから訓練していこうというわけです。

さあ，みなさんYSQをつくったので，これからそれを調べてもらうんですが，その調べ方についてこれから説明します。なぜなら，みなさんあまり調べ方を知らないからです。

どんな教科書を使うべきか

岩田　まず，教科書についてお話します。内科の勉強に何の教科書を使ってる？

原田　病気がみえる

岩　田　『病気がみえる』きみはどう？　同じ？　何を使ってる？

小林　使ってないです。

岩　田　使ってない。これもすごいね。きみはなに使ってる？

大塚　STEP内科学。

岩　田　『STEP内科学』ね。わかりました。
　　　……はい，それではみなさん，リピート・アフター・ミー。
　　　「これから私たちは『病気がみえる』『STEP』『year note』は使いません」

（一同笑い）

岩　田　はい，どうぞ。これから私たちは……？

一　同　『病気がみえる』『STEP』『year note』は使いません（笑）

岩　田　『病気がみえる』『STEP』『year note』とか，それに属したテキストは内科の教科書ではありません。あれは試験対策本です。
　　　ちなみに今『病気がみえる』を持っている人いる？　えらい！　正直（笑）貸して……あ！『year note』も持ってる！　いいことだよ。こういうトライ＆エラーは非常に大きな学びだからね。

（一同笑い）

岩　田　では今から「なぜ『病気がみえる』『STEP』『year note』を使ってはいけないのか」という理由を説明します。
　　　これらは試験対策本としては非常によくできています。だから，みなさん

にこれを読んではいけないと言っているわけではありません。が，みなさんが診療する場合に，もしくは今，診療のシミュレーションをしているわけですから，そういうときに使ってはいけないということです。この両者の違いを正確に知ることが大事になります。

ではどういう意味か？　今『ハリソン内科学』は持ってる？　うん。みなさんにいの一番におすすめしたいのはこのハリソンです。

今，ハリソン内科学も翻訳版が出ているので，すごく便利になりましたね [36]。何を隠そう感染症のところを訳したのは，ぼくらなんですけれど。むっちゃ大変でした。昔は誤訳も多かったんだけれど，ぼくが「誤訳が多い」と文句をつけたら「じゃあ，お前が訳せ」といわれて，翻訳の手伝いをやらされました。今は昔に比べれば誤訳は大分少なくなったと思います。まあ，大著なので探せばまだあるかもしれないけど。

じゃあ，なぜ『ハリソン』なのかということですね。

良い教科書とそうではない教科書の違いはどこにあるか。簡単にいうと良い教科書は臨床的に役に立って，悪い教科書は役に立たない。

もっというと，悪い教科書は，診断上は誤診して，治療上は失敗するリスクが高い教科書です。つまり，患者さんの役に立たない可能性が高くなるものは悪い教科書，患者さんの役に立つ可能性が高いものは良い教科書となります。

例えばさっきちょっと話したマラリアはデング熱と一緒で，蚊に刺されて感染する原虫感染症です。バクテリア（細菌）は細胞核を持たない原核生物ですが，真菌やカビ，原虫は細胞核を持つ真核生物でした。その真核生物のうち蚊や昆虫に媒介させて感染する原虫がいくつかありますね，トリパノゾーマ（*Trypanosoma*）やリーシュマニア（*Leishmania*）。リーシュマニアは蚊じゃなくて，他の昆虫（スナバエ）に刺されて感染します。

ハマダラカという蚊に刺されて感染するのがマラリアで，マラリアにはいろいろな種類があります。

さて，そこでマラリアの症状をみてみましょう。『year note』にはこう書

---

[36] 福井次矢，黒川 清 監修：ハリソン内科学 第5版，メディカルサイエンスインターナショナル，2017

いてあります。

> マラリアには熱帯熱マラリア，3日熱マラリア，卵形マラリア，4日熱マラリアがある。

最近では*Plasmodium knowlesi*という猿のマラリアが，5種類目として人間に病気を起こすことが知られています。ただみなさんが知っておきたいのはこの熱帯熱（*Plasmodium falciparum*）と3日熱（*Plasmodium vivax*），卵形（*Plasmodium ovale*），4日熱（*Plasmodium malariae*）の4種類をマラリア原虫のこと勉強しておけばよいのだけど。

> 3日熱マラリアは48時間ごと，4日熱マラリアは72時間ごとの発熱をみる。

と『year note』には書いてあります。
次『病気がみえる』には，

> 「3日熱マラリア/48時間発熱周期，卵形マラリア/48時間発熱周期，4日熱マラリア/72時間発熱同期」

と書いてあります。
次は，『ハリソン内科学』です。ハリソンは臨床像のところにこういう風に書いてあります。

> 通常，発熱は最初は不規則である。熱帯熱マラリアの熱型は周期的にはならない。免疫のない人や小児の熱はしばしば40℃以上に上昇し，頻脈とときにせん妄を伴う。
> …（中略）…マラリアの初期症状は際立った特徴はなく，体調不良，頭痛，疲労感，腹部不快感，筋痛それに続く発熱といった症状は，軽度のウイルス性疾患のものとよく似ている。
> …（中略）…体温の急上昇と悪寒戦慄が周期的に起こるような典型的マラリアの発作は比較的少ないが，これらは3日熱マラリア原虫か卵形マラリアの感染を示唆する。

と書いてあります。**「体温の急上昇と悪寒・戦慄が周期的に起こるような，典型的なマラリアの発作は比較的少ない」**と書かれています。
ところが，『year note』にも『病気がみえる』にも「（発熱に）周期性がある」と書かれているだけです。
これはどうしてそうなるかというと，『year note』や『病気がみえる』は，

医師国家試験対策だからです。医師国家試験においては典型的な患者しか出てきません。したがって典型的な周期熱を示すマラリア患者しか登場しません。なぜならば非典型例は不適切問題にされる可能性が高いからです。コテコテのティピカル（typical）な心筋梗塞，脳出血，マラリア。これが，医師国家試験に出される試験で，エイティピカル（atypical）な引っかけ問題チックな患者は出てきません。みなさんに対して，フェアネスを示しているんです。

しかしながら，テストの平均点が77点であるときに，本当に77点をとっている人は少数派なのと同じように，リアルワールドでは平均点をピタッと取っている人は少数です。77点ではない，その周辺の人がほとんどなんです。

そして『ハリソン内科学』においては，そのリアルワールドの記載がきちんとされているので「（発熱に）周期性がみられるとマラリアを示唆するけれど，実際には周期熱がない人の方が多い」と書いてあるんです。

それは，何を意味しているかというと『year note』でマラリアを勉強した人は，「周期熱があるのだな」と考えます。逆に「周期熱がなければマラリアではないだろうな」と思ってしまいます。すなわち見逃すわけです。

『ハリソン内科学』のようにちゃんと記載されているものを読んでいれば，「周期熱はないことの方がむしろ多い。だったらずっと熱が出ていればマラリアを考えなければダメなんだな」って考えることができる。

治療についても同様です。『year note』や『病気がみえる』は「ナントカ病はナントカで治療する」って書いてある。しかしながら，治療は上手くいくときといかないときもあって，その治療効果についてはほとんど書いてないんです。

例えば，コレ言っちゃダメなのかなぁ……。○○学会にはよく講演会を頼まれるんですけれど，前に講演会でぼくと一緒にしゃべる他の大学の教授がいて，自分の研究している病気についてとうとうと話すんですね。ナントカ病の最先端の治療法を延々と紹介するんです。

ぼくは楽屋で「先生のお話，すごく勉強になりました。ところで先生のおっしゃっていたあの薬ってどのくらい効くんですか？」って訊くと，

「いやあ，ほとんど治んないんだよね」とかいうわけですね（笑）
これが従来型の医学知識，単なる情報ですね。物知りになるだけで，実際患者さんの役には立たない。あの講演会を聞いた医者たちは「そうか，ナントカ病にはこういう治療をすればいいんだ」という情報だけを頭に入れて，物知りになります。それが患者の役に立たない情報であることも知らずに。本来なら，質疑応答のところで訊くべきなんですよ。「先生，先生が最先端の治療っておっしゃってたあれ，結局どれくらい訊くんですか？」って。ここでも医者の質問の下手っぷりが端無くも例示されているのですね。

ちゃんとした教科書には治療効果が書いてあります。こういう治療をすると何％ぐらい治るのか，ほとんど治らないのか。それが実際の患者さんにとって大事なことですね。「ナントカ病の第1選択治療薬はこれです」と言うだけでは，国家試験は通りますけど，患者にとっては意味のない「情報」じゃないですか。

患者さんが知りたいのはその治療薬でどうなるか，です。一応，治療薬はあるけど全然治らないということだったら，患者さんにきちんと伝えなければならない。でも，『year note』や『病気がみえる』で病気の勉強をした人は，患者さんにとって一番大事なことを理解できないんです。

検査についても『year note』や『病気がみえる』はこういう病気にはこの検査をすると書いてあるだけです。CTを撮れとか，遺伝子検査をしろとか。でも，われわれにとって大事なのはそれがどのくらい正確かということです。CTを撮っても本当にわかるのか？ CTを撮ったけど実際にはわからないこともあるんじゃないか？
そうすると『year note』や『病気がみえる』や『STEP』などのあの辺の教科書は全部が全部じゃないけれど，その辺の感度と特異度の問題，治療効果の問題，症状のtypical, atypicalとかその辺のことがきちんと書かれていないんです。
もっというと『朝倉内科学』……あ，これ録音しちゃっていいのかな。

（一同笑い）

でかい教科書だったらいいかというとそうではなくて，でかい教科書で

あってもそういった程度のことが書いてなかったりします。

みなさん興味があったら，内科の教科書を図書館に行って読み比べてみるといいですよ。ある疾患について，教科書によってどれくらい記載が違うのか。『病気がみえる』と『ハリソン内科学』と『朝倉内科学』とでは，どう違っているのか，自分で吟味してみてほしいです。

ぼくはみなさんに『ハリソン内科学』をお薦めしますけれど，別にこれじゃなければいけないとは言いません。『セシル』でもかまわない。ぼくのいうことを鵜呑みにするのではなくて疑うことからはじまりますからね。岩田の言っていることは本当なのかを疑って，自分で吟味してみたらいい。けれど少なくとも atypical な記載がなくて，ただズラッと情報が羅列してあるだけのものは，国家試験対策にはなるけれど患者を正しく診断し，治療することはできません。

ぼくは，みなさんに正しく診断し，治療できる医者になってほしいと思っています。また患者さんに適切な情報をお伝えできる医者になってほしいんです。この病気にはこういう治療をする，だけではなくて，この治療をするとこうなる可能性が高いということまで教えてくれる医者になってほしい。

医者も形式主義に陥りやすいので「この病気にはこういう治療をすることになっています」という説明でおわってしまうことが多いんです。これはノウハウですね。ノウハウ医者になってはダメです。こういうときは，こういう理由でこういう薬を使って，その結果，こうなりますというところまで言えなきゃいけない。

場合によって，治療効果が20％しかない治療薬だったら，患者さんはそんなの嫌だということがあるかもしれない。みなさんは治療効果が20％の薬って良いと思いますか？　悪いと思いますか？　一概にはいえないですよね。その病気が何なのかにもよるし，予後にもよる。

それからこの20％というのは，客観的な数字にみえて実は主観的な数字ですよね。だって数字ってすべて主観的じゃないですか？　5万円って大金？　小金？　どう思う？

えーと……。

岩田 ▶ 小金って言いたいけど，ちょっとひんしゅくを買うといけないから黙っておこうか。そんな感じ？

（一同笑い）

岩田 ▶ お金の額って価値がありますよね？　500円は大金，小金？　じゃあ1万円は？

　人によって考え方が違います。だから，薬の治療効果も20％をすごくいいと思う人もいれば，大したことないと思う人もいるわけです。だからそれは医者が勝手に決めるのではなく，最終的には患者さんが決めることです。そのためにも，正しい知識は大事で，「こういう病気のときにはこう治療をするものです」では，十分な説明になっていない。本当は患者さんがそれを吟味してくれなければならないんですね。

　そのためにも，ちゃんとした教科書を読む訓練が必要です。

💬 分厚い教科書なんて読めない……？

　ときに，みなさん『ハリソン』を見て，萎えません？　こんな分厚い重たそうな本，見るだけで開くの嫌になっちゃうでしょう？

　慣れてください。まずは開くところからはじめてください。ヘロイン中毒（厳密には依存症）の治療と一緒（笑）　少しずつ。

　最初はハリソンを開いて，1行読んでみる。そして閉じる。医学生ならさすがに1行くらいに苦もなく読めるはずだ……たぶん。

　次は2行読んで閉じてみよう。ヘロインってそうやって抜いていくんですけれど[37]。で，1, 2行読むのに慣れたら，1パラグラフを読んで閉じて。そうこうしているうちに，好きなところを開いて5分くらいずらずらと何ページも読んだり，あるいは場合によっては，原書をさささっと翻訳したりすることができるようになります。

　今，みなさんは『LINE』や『Twitter』とか短い文章に慣れているじゃないですか。そのせいか，長い文章がだんだん読めなくなってきています。

---

37) ぼくはアメリカでヘロインなどの違法薬物依存症患者の診療をしていました。ヘロインのような身体依存を起こす薬物はいきなり止めると拒絶反応が起きるのでメサドンのような置換薬（opioid agonist）を投与して少しずつその量を減らしていく。

日本語の本すら一冊読破できない。これはみなさんだけじゃなくて上の世代もそうです[38]。

読書しない日本人が増えています。しかし，読書は知性の基盤です。「物知りになるだけじゃダメ」とぼくは言いましたが，何も知らないのはもっと悪い。ですから，みなさんは基本的な教科書くらいは，ちゃんと読めるようになってください。そのためには慣れが必要です。今から慣れておけば，医者になってからもそんなに苦痛なくできるようになります。

医者になってからこういう長い英語の文章を読めといきなりいわれたら，ものすごく苦痛ですよ。医者は忙しいから，そこから英語を勉強しようと思ってももう手遅れ。でも，今から慣れておけば大丈夫。

ほんと，今やっておかないと，医者になってから慌てることになります。今うちの医局員はみんなそうですよ。うちの後期研修医は英語の論文や用語集も読めなくて四苦八苦しています。それでも平均的な日本の医者よりは英語力があるとは思いますが……。ぼくに「ちょっと調べておいて」と言われても，その論文を1本読むのに1晩徹夜したり，ものすごい苦痛を伴う作業せざるを得ないんですよ。それってかわいそうじゃないですか。まあ，指示したぼくのせいだっていうのもあるんですけど。

（一同笑い）

岩田 というわけで，教科書の選び方としては，患者さんの症状，診断，治療についての記述量が多い，幅のある教科書を読む習慣をつけてください。あと教科書は買ってくださいね。内科の教科書を持っていない医学生は，あり得ない。高いかもしれないけど，まともな教科書を1冊くらいは持っておくべきです，図書館で借りるのはダメです。野心的な人はぜひ原書で買って，英語で読める力を養ってください。

ここまでのところで，意見とか苦情とか反論とかある人いる？（笑）
教科書は一般的な情報を得るときに，すごく便利なツールです。例えば最

38）文化庁の調査によると，2002年では6割以上の日本人が月1冊以上は本を読んでいた。月1冊も読まないのは37.6％。これが2013年には47.5％と増えている。ほぼ半数の日本人は月1冊も本を読まない。しかも，どの年齢層でも読書しない人は増加していた。http://www.bunka.go.jp/tokei_hakusho_shuppan/tokeichosa/kokugo_yoronchosa/pdf/h25_chosa_kekka.pdf

新の論文を読んでも，病態生理や疫学情報はあまり載っていないですね。なんか，論文を読むのは偉くて教科書を読むのはダメっていう意見も耳にしますが，それは必ずしも正しくはない。

ただし『ハリソン』には大欠点がありまして，これはアメリカ人のためにつくられた教科書ですから，日本の疫学は載っていません。そこはほかのもので補完しなければなりません。日本脳炎とかツツガムシ病みたいなアメリカにはない病気に関する記載量も非常に少ない。

ときに，ネット情報には気をつけてくださいね。ネットは玉石混合です。まともな情報もあるけれど完全なるガセとか，デタラメが混じっていることもしばしばあります。

よく「ググれカス」って言うでしょう？　物を知らない人が質問したときに「そんくらいGoogleで調べろよカス」っていう意味だけど，実は医学情報に関する限りググったら余計に間違った情報が入ってくることがよくあります。

「ググれカス」じゃなくて「ググるカス」になってしまうんですね。

（一同笑い）

 ですので，気をつけてくださいね，それで失敗するパターンはわりとよくみます。

ちょっと休憩しましょうね。

☕ 休憩

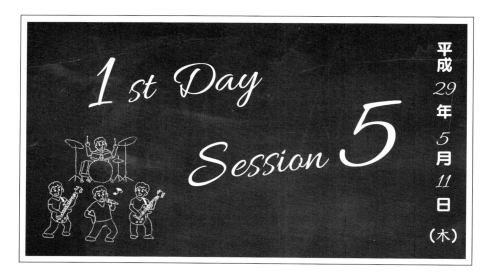

 今日最後のセッションやりますね。もうちょっとでおわりますから，頑張ってくださいね。

みなさんにはこれがおわった後でグループ学習をしてもらって，YSQに挑んでいただきます。YSQは診断に関すること（Diagnosis），治療に関すること（Treatment），疫学に関すること（Epidemiology），病態生理に関すること（Pathogenesis）が典型的なものでした。

それをA4，1枚にまとめて，明日の10時までに各グループ全部に1枚配れるようにハンドアウトを準備してください。すでに述べたように，ハンドアウトは手書きでもWordでもPowerPointでもどんな形式でもかまいません。でもあまりPowerPointに凝りすぎて，時間を無駄にしないように。みなさんの部活動やバイトの時間も十分に確保しつつやってください。

これを1日1回やります。つまりみなさんはトータルで4回，このタスクをやることになります。また他のグループとシェアすればいろいろな知識を得ることができると思いますので，頑張ってみてください。

毎年HEATAPPをやっていますが，岩田は診断までのプロセスはやってくれるけど，治療について全然知識がつかなかったと文句を言う学生がいます。けどね，治療について知りたかったら自分で勉強すればいいじゃないかとぼくは思うんですね。

それが自習です。そのために時間をとっているんですね。何でも先生が教えてくれると思わずに自分が知りたいことは自分で調べるということを，今ここでシミュレーションしているわけです。後から岩田先生は何にも教えてくれなかったって文句を言ってくるのは，まったくもってこのHEATAPPの意図を理解していなかったということです。

さっきちょっとお話しましたけれど，「MRSAによる腸炎は本当に存在するのか」というのは，BMC Infection Diseaseという雑誌で論文化しました。1,999件の論文を探して全部読んで，それを構造化してまとめて論文にしたわけですね。

みなさんが英語を勉強しろといわれるのはそのためです。インプットもアウトプットも英語でできることが大事です。

なぜなら先ほどの2020年の医学知識は73日で倍になると申し上げましたけど，その医学知識のほとんどは今，英語でできています。英語の論文が読めないということは，みなさんは医学情報のほとんどから隔絶されることを意味します。

さっき裁判の話をしましたけれど，被告側が出してきた資料は全部日本語の論文でした。そしてぼくにコテンパンに論破されています。そんな論文だけでは全然説得力がない。日本語しか読めないとこれだけ不自由なんですね。もちろん訴訟だけではないですよ。患者さんにとって大事な情報を得るときに，日本語でしか得られないのと，英語で情報が得られるのとでは，桁が5つ6つ違うくらい情報量が違うので，圧倒的にクオリティが変わります。したがって英語でインプット，アウトプットできるようにしておくということは非常に重要です。

💬 レターを書くメリット

ちょうどたった今連絡が来て，BMJ (British Medical Journal) 系の雑誌にぼくが投稿していたレターが載ったんですね[39]。

これは日本専門医機構という専門医改革をやっているところがあるんです

---

39) Iwata K, Mosby DJ, Sakane M. Board certification in Japan：corruption and near-collapse of reform. Postgrad Med J. 2017；93（1101）：436

が，ぼくがそれをけちょんけちょんに批判したレターです（笑）日本の専門医制度は，全然上手くいっていなくて，簡単に言うと日本は外国に比べると専門医のレベルが低いんです。それを何とかしようと専門医制度の改革をやっているんですけれど，完全に骨抜きになっています。そこで日本人は外圧に弱いから，外から訴えてアピールするために国際誌に英語でレターを書いたんです。

レターのいいところは，ある問題に関して大体400ワードくらいで書くんですけれど，お金がほとんどかからないんです。研究論文を書こうとすると，さっきのシステマティック・レビューはうん十万というお金をかけていますし，作成するのに5〜6年かかりました。お金も時間もかかるわけです。だけどレターなんて慣れていれば30分かそこらでできます。パッと出せる。そしてこれはPubMedに収載されます。あとでPubMedを見せますけれど，みなさんの名前は未来永劫100年先まで残るんです。

もちろん，くだらないネタを書くと100年先まで罵られるということも意味していますけど。

（一同笑い）

岩田▶ さらにレターは，論文に対するcritique（評論）もできるんですけれど，批判的吟味の能力がきわめて上がります。つまり，レターを書いて他の人が読めるようにするということは，ただ罵るだけじゃダメなんですね。この論文のどことどこがおかしいのかを，ちゃんと論理的に説明できる能力が必要です。

論理的に説明する能力も日本の医学生はきわめて弱い。理由は簡単で，日本の医学部の教授が非論理的だからです。教授会とかは大体雰囲気と感性だけで会議が続きます（笑）「まあまあ岩田先生，そんなこと言って。先生が言っていることは正しいと思いますけれど，まあまあここはこういうことで……」みたいな意味不明な説明で話が進んでいきます。

（一同笑い）

岩田▶ それでは，教授会は通用しても（笑）外の世界では通用しないわけです。なぜこの研究を私はおかしいと思うのか，なぜこれは正しいと思うのか，あるいはなぜこれは間違っていると思うのか。なぜ日本の専門医制度改革

はおかしいと思っているのかということを，第三者が読んでもちゃんと納得できるような形で論理立てて説明できなければならない。英語はそのツールに過ぎません。英語そのものに意味があるんじゃなくて，論理的にできるかどうかが大事なんです。

医学生が論理的であるべき理由

みなさんは論理学ってちゃんと学んでいないでしょう？ 案外，医学部の学生は頭がいいように思えて，論理学を学んでいないことが多いんです。みなさんの脳みそはめちゃくちゃスペックのいいパソコンみたいなものです。速いし，容量も大きい。だけど，アルゴリズムをしっかり学んでないんですね。

アルゴリズムとは要するに『Google』ですよ。Googleはアルゴリズムでできているんですけど，検索結果の順番にはルールがあるらしいんです。もっともそのルールはGoogleの企業秘密で，非公開にしているのでわからないんですけれど。

Googleはただ機械的に情報を探すだけではなくて，その人がほしがりそうな情報を上の方に持ってきてくれます。つまりそこには論理があります。だから，みなさんは単にスペックのいいパソコンになるだけじゃなくて，論理説明ができるようになるべきです。

例えば，私がなぜこの治療をこの患者さんにするのかをちゃんと説明しなければならないとき，情報があるだけではダメですね。なぜなら，Aという治療がなぜいいのかを説明をするには，BやCやDの治療ではないのかという説明まで同時にできなければいけません。それがAがいいということです。

つまりAという治療はこんなにいいこともあんなにいいこともあるという情報を集めて，それを満たすだけでは，Aという治療法を選択する根拠としては弱い。それだけではなくて，なぜBではないのか，Cではないのか？ これが，ライプニッツ[40]が『モナドロジー』でいったことです。説

40）ゴットフリート・ヴィルヘルム・ライプニッツ〔人名〕(1646-1716)：ドイツの哲学者，数学者。『モナドロジー（単子論）』を提唱し，さまざまな学問を普遍学として体系づけることを構想した。

明するには論理が必要です。単に情報があるだけでは説明にならない。

今は患者さんとわれわれには情報格差があります。したがって患者さんより医者の方がたくさんのことを知っていて，その格差でもってわれわれは患者さんを説き伏せています。が，患者さんもだんだん詳しくなってきていて，ネットでいろいろ調べてきます。「本当にそうなんですか？」みたいなことを言ってくるわけです。情報量ではわれわれと患者さんの差は昔に比べるとすごく縮まっているんです。

そこで大事になってくるのは論理です。つまり「ネットでこんな情報が出てきますけど」って言われたら，「いいえ，その情報は質の低い情報です」と上手に伝わるように説明できないといけない。情報量だけで勝負してはいけない。

レターはお金がかからない頭のトレーニングになりますから，学生のときから挑戦してみてください。今感染症内科の6年生にもレターを1本書けと要求しています。まあ，本当にやるかどうか知りませんが。

💬 PubMedとGoogle Scholarの使い分け

PubMedって知ってる？　知らない？　これから見せますね。

PubMedはアメリカの国立図書館がつくっている医学論文のデータベースです。医学論文のデータベースはいっぱいあります。Web of scienceとかEmbaseとか。

PubMedのいいところはその名のとおりPublic domain，タダ（無料）というところです。つまり，みなさんがスマホを持っていてネットにつながっていれば，いくらでも使うことができる。1番お手軽なんですね。アメリカの国立図書館がある限りは，ですけれど。まあアメリカ合衆国が滅びるかどうかは今の大統領にかかっていますが（笑）

アメリカ合衆国が存在する限りおそらく存在するので，将来までPubMedは使い続けることができます。

PubMedはゴリゴリの徹底的なサーチができます。つまり，サーチタームを出すと，そのタームが載っている論文を何万と全部出してきます。

だけど，逆にいうとそれでは本当にほしい論文を見つけることが難しい。

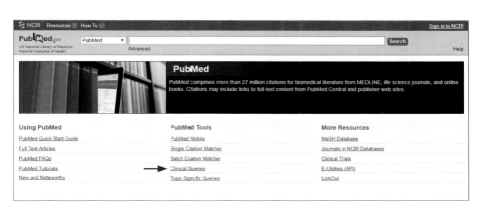

図8　PuMed＿トップページ
矢印の「Clinical queries」をクリックする。

そこでGoogleのなかで学術論文を探す『Google Scholar』を使うわけです。Google Scholarって聞いたことある人いる？　……うん，4人くらいですね。

まずは『PubMed』をみせますね。これです（図8）。PubMedは検索すればみなさんのスマホですぐに見つけることができます。アプリもありますので，ダウンロードしたほうが検索しやすい。みなさんが特定の論文を探したいとき，例えば「急性胆嚢炎に対するマーフィー徴候の感度と特異度」を知りたいとかいうときに，もしかしたら『ハリソン内科学』にはそこまで細かい数字は載ってないかもしれない。そういうときは原著論文を探します。

ただPubMedはものすごくたくさんの論文をみつけてくるので，あまり効率的ではありません。ぼくがMRSA腸炎についてメタ分析したときみたいに関連する論文を何千と読みたいというときはいいけれど，明日までに結果を出せみたいに時間的制約があるときには，効率が悪いわけです。

そこで「Clinical queries」を使います。Clinical queriesとは，このPubMedの真ん中のところにあるこれです（図8 矢印）。臨床的な問い（Clinical queries）というところにあります。ここをポチっとなっとをするわけです。ポチッとな…って通じないですよね，みなさんの世代には（笑）

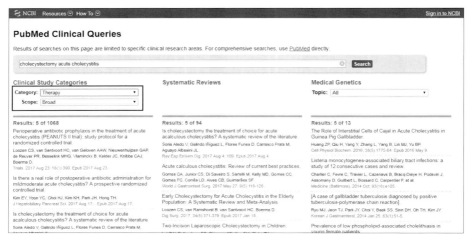

図9 PubMed ＿ Clinical Queries
枠内のプルダウンメニューで，論文のカテゴリーや検索範囲を絞り込める．

そうすると，PubMed Clinical Queriesというところに連れていってくれます．ここで，例えば『Cholecystitis』（胆嚢炎）と入力すると，acute cholecystitisといった予測タームがプルダウンメニューに出てきます．急性胆嚢炎に対する胆嚢摘出術についての臨床研究を知りたいとき，プルダウンされて出てきたウインドウのその下の「cholecystectomy acute cholecystitis」をサーチすると絞り込まれた結果が出てきます（図9）．

真ん中には「Systematic Reviews」という論文を粗探ししたものが出てくるし，左側には原著論文が出てきます．「Category」というところをクリックすれば，治療に関する論文（Therapy），それから診断（Dignosis）に関する論文，それから病態生理（Etiology），予後（Prognosis），Clinical prediction guidesはその人がどうなるかという予後予測という論文にさらに絞り込んでくれます．

また「Scope」がBroad だと1,000以上の論文があって，こんなに読めなさそうなので，Narrowを選択すると，もっとピンポイントに100くらいまで絞ることができます．これらを上から順番にみていって，自分のほしい情報が得られるかを探すことができるわけです．

PubMedはこの『Clinical Queries』を使いこなせるか否かにかかっています． これを使いこなせると，PubMedはめっちゃ役に立つツールになる

し，そうじゃないといつまでたっても大量の論文と付き合わなきゃならない非常に苦痛なツールになります。

もちろん胆嚢炎が「Cholecystitis」であるとか，胆嚢摘出術が「Cholecystectomy」であるとかそういった基本的な医学英語は知っておかなければ話になりません。最初は辞書で調べてください。

医学英語はがむしゃらに暗記するより，法則性を見出したほうが効率的です。みなさんの記憶力はぼくよりはずっとよいですが，かといって10代の頃よりは確実に衰えていますからね〜。

例えばcholecystitis, appendicitisのようにお尻に「-itis」がついているものは全部炎症性疾患ですね。それから摘出術は「-tectomy」ですね。Cholecystectomyは，胆嚢摘出術です。こういった一般法則を覚えれば，みなさんの優秀なスペックの大きいコンピュータで全部丸暗記しなくても，私みたいに正岡子規が思い出せないような頭でも使えるということですね。

次は『Google scholar』。これGoogleでGoogle scholarってググると，Google scholarが出てきます（笑）

これも例えば『Cholecystitis treatment』と検索すると，今度はアルゴリズムで，上からTreatment of acute cholecystitis in the elderly（高齢者の急性胆嚢炎の治療）という限定した論文がみつかります（図10）。これがたぶん関連性が高いだろうとGoogleさんが探してくるんです。その下の方にはSurgical treatment of patients with acute cholecystitis，外科的治療について書いてあります。

Google Scholarは網羅的ではないけれど，関連のありそうなものを探してくれるのでとても便利です。

さらにGoogle scholarでは新しい論文だけほしいという場合は，期間指定のメニューで2013年以降，2017年以降とか，新しい論文だけに限定することができますし，日付順に並べ替えることもできるので，より限定した検索ができます。

このPubMedとGoogle scholarを使いこなすことによって自分がほしい原著論文を探すことができます。

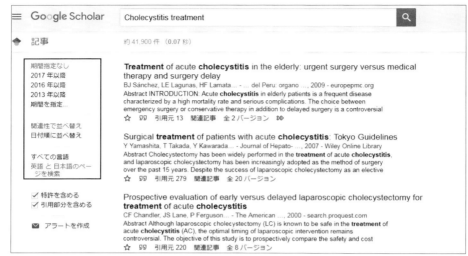

図10 Google scholar
論文の発表期間を限定したり，日付順に並び替えることができる（枠内）。

💬 引用文献を付ける習慣を

岩田

さて，ここでYSQに関する，もう少し細かいルールをお伝えします。みなさんが明日発表するときに，ハンドアウトに引用文献を必ず書いてください。つまり出典がどこかを明らかにしてください。「ネットで拾ってきた」ではダメです。必ずどこの論文にそう書いてあったのかを引用すること。

これがちゃんとできなければ，みなさんは小保方さんみたいになっちゃう，これは言っちゃダメか……（笑）　引用をしっかりしないと捏造とみなされます。みなさんが論文を書いたとき，もし「捏造した」というレッテルを貼られたら，それは医学者としての死亡宣告に等しい大チョンボです。もう一生浮かび上がってこられないかもしれません。

引用符をつけて，引用文献をちゃんと明示しておけば，それは捏造ではなく引用です。引用と捏造では天と地ほどの差があります。引用は科学的に認められた真っ当な方法で，捏造は2度と浮かび上がれないブラックな営

為です。両者をきちんと区別することが大事です。だからみなさんがどの論文を引いてきたのか，どの教科書のどこの部分を読んできたのか，出典を明らかにしてください。これは医者として死活問題になります。

論文の引用には形式があります。医学の世界では，大体バンクーバー方式を使います。バンクーバー方式はコンピュータが勝手につくってくれることもあるんですけれど，「著者名．論文名．西暦年；巻（号）：ページ．」こんな順番で書いてあります。こういうような形で引用してください。まあ，バンクーバーじゃなきゃいけないというわけではなくて，雑誌によって引用リストの作り方は統一されていないのだけど（それはいろいろ面倒くさい業界の問題点ですが），まずはバンクーバーに慣れておけばいいでしょう。

とにかく論文を引用するときは，著者名，論文名，雑誌名，年，巻号数，ページをちゃんと書いて，「俺もこの原著論文を読んでみたいな」と読者が思ったときに，それを探し出せるところまで親切に引用することが大事です。みなさんのレポートを読んだ人が，原著論文を探せるようにしてください。教科書も書名，版，ページをわかるようにしてください。

必ず毎年ネットで引っかけてきて「忘れましたけど，どこかに何かありました」みたいなことを言ってくる人がいますが，それではダメだということです。みなさんの発表の裏を読者がとれるようにしてあげなくてはね。

UpToDate® を活用しよう

神戸大学はこれに加えてみなさんに有用なデータベースを提供しています。それが『UpToDate®』です。

これは2次資料といわれています。大学のアカウントでログインできます。例えば急性胆嚢炎についての病因とか臨床的特徴，診断を検索すると，非常に便利なことにポンと出てきます。これをみればほしい情報が手に入るかもしれない。UpToDate®はみなさんに無料で提供されていますから（本当は有料で，しかもけっこうお高いのですが），こういうのも活用できます。

『DynaMed Plus®』も便利です。これはUpToDate®と同じくらいの人気を

誇るデータベースです。なぜか日本人のユーザーが少なくて神戸大で使っている人はほとんどいませんが，非常に便利です。何が便利かって英語が短いんですよ。UpToDate® は長い英語で書いてあるので，英語に慣れていない人には読みづらい。英語は苦手だという人は，DynaMed Plus® の方が楽です。箇条書きなので読みやすい。

ただし購読料を払わなければいけないので，アクセス権がないとちょっとつらいですね。ぼくは神戸大の教授会で，UpToDate® と DynaMed Plus® とどっちを導入するかという議論があったときに「DynaMed Plus® の方がいいですよ，安いし」と薦めましたが，いろいろな理由から結局UpToDate® になりました。もっともその教授たちに「どちらか使っていますか？」と訊いたら1人もどっちも使ってなかったんだけどね（笑）

原著論文は研究方法をみる

次に，原著論文の話をします。原著論文には，いろいろなタイプがあります。例えば，これはわれわれが出した「後ろ向き研究」です[41]。これはセフメタゾールとカルバペネムという抗菌薬のどちらの方が特定の菌血症に効果があるのかを，カルテを引っくり返して後ろ向きに調べたという研究です。

それからこれはわれわれが去年出したメタ分析です[42]。

メタ分析とは，いろいろな論文を組み合わせてまとめた研究方法をいいます。研究方法の分類はできるようにしておいてください。もっというなら，明日みなさんが発表するときに，その研究がどういう研究なのか言えないといけません。「これは後ろ向き研究です」とか「メタ分析によると」「前向きランダム化比較試験によると」と言えることが大事になります。

「メタ分析」の特徴は，フォレストプロット（Forest plot）という図が出てくることです（図11）。フォレストプロットとは，いろいろな研究を並

---

41) Fukuchi T, Iwata K, Kobayashi S et al. Cefmetazole for bacteremia caused by ESBL-producing enterobacteriaceae comparing with carbapenems. BMC Infect Dis. 2016；16（1）：427
42) Ohji G, Doi A, Yamamoto S, Iwata K. Is de-escalation of antimicrobials effective? A systematic review and meta-analysis. Int J Infect Dis. 2016；49：71-9

	de-escalation		no de-escalation			Odds Ratio	
Study or Subgroup	Events	Total	Events	Total	Weight	M-H, Random, 95% CI	Year
Kothe 2008	3	114	164	2533	22.7%	0.39 [0.12, 1.24]	2008
Carugati 2015	25	165	24	96	77.3%	0.54 [0.29, 1.00]	2015
Total (95% CI)		279		2629	100.0%	0.50 [0.29, 0.87]	
Total events	28		188				

Heterogeneity: Tau² = 0.00; Chi² = 0.23, df = 1 (P = 0.63); I² = 0%
Test for overall effect: Z = 2.47 (P = 0.01)

図11　メタ分析の結果
2つの四角と横線は個々の試験の結果を，その下にあるひし形はそれら複数の試験を統合した結果を示している（枠内）。

べてそれをがちゃんと合わせて，このひし形のパタリロの口みたいなのをつくるんですね。パタリロ[43]も通じないか（笑）
この口がいろいろな研究を合わせてがちゃんとした結果となります。こういうのをメタ分析の評価に使います。この場合だとde-escalationというやり方のほうがよいという結果をパタリロの口が示しているということです。

それから，これはもう半分本気，半分冗談な研究なんですけれど，神戸大でやった研究です[44]。神戸大の学生を使った研究で，Randomized controlled trial（ランダム化比較試験）です。Double blindです。

日本ではアニサキス症がすごく多いのを知っていますか？　アニサキスというサバやイカについている寄生虫によってお腹が痛くなる寄生虫感染症です。今，日本では10〜20倍くらい数が増えているそうです。もっとも，これは報告数が増えただけで実際に増えたかどうかはわからないのですが[45]。

実は世界で1番アニサキス症が多いのは日本で，それは日本が生食文化だからだと説明されています。だけど，実はヨーロッパでもノルウェーとかオランダでは，生のニシンやサーモンを食べるので，日本だけアニサキ

---

[43] 『パタリロ！』は1978年に連載を開始した魔夜峰央氏によるギャグ漫画。2018年現在も『マンガPark』にて連載中。

[44] Iwata K, Fukuchi T, Yoshmura K. Is the quality of sushi ruined by freezing raw fish and squid? A randomized double-blind trial with sensory evaluation using discrimination testing. Clin Infect Dis. 2015；60（9）e43-8

[45] 急増10年で20倍　鮮度に注意，酢でも防げず. Mainichi Daily News [Internet]. 2017 May 9 [cited 2017 Sep 21]；Available from：https：//mainichi.jp/articles/20170509/ddm/041/040/207000c

症がやたら多いというのは，実はおかしいという話があるんです。
これは種明かしがあります。ヨーロッパでもアメリカでも生の魚をレストランで出すときは，1回冷凍することが推奨，あるいは義務付けられています。そして冷凍すると寄生虫は全部死ぬんですよ。これはアニサキスだけじゃなくて，例えばひらめの刺身にくっついてくるクドアという寄生虫も，全部死にます。したがって，アメリカとかヨーロッパみたいに，1回魚を凍らせてからお客さんに出せば，アニサキスはゼロになります。
ところが，日本ではこういうレギュレーションがありません。釣ったばかりの魚をそのままお店で出すので，アニサキス症がいまだに流行しているんです。日本は食品衛生に関しては世界で1番気を使っている国ですよ。賞味期限なんてものすごく厳しいですよね。アメリカに旅行に行った人は知っているかと思いますけど，デリに行くとカップケーキの裏側にカビが生えていたりするのを平気で売っていたりするでしょう。東南アジアや南米に行くと，不潔なものがたくさんお店で売っています。でも日本は高級スーパーに行かなくても，ちゃんとまともなものが食べられるじゃないですか。なのに，生魚に関しては，食品衛生がすごく甘々なんですよ。寄生虫感染症がむっちゃ多い。
日本で冷凍しない理由はなぜだかわかりますか？「凍らすと不味くなる」といわれているからです。寄生虫のリスクがあるけれど，凍らすと味が落ちるからそんなことはできないという意見が強くて，いまだに義務化されていない。
でもおかしいですよね。欧米では今は寿司屋も多いじゃないですか。ロンドンにも寿司屋があって，ネタは全部凍らせていますけど美味しいですよ。日本でもマグロとか遠洋漁業の魚はみんな凍らせているじゃないですか。でも美味しいでしょう？ 凍らせると味が落ちるというのは本当かなと思うわけです。
で，本当かなと思ったときは実証するのが大事です。確かめてみました。これは大阪・〇〇地の超高級，一見さんお断りの寿司屋の職人さんのお友達がぼくの秘書さんだったので（笑） その秘書さんのルートを使って寿司職人を2人雇って，double blindで凍らせた寿司ネタと凍らせない寿司ネタに分けて寿司を握ってもらって，神戸大の学生たちに食べさせたんです（笑） で，どっちが美味しいかって。

それを統計処理したら，両者に差は出なかった。つまり，味覚において冷凍したからといって（少なくとも神戸大の学生が気づくような）味の劣化はないってことです。
だから何？っていわれると困るんですけど（笑）　そういう論文です。
反論はきましたよ。神戸大の医学生は味がわからない奴だったからだという意見がありましたけど。

（一同笑い）

 これは半分冗談ですが，RCTはこのようにやります。

💬 スマホやタブレットも勉強に活用しよう！

 次に教科書です。『ハリソン内科学』みたいな重い教科書を抱えて歩けるかと思うじゃないですか。ぼくも思いますよ。でも，今は便利で多くの英語の教科書は『Kindle』版があるんです。iPadひとつあれば，どこにいても何十冊という分厚い教科書にアクセスできる。だからKindleにたくさんの教科書を入れておけるわけです。ぼくも入れています。感染症って守備範囲が広いので，教科書もたくさんあるんですね。
これが（たぶん）みなさんが取っ組み合おうとしている『ハリソン内科学』の原著です。こういう教科書も全部iPadの中に入っちゃってるわけです。便利ですよね。それから『マンデル』（Mandell, Douglas, and Bennett's Principles and Practice of Infectious Diseases）といって感染症のバイブル的な教科書もあります。もし，ものすごい野心があって読んでみたいという人がいたら，図書館で開いてみてください。あるいは，うちの医局にも置いてあるので使ってみても結構です。
Kindleだけじゃなくて，他のデータベースになるんですけれど，『Kucers'』（Kucers' The Use of Antibiotics Sixth Edition：A Clinical Review of Antibacterial, Antifungal εnd Antiviral Drugs）という抗生物質だけの教科書。こういうものも活用することができます。抗生物質だけの教科書はさすがに学生には重いだろうと思うかもしれませんが。
例えば，みなさんもよく知っている『グッドマン・ギルマン』（Goodman

and Gilman's The Pharmacological Basis of Therapeutics）ですね。この薬理学の教科書も非常に役に立ちます。

それから教科書は必ず最新版を使ってください。医学書において古いということはまったく役に立たないと思ったほうがいい。歴史的な意味しかありません。古い教科書だと，今すでに間違っていることがあるわけです。さっきも言ったように，5 年後 10 年後には今の常識が変わるわけですから，図書館に置いてあるような古い版の教科書を読んで，引用しても間違っていることが結構あります。必ず最新版を使ってください。

ということは，原書で和訳があるんだけど，和訳の方が古い版のものは使ってはダメだということです。『ハリソン』は幸い最新版が訳されているのでまだ使えますけれど，他の教科書で和訳があって 1 版古いものはもう役に立たないということです。

ちょっとだけいいことをいっておくと，日本語の感染症の教科書も最近クオリティが高くなっています。1 番古典的なのは，青木 眞先生の「レジデントマニュアル」（レジデントのための感染症診療マニュアル 第 3 版）で，かなり分厚いですけれどクオリティが高いです。このように教科書はいろいろありますが，いい教科書を選んで使っていただきたいなと思います。

もうちょっとだけ情報についてお話しますね。今スマホもめっちゃ便利なわけですよ。ぼくが研修医のときに持っていたVAIOというコンピュータは，記憶容量が5GBしかなかった。今はもうスマホで128GBとかあるわけですね。ものすごく使い勝手がいいし，ポケットに入るし，とてもお手軽なわけです。なのにうちの研修医はぜんぜん使いこなしていないんですよ。『LINE』とか電話にしか使わないのは非常にもったいない。スマホのツールもすごく使えるものがいっぱいありますので，使えるようになってください。例えば，UpToDate®もスマホで読めます。すごく便利ですよね。バイト先で困ったときも，すぐ調べられる。

便利なスマホアプリ

感染症関連で有名なものを2つあげておくと，まずJohns Hopkinsの『ABX Guide』です。これは世界中で最も定番の抗生剤の使い方の教科書です。こういうアプリをダウンロードしておくと，いざというときに治療薬の情報をすぐ調べられます。

もうひとつはSanford guide。「熱病」と漢字でかかれているのが特徴です。こちらも定番のアプリです。実は日本語版の本も出ていますが，アプリのほうが最新情報にアップデートされているし，携帯性も高いのでこちらのほうがよりおすすめです。

もう1つみなさんにとってすごく便利なのは『Epocrates』です。これも知らない人が多いんですけれどね。これは薬全般の教科書で，糖尿病や高血圧の薬についての薬理学的情報を教えてくれるデータベースです。何が便利かというと，薬の相互作用の表が載っています。複数の薬を同時に使っていいかどうかを調べるときにはすごく便利です。

本当は，こういうハイテク系のトピックについては，ぼくみたいなおっさんが教えるんじゃなくて，みなさんみたいに若い人が，「おじさんは知らないでしょ」ってぼくに教えてくれるべきものなんですけど。

もう1つ。みなさんにぜひ使いこなしてもらいたいのは『MedCalc』というアプリです。要は計算機です。例えば，さっきの感度・特異度を使って事後確率を計算したいとき，わり算をオッズに直したりして，面倒くさいわけです。だからアプリに計算してもらえばいいんです。

例えば「事前確率が10％の病気で，20％という低い感度の検査が陰性でした」というようなときに，Post-test provability（事後確率）をパッと計算してくれるんです。感度が低い検査だと事前確率が10％で事後確率が8.6％，つまりほとんど変わらないので，検査が陰性でも全然信用できないということがわかります。というような計算を全部やってくれます。

このMedCalcは無料で提供されていて，ステロイドの力価の計算とか，現場で使うややこしい計算を全部やってくれて便利です。こういうのもぜひ使いこなせるようになってください。

ネットで調べると，医学生や医者が知っておくとよいアプリのリストがありますから，スマホを持っていたら使いこなしていくと役に立ちます。

繰り返しますけど，みなさんにとって大事なのは自分がまずこういうことが知りたいと思う意欲をもつことです。そしてその知りたいと思った情報をいかに正確につかみ取るかというテクニックも必要なんです。今インターネットがあるので，スマホ1つあれば，ほしい情報はほとんど手に入ります。ただしちょっとしたスキルが必要です。そのスキルを身につけていきましょう。

これで情報の手に入れ方は大体お伝えしましたけれど，今までのところで何かわからないところ，知りたいことはありますか？　これで明日の発表はもうバッチリ？

はい。では今日はこれでおしまいです。また明日やりましょう。

2 The second day
Fri., May 12, 2017

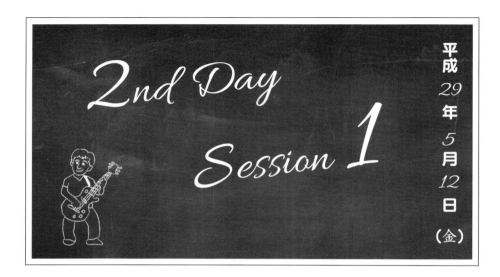

おはようございます。
時間の関係で全員が発表できるかどうかわからないけど,できるだけがんばっていきましょう。各班に配られたプリントをみなさんでシェアしてください。ランダムに私が指しますよ。
では加地さん。大体1〜3分ぐらいでやってくださいね。はい,どうぞ。

ぼくたちの班は「急性胆囊炎はどうして起こるのか?」について調べてみました。急性胆囊炎は胆囊壁の急性炎症によって起こります。そのほとんどは結石にある胆囊管の閉塞が原因です。
炎症反応の機序は3つあります。1つ目は機械的炎症で胆囊内圧が上昇して,緊満することによって胆囊の粘膜と壁の虚血をきたして起こります。
2つ目が化学的炎症です。リゾレシチン(lysolecithin)というホスフォリパーゼ(phospholipase)が胆汁中レシチンに作用して生じるものや,他の局所組織因子の産生によって起こっています。
3つ目は一番多いと考えられている細菌性の炎症です。これが急性胆囊炎患者の50〜85%の要因と考えられています。細菌は大腸菌やクレブシエラ,ブドウ球菌,クロストリジウムなどがあります。
ほかに急性炎症が起こる原因として血行障害,薬剤,肝動注化学療法などによる化学的障害,膠原病,アレルギー反応,エイズ,回虫症などが挙げ

られています。
　その中で私たちは胆嚢管の閉塞として最も多いコレステロール結石の成因について調べました。コレステロールは通常，胆汁酸やレシチンに溶けていて結石になることはないんですが，相対的にコレステロールが多くなったり，胆汁酸が少なくなったり，また不安定なベシクルが形成されるとコレステロール過飽和胆汁によってコレステロール結石になると考えられています。
　ほかにも胆嚢の機能が正常であれば胆石に成長するまでに排出されると考えているので，このことから胆嚢の収縮低下や排泄機能障害も促進因子であると考えられています。結局，コレステロールと過飽和胆汁の生成が一番大きな要因であるため，この生成には胆汁酸の排出減少，リン脂質の排出減少，コレステロールの排泄過剰が考えられています。
　また，胆汁酸の排出減少が大きな原因と考えられていたんですが，排出量が減少すると代償として腸管循環の回数が増加するので，胆汁酸排出減少は大きな理由ではないと今では考えられています。
　リン脂質の排出現象に関しては，これに重要な肝毛細胆管膜のトランスポーターMDR3 は，リン脂質を細胞膜の脂質二重層の内側から外側に転移させるんですが，この際に胆汁酸が必要なので，リン脂質排出減少は胆汁酸の排出減少に伴うそうです。
　コレステロール排泄過剰が最も大きな原因で，高カロリー食のHMG-CoAリダクターゼ活性の上昇で内因性コレステロールの合成の亢進が起こり，胆汁へのコレステロール過剰排泄が起こるそうです。以上です。

岩　田　はい，ありがとうございました。
　ちょっと訊きたいんですが，「急性胆嚢炎患者の50〜85％が細菌感染症」って書いてたのはハリソンですか？

加　地　はい，ハリソンからです。

岩　田　石は関係なく？
　先ほどの説明だと多くが結石による胆嚢管の閉塞が原因と言っていて，「急性胆嚢炎患者の50〜85％の要因と考えられている細菌性炎症」とも言っているけど，これの関係はどういうこと？

加地　胆石が詰まったことによって，そこに細菌がいると免疫が落ちていたりして，増殖して炎症が起こるのかなと考えました。

岩田　そこが昔から実はぼくも不思議に思っていて，石が詰まって胆囊の内圧が上昇するでしょう。胆囊の中には普通は細菌がいないですよね。内圧が上昇した胆囊にどうやって菌が入ってくるのかな。

加地　うーん，逆流なのかなと。

岩田　圧の高いほうに逆流してくるの？

加地　胆汁は全然排出されてないので，逆に圧が下がって，胆道とか胆道管のほうに向けて，腸のほうが逆流してくるかなと話していたんですけど，真偽はちょっとよくわからなかったです。

岩田　わかりました。ちょっと悪いけど，そのハリソンの原文を教えてくれる？というのは，ぼくは急性胆囊炎のときは培養陽性になるのはむしろ少数派だと理解しているんだけど。大多数で培養陽性なの？

加地　ええ，ハリソンにそう書いてあって……

岩田　ちょっと本を見せて。すみません，疑り深いもので[1]。
では次に金子さん。「急性胆囊炎と胆管癌の関連はあるのか？」いいタイトルですね。なかなか面白いところに目をつけたと思います。

金子　私たちは急性胆囊炎と胆管癌の関連があるのかについて疑問に思ったので，胆囊炎から胆管癌になった論文を2つ見てきました。
1つ目が，急性胆囊炎をきっかけに原発性胆囊癌になったという例です。超音波検査と腹部造影超音波検査とCTで胆囊腫大，壁肥厚がみられたため術前診断では急性胆囊炎ということだったんですが，腹腔鏡下の摘出手術を行って，術中の病理診断で胆囊癌がわかった症例です[2]。
急性胆囊炎のときに胆管癌になると術前診断が困難なことが多いのは，胆囊壁の病変が炎症によって壁が肥厚しているから病変が捉えにくいという

---

1) 書いてありました。
2) 赤堀浩也, 塩見尚礼, 仲 成幸ほか. 腹腔鏡下胆囊摘出術中に診断したFarrarの診断基準を満たす原発性胆囊管癌の1例. 胆道. 2015；29（4）：832-7

のがわかりました。

2つ目の論文は，急性胆嚢炎の診断を受けた人が手術拒否によって経過観察になり，最終的には，胆嚢癌で手術したんだけれど亡くなってしまったという症例です[3]。

胆嚢炎から胆嚢癌になったというのではなく，胆嚢癌に急性胆嚢炎がそもそも合併していたという症例でした。

胆嚢炎は結石による閉塞と癌そのものによる閉塞の2つのパターンがあり，今回の症例でに結石がなかったので胆嚢癌を念頭に経過観察していたんですが，見つかったときには遅かったということで診断が難しいとわかりました。

改善点としては胆汁細胞診を行っていたらよかったんじゃないかと思いました。以上です。

岩田 ありがとうございます。よく理解できなかったんだけど，YSQは「急性胆嚢炎と胆管癌の関連はあるのか？」ですよね。この論文はどういうふうに探し出したの？

金子 「胆嚢炎」と「胆管癌」の関連というワードで検索しました。

岩田 日本語で？

金子 はい。

岩田 昨日，教えたことは全部無駄だったということですか？（苦笑）　ちなみに何を使って検索したの？

金子 Google scholarです。

岩田 英語で検索しないと世の中のほとんどの論文はつかまらないという話をしましたよね？　日本語で検索したら日本語の論文しか見つかりませんよ。それが問題点その1。

もう1つ。胆嚢癌と胆管癌は違いますよ。

---

3) 山田 勇，小野山 裕彦，井上稔也ほか．急性胆嚢炎後の経過観察中に診断された胆嚢癌の1例．胆道．2014；28（5）：827-32

金子　すみません。緊張していて言い間違えました。

岩田　いや，プリントのタイトルに「胆管癌」って書いてあるでしょう。胆管癌は胆管の癌で胆嚢癌は胆嚢の癌ですよ。

金子　タイトルのほうが書き間違えです。

岩田　そうですか。この2つの論文を読んで，どう思いました？　何が2つの論文から導き出されますか？　タイトルを変更して「急性胆嚢炎と胆嚢癌の関連はあるのか？」というタイトルに戻しましょうか。みなさんのYSQに対して，この2つの論文は何を教えてくれていますか？

金子　えっと…胆嚢炎と胆嚢癌が合併している場合には診断が困難である。

岩田　本当ですか？　それ。

金子　人によるかなと思います。

岩田　だってこの論文では，胆嚢炎になったから術中病理診断で胆嚢癌が見つかったということだから，胆嚢炎にならなかったらそのままほったらかしにされていたんじゃないですか？　むしろ胆嚢炎があったからこそ，診断できたと考えるべきじゃないんですか？
著者がそう言っているからといって，それを鵜呑みにする必要はないのであって，むしろこのケースを読むと，この人は胆嚢炎になったおかげで胆嚢癌が見つかったんじゃないかと，ぼくなら思いますけどね。
どう思います？

金子　そういう見方は考えたことがなかったので感心しました。

（一同笑い）

岩田　2例目においても，急性胆嚢炎と診断してPTGBD（経皮経肝的胆嚢ドレナージ）をやって，経過観察していて，6カ月後に胆嚢癌と診断したんだけど，その前にそもそも胆嚢癌があったかどうかはわからないわけでしょう。

金子　はい。

岩田 だから，胆嚢炎があったから胆嚢癌の診断が遅れたという結論にはなかなか導き出せないんじゃない？ その「細胞診ができていれば」というのは，あくまでも胆嚢癌があればという前提にすぎないんじゃないんですかね。

💬 critical thinking, critical reading

これはあなたたちを責めているんじゃないんです。論文を読むときは，ただ著者の主張している部分を鵜呑みにしてはダメです。昨日申し上げたように科学は疑いからはじまるんですよ。だから論文にそう書いてあるって言われたときに，本当にそうなのかなという目で読むことが大事になってくるんです。

これを critical thinking, critical reading というんですね。批判的に考えて，批判的に読む。批判的とは日本語で通俗的に言われている，相手を非難するという意味ではありません。徹底的に検証して，その仮説の考え方だけが正しい考え方で，ほかの考え方は存在しないかを考えるわけですよ。

そうすると，本当に著者たちが主張している「胆嚢炎があると胆嚢癌は診断し難い」というのは，単にそれは病理所見や画像所見が紛らわしいという見方であって，時系列でみるとむしろ胆嚢炎を発症したおかげで胆嚢癌が早く見つかったという発想だってあるんじゃないか，という突っ込みだって入れられるわけですよ。

そういう発想も大事なんです。たとえばぼくは今，UpToDate® を読んでいたんだけど，さっきのハリソンにおいて，大多数の胆嚢炎で感染症が合併しているって書いてあったでしょう。でも UpToDate ではそうでもないって研究が紹介されている[4]。

---

4) Csendes A, Burdiles P, Maluenda F et al. Simultaneous bacteriologic assessment of bile from gallbladder and common bile duct in control subjects and patients with gallstones and common duct stones. Arch Surg. 1996 ; 131（4）: 389-94

Patients with a variety of hepatobiliary diseases and a healthy control group were included. Patients with gallstones, acute cholecystitis, and hydropic gallbladder had similar rates of positive cultures in the gallbladder and common bile duct, ranging from 22 to 46 percent ; cultures were generally sterile in healthy subjects.

そうすると，じゃあどうすればいいかのかという話ですよね。一般的にみなさんがこれから，いろいろな研究をやったり，あるいは勉強をしていくときに，1つの文献にあたって，そこでストップすると，実は本当のことはわからない。そのときほかの文献にはなにが書いてあるのか調べてみると，より深い本当のことがわかるかもしれません。

これをトライアンギュレーション（triangulation）といいます。トライアングル，三角ですね。つまり，1つの視点からの結論について，ほかのところからもみて同じ結論になるのか，それとも違った結論になるのか。文献によって言っていることが異なることはよくあることなんです。

💬 トライアンギュレーションの必要性

昨日言ったように，みなさんが高校までに習ってきた勉強と違って，正しい答えは1つとは限らないんです。だから，ある100人の胆嚢炎を調べてみて，ほとんどが培養陽性だったという文献もあるかもしれないけど，ほかの200人の胆嚢炎で調べたスタディだと全然違う結果になっていることもよくあるんです。だから複数の文献でトライアンギュレーションすると，より本当のことがわかることもある。教科書に書いてあるから正しいと止まってはいけないということです。

たとえば，昨日教えたPubmedのClinical queriesで，cholecystitis（胆嚢炎）とgall bladder cancer（胆嚢癌）で調べると，100以上の文献がみつかるわけです。すると，もしかしたら胆嚢癌と胆嚢炎に関するいろいろな文献が見つかるかもしれないんですよね。

繰り返しますが，日本語で書いてある論文だけを探した場合は，その何百倍，何千倍，何万倍という量の英語の論文を見逃します。自分たちは日本人だから日本のことだけわかってればいいと思ったら大間違いで，日本人でもクオリティの高い論文をつくったら絶対英語で書きます。そしてNature, Science, The New England Journal of Medicineといった雑誌に投稿します。なぜなら，日本語で出されている雑誌には，高いインパクトファクターがあるものはゼロだからです。というか，日本語の雑誌にはインパクトファクターすらついていないんですね。

インパクトファクターだけがすべてではないけど，少なくともたとえば神戸大の研究者が，いい論文を書いたら，絶対英語でpublishしますよ。賭けてもいい。

みなさんがもし質の高い研究をしても，絶対に英語でpublishしたいと思うはずです。間違いなく。日本語とかクロアチア語とかスペイン語ではなく。とすれば，質の高い研究を見つけようと思ったら，やっぱり英語で探すのが王道だと思いませんか？

もちろん日本語でも検索してトライアンギュレーションかけるのはひとつの手です。ぼくがメタアナリシスやったときは，英語だけでなく日本語などほかの言語を使って検索をかけましたから，英語＋αで論文を探すのはいいやり方です。でも少なくとも日本語だけで論文検索して，質の高い論文にぶち当たる可能性はきわめて低いということです。方法論的には確率の高い方法をより好んで，確率の低い方法はなるべく採らないことが，戦略上の王道なんです。

お疲れさまでした。次行きます。　中村さん。「急性胆嚢炎を無治療で放置したらどういう経過をたどるか？」ですね。

そもそも急性胆嚢炎は90％以上で胆石が原因だといわれています。胆石ができることで胆嚢管が閉塞して，胆汁が鬱滞して胆嚢壁が虚血します。その結果，炎症を起こして急性胆嚢炎が発症します。ここでしっかり診断することができれば内科的治療，外科的治療に移るんですが，ここで放置や見逃してしまった場合にどうなるかを調べてみました。

このまま急性胆嚢炎を見逃した場合，まず胆嚢管閉塞が持続して，その溜まった胆汁へ細菌が感染していきます。好中球が下がり，血管透過性が上がって滲出性の液が出てくることで，化膿性胆嚢炎が起きます。ここにガスを産生するタイプの細菌が感染している場合は，胆嚢のなかにガスがたまって気腫性胆嚢炎という状態になっていきます。さらに進行していくと胆嚢に穴が開き，その穴から細菌がたまった胆汁が出ることでほかの臓器，たとえば腹膜炎になります。腹膜炎になってしまうと多臓器不全で死に至ることもあります。急性胆嚢炎を見逃さずに治療することがいかに大事かがわかりました。

放置の末，胆汁性腹膜炎になってしまった場合，どのくらいヤバイのか。

文献によると1,123人の急性胆嚢炎で受診した患者のうち，20人が胆汁性腹膜炎に進展しその20人のうち3人は手術を受けずに死亡して，残りの17人のうち5人は手術を受けていたが死亡したという結果になったそうです[5]。

ほかにどのような合併症があるかもみてみたんですが，胆嚢捻転症や瘻孔形成などが挙げられます。72時間以内の早期胆嚢切除術が大事とありました。72時間を超えてしまうと胆嚢に孔が開いてしまうので，その前に診断して治療するということがわかりました。以上です。

岩田 はい，ありがとうございました。タイトルが面白かったですね。こんなデータを見つけられるんかなと思っていたんだけど。理論的にはこういう進展をたどる可能性が高いということですね。いい調べ方をしたと思います。頑張りました。まあ，文献は質問そのものへの答えにはなっていませんが。放置した研究じゃないですから（そんな研究ないと思うけど）。

次，伊藤さん。YSQが「早期に手術（腹腔鏡下胆嚢摘出術）をすべきか？」です。

私たちは，急性胆嚢炎になった場合の手術は早めにするべきかどうかについて調べました。

急性胆嚢炎の外科的治療としては腹腔鏡下胆嚢摘出術が推奨されています。そこで最適な手術時期としては，早期か保存療法を受けた後の6〜8週間後の待機手術のどちらがいいのかを調べたランダム化比較対象実験の論文を参考に調べました[6]。

実験によると，手術時間は待機手術のほうが短いんですが，入院期間や開腹手術に移行する確率などを考えると早期のほうが優れているというのがわかりました（表1）。これらのことを考えると入院後，早期の手術を行うことが望ましいという結論に達しました。

ただこの論文を見ると，重篤な合併症を伴った場合は除外して検討されているので，実際に入院後にすぐに全身状態を把握してから手術が可能かど

---

5) Dale G, Solheim K. Bile peritonitis in acute cholecystitis. Acta Chir Scand. 1975；141（8）：746-8
6) Lai PB, Kwong KH, Leung KL et al. Randomized trial of early versus delayed laparoscopic cholecystectomy for acute cholecystitis. Br J Surg. 1998；85（6）：764-7

表1 急性胆嚢炎の早期手術と待機手術の比較

	早期手術（53例）	待機手術（51例）
Coversion rate（%）	21	24
術後の鎮痛薬の使用	1	2
手術時間（min）	122.8	106.6
入院期間（day）	7.6	11.6

うか判断し，時期を決定する必要があると思います。

今回の症例では最低3日経っているため，周囲に炎症が及んでいる可能性があります。その場合は手術難易度が高くなって，術中に損傷が引き起こされることがあるため，注意が必要だと考えました。以上です。

岩田　はい，ありがとうございました。素晴らしい発表ですね。何がよかったかというと，探して引用した論文のスタイルをちゃんと発表していますね。ランダム化比較対象実験。一般的にトライアルは「試験」と呼ばれることが多いです。でもまあ実際は実験ですよね。その結果についてもうまく説明できていると思います。

表の中のconversion rateって何ですか？

伊藤　最初は腹腔鏡下手術を行っていたけど，手術が難航して開腹手術に移行したものです。

岩田　はい，そのとおりですね，よくできました。

いつ手術するかは大事な命題で，このearly versus delayed はいろいろなところで比較試験がなされています。もちろんこれはランダム化試験ではあるけど，当然，二重盲検法，blindingはできないんですよね。だから，オープンラベル（非盲検）ということになりますが，それは研究の性質上やむを得ないということになるんですね。

はい，小柴さん。「どうして発熱，右季肋部痛，マーフィー徴候，超音波検査の結果，急性胆嚢炎といえたのか？」という，すごいぶっちゃけなクエスチョンです。

今回の患者さんは発熱と右季肋部痛を主訴として来院されて，それから診断によって，ほかの症状を除外してマーフィー徴候と超音波検査の結果か

表2 急性胆嚢炎の診断基準

> A. 局所の臨床徴候
> 　A-1. Murphy's sign
> 　A-2. 右上腹部の腫瘤触知・自発痛・圧痛
> B. 全身の炎症所見
> 　B-1. 発熱
> 　B-2. CRP値の上昇
> 　B-3. 白血球数の上昇
> C. 急性胆嚢炎の特徴的画像検査所見（胆嚢腫大，胆嚢壁肥厚など）
> 確　診：Aのいずれか＋Bのいずれか＋Cのいずれかを認めるもの
> 疑　診：Aのいずれか＋Bのいずれかを認めるもの

(Yokoe M, Takada T, Strasberg SM et al. New diagnostic criteria and severity assessment of acute cholecystitis in revised Tokyo guidelines. J Hepatobiliary Pancreat Sci 2012；19：578-585 より)

表3 急性胆嚢炎を疑う所見の感度・特異度

所　見	感度（％）	特異度（％）
右季肋部痛	56-93	0-96
マーフィー徴候	53-71	95-97
発熱	31-62	37-74
超音波検査	78-94	66-76
黄疸	11-14	86-99

ら急性胆嚢炎という確定診断を行ったという流れでした。

まずこの診断について，急性胆嚢炎の診療ガイドラインを調べたところ，診断においては，次の3つの症状に分けて判断を行うことがありました。表2のAのいずれかとBのいずれかがあった場合に急性胆嚢炎が疑われ，Aのいずれか，Bのいずれか，Cのいずれか，すべてが認められたときに，確定診断となります。

この判断について，急性胆嚢炎が疑われる患者についてのそれぞれ所見の感度と特異度について調べた結果があります（表3）[7]。右季肋部痛やマーフィー徴候の特異度は高いんですが，感度は低い。発熱や黄疸は感度は低いんですが，特異度は少し高め。そして超音波検査は，感度も特異度もまあまあ高いということになりました。

---

7) Jain A, Mehta N, Secko M wt al. History, Physical Examination, Laboratory Testing, and Emergency Department Ultrasonography for the Diagnosis of Acute Cholecystitis. Acad Emerg Med. 2017；24（3）：281-97

これらの結果を踏まえて，A，B，Cいずれかの所見がすべてあった場合に，急性胆嚢炎の感度と特異度を調べたところ，感度が91.2％，特異度が96.9％とどちらも高いことになるので[8]，これによって急性胆嚢炎と確定診断を行っても大丈夫だろうと判断できると思います。

結論としては，感度と特異度にはそれぞればらつきがあるため，所見が単独でみられたとしても，急性胆嚢炎とはいえないけれど，組み合わせることによって診断の精度が上がる，という結論はなりました。

岩田 ありがとうございます。ちょっと質問ですが，なぜ右季肋部痛の感度が低くて，特異度は高いと思ったの？

小柴 右季肋部痛が56％台と一番低くて，まあ高い数値よりは低いほうに注目したほうがいいと。

岩田 なぜそう思ったの？

小柴 このデータはさまざまな論文から拾い上げているため，高いものもあれば低いのもあるというバラつきを考えると，低いほうに合わせたほうがより信頼性が高くなると考えました。

岩田 なぜそういえるの？ 低いほうに合わせたほうが信頼性が高いなら，特異度も0％だからめっちゃ低いってことになりませんか？

小柴 はい，そうなるんですが。こちらについては班でもこのデータはどういうことなんだろうと，かなり迷ったんです。

岩田 迷いますね。こういうデータ見たときは，「よくわからない」と言うのが一番いいです。だって，どのstudyが信頼できてどのstudyが信頼できないかは，この数字だけではわからないですね。56％のほうが信用できるのか，93％のほうがより信頼できるのか，右季肋部痛の特異度なんて0〜96％ですからね。高いとも低いとも言いようがないでしょう。

---

8) Yokoe M, Takada T, Strasberg SM et al. TG13 diagnostic criteria and severity grading of acute cholecystitis（with videos）. J Hepatobiliary Pancreat Sci. 2013；20（1）：35-46

エポケーのすすめ

 さて，みなさんにひとつ，take home message，大事なことを教えておきますね。それは「エポケー」です。エポケーは，ギリシャ語で停止するという意味らしいんですが，現象学という学問を興したフッサール[9]という哲学者であり数学者であった人が，この概念を出したんですね。まあフッサールがこの概念を出したのはまた別の理由でだったんですが，ぼくがこのエポケーとよく使うのは「判断停止」って意味なんですよ。

えっと間違えちゃダメですよ。思考停止ではなくて，あくまでも判断停止です。

たとえば，右季肋部痛のstudyをいっぱい集めてきて，感度が56〜93％となったときに，これを高いとも低いとも言えないわけです。93％なら高いと言えるかもしれないけど，56％ならコイントスとほとんど変わらないですからね。病気のある人で所見がみられるのは半分だけなんだから，そうすると低いですよね。

高い，低いは価値判断なので，みなさんはまだ一般的にどれをもって高いとみるか，低いとみるかわからないと思います。けれども臨床的に役に立つ感度はだいたい90％以上です。70％ぐらいだと低い。感度は昨日も説明したように，病気を除外するために使います。つまり感度が高い検査をもって病気を見逃さないようにしたいわけです。感度70％の検査ということは，10人患者さんがいたら3人見逃すということになります。これ，見逃しすぎですよ。

感度90％でもちょっと足りないと思うときがあります。100人患者さんをみたら10人見逃すわけだから，すごく重要な病気であれば，感度90％でも低いとみなします。したがって感度56〜93％は，要するに研究にバラつきがありすぎて，あまりこれでは何とも言えないということが，むしろここから言えることです。

それから，特異度に至っては0〜96％で，全然役に立たないからかなり役

---

[9] エトムント・フッサール〔人名〕(1859-1938)：ドイツ・オーストリアの哲学者，数学者。諸学問の基礎付けを行うことを目標に，超越論的現象学を提唱した。

に立つまで幅がありすぎて，やっぱり右季肋部痛だけで胆嚢炎を診断するのは無理筋でしょうってことがむしろ言えるわけですね。「**言えないことは言わない**」**これがエポケーの大事なポイント**です。

これは臨床現場においてきわめて重要です。言えないのに無理やり言っちゃうって事例が多いんですよ。感度や特異度にバラつきがあるデータをみたときは，われわれはエポケーに扱って，「わからない」「そのデータからは即座に判断できない」と言うことが大事なんですね。昨日も言いましたね。われわれにとって大事なのは無知の知である，つまりこのスタディで「感度が56〜93％でした」でおわるんじゃなくて，ここからは何も導き出せないことがわかることが大事なんです。

もう1つ，この表で有用なことがあります。おそらく一番大事なのは黄疸です。黄疸の感度は11〜14％しかありません。つまり黄疸がないことを根拠に，胆嚢炎を否定することは絶対にできないということです。それは当たり前で，胆嚢管がつまる胆嚢炎においては，メカニズム的に黄疸は起きにくい病気だからです。黄疸が起きるほうがどうかしているんです。黄疸が起きている場合は，総胆管結石などのほかの合併症を伴っている可能性が高い。だからほかの合併症を伴っていない限り，胆嚢管が詰まっても黄疸は起きないとリーズナブルに考えられるし，実際にほとんどみられないわけです。だからこれは感度に乏しい。

理論的にも実証的にも，つまり演繹法的にも帰納法的にも黄疸を根拠に胆嚢炎と診断してはダメだということです。そこがこの表で一番言えることですね。あとはマーフィー徴候や発熱，超音波検査にしても，パッとしない数字ばっかりですよね。だから，ガイドラインではこれらを全部組み合わせることによって，ちゃんと診断するという話になったわけです。

ガイドラインは役に立つか

岩田

この発表でよかったところは，診療ガイドラインを活用していることです。診療ガイドラインも，最近はウェブ上で出ていますので，ぜひ活用してください。

ただし，注意があります。ガイドラインには，いいガイドラインとクズが

あります。ガイドラインには作成基準，つまりこういうプロセスでガイドラインを作りましょうというルールがあります。今の国際的に質の高いガイドラインは，だいたいこのルールに従っています。「GRADE」と呼ばれている分類です。

また教科書と同様に，ガイドラインも最新のものを使わなければ意味がありません。1つ前のガイドラインは全然役に立ちませんので，必ず最新のガイドラインを使ってください。ぼくが古いガイドラインを使うのは，裁判のときだけです。ちょうどいま裁判の意見書を書いているんですが，この裁判の意見書を書く事案が発生したのは2015年です。そのときに2016年の最新のガイドラインを使うのはズルいでしょう。存在しなかったものを根拠にして，これが良いとか悪いとかいえないので，当時の常識に照らし合わせて「当時出版されていたガイドラインによると…」とわざと古いガイドラインを探します。だけど臨床現場では最新のガイドラインを使わなきゃいけないので，古いガイドラインを使うのはまったくナンセンスです。

さて『ARDS診療ガイドライン』というものがあります[10]。2016年，昨年出されているものです。これは日本集中治療医学会・日本呼吸療法医学会・日本呼吸器学会の3学会委員会の合同で作った診療ガイドラインです。最新のガイドラインです。

ですが，変なんですよ。このガイドラインはARDS（acute respiratory distress syndrome），急性呼吸窮迫症候群という病気のものなんだけど，part 1とpart 2に分かれていて，2部構成になっているんです。

part 1は日本呼吸器学会だけで作っていて，part 2は日本集中治療医学会・日本呼吸療法医学会でつくっています。だから3学会合同というのはウソで，実は呼吸器学会と別の学会が2種類，作っているんです。

しかも書いてあることがpart 1とpart 2で合ってないんですよ。part 2はGRADEシステムという今，推奨されているやり方で作られています。エビデンスを網羅的に探して，構造的に吟味して，質の高いエビデンスと質の低いエビデンスと推奨度を組み合わせている。

---

10) 3学会合同ARDS診療ガイドライン2016作成委員会. ARDS診療ガイドライン2016. 総合医学社, 2016. http://www.jsicm.org/ARDSGL/ARDSGL2016.pdf

part 1 は，昔ながらの呼吸器学会の偉い人たちが集まって，ああだ，こうだ言いながら，「俺の言ってること聞けよ」というガイドラインになっています。たとえばエラスポール®（シベレスタット）という好中球エラスターゼ阻害剤は，ARDSのときに昔からよく使っていた薬でしたが，スペインで大規模なRCTがあって，エラスポール®を使った群のほうが，死亡率がむしろ高いことがわかりました。そして国際的には一切使われなくなりました。でも日本人にはまだ効くだろうという，何かドメスティックな意見が強くて，いまだに延々と使われ続けています。

が，2010年にメタ分析が出まして，日本人も含めた比較試験を全部メタ分析して，フォレストプロットを作ると，エラスポール®はARDSには効かないことがわかったんです。その論文を書いたのはぼくらなんですけど（笑）[11]

それを受けて，このARDSのpart 2 は，そのメタ分析を引用してARDSにはエラスポール®は効かないから使うべきではないと推奨しています。

ところがpart 1 でに呼吸器学会の偉い先生たちが「エビデンスはないけどみんな使ってるし，使おうぜ」って書いてあります（笑）それを並列させているんですよ。これはまったく意味がわからない。要はポリティックスで作ったガイドラインということですね。こんなガイドラインは，少なくともpart1 は読んでもまったく意味がない。政治と圧力だけでつくったガイドラインですから。こんな意味のないガイドラインもあるわけです。

ぼく自身は『極論で語る感染症内科』（丸善出版，2016）という本の中でダメなガイドラインをいくつか紹介しています。それは作り方が間違っているし，作る根拠が間違っています。このように間違ったガイドラインはたくさんあります。ですから，みなさんがガイドラインを引用するときは，まず最新のガイドラインを読むこと，それからちゃんと作られたガイドラインを読むこと。ガイドラインには作成手順が載っていますから，必ずちゃんとした手順を踏まえているのか，ただ偉いおじいちゃんたちを集めてきて合議制で決まったムラ社会の産物なのか，どちらかを見極めるこ

---

11) Iwata K, Doi A, Ohji G et al. Effect of neutrophil elastase inhibitor（sivelestat sodium）in the treatment of acute lung injury（ALI）and acute respiratory distress syndrome（ARDS）: a systematic review and meta-analysis. Intern Med. 2010；49（22）：2423–32

とが大事です。まあ学会なんてムラ社会だもんね。
と，みなさんに鬱憤を晴らしたところで。

(一同笑い)

岩田　というわけで今の発表おもしろかったですよ。このTG13ガイドラインは国際ガイドラインですけど，日本人がメインでつくった「東京ガイドライン」というもので，すごく有名です。いいガイドライン引いてこられましたね。

それから，ぼくもしつこい性格なもんですから，さっきの（ハリソンにおける）急性胆嚢炎は感染症が多いという文章が誤訳じゃないかと思って，原書を引っ張ってきました。やっぱりちゃんと50〜85％って書いてあります。だから先ほどの発表が正しかったということがわかりました。
というように必ず疑って確認することが大事なんですね。ハリソンの誤訳はできるだけないようにしているつもりなんですけど，もしかしたら間違っていることもときどきあるかもしれない。
はい，では次いきますよ。では黒木さん。「急性胆嚢炎における超音波マーフィー徴候の有用性について」発表お願いします。

「急性胆嚢炎において，超音波マーフィー徴候がどのくらい活用できるのか，有用性があるのか」について，私たちは調べました。
Pubmedを参考にして，それぞれのマーフィー徴候の感度や特異度について調べました。ただ感度63％，特異度93.6％と記されている論文や[12]，感度86％，特異度35％と記されている論文があり[13]，感度・特異度ともにバラつきが大きく，また陽性的中率，陰性的中率も，バラつきが多いということがわかりました。
超音波検査では胆石や胆嚢壁浮腫，胆嚢周囲の液貯留の感度が93％と高く，それにマーフィー徴候の結果を組み合わせると特異度も53〜77％に上がることがわかりました。また壊疽性胆嚢炎の可能性もわかることが論

---

12) Ralls PW, Halls J, Lapin SA et al. Prospective evaluation of the sonographic Murphy sign in suspected acute cholecystitis. J Clin Ultrasound. 1982；10（3）：113-5
13) Bree RL. Further observations on the usefulness of the sonographic Murphy sign in the evaluation of suspected acute cholecystitis. J Clin Ultrasound. 1995；23（3）：169-72

文で明らかになっていました[14]。

そのためわれわれに，マーフィー徴候は超音波検査と組み合わせることで，補助的なものとして役立つものではあるが，マーフィー徴候が陽性であったという理由だけで急性胆嚢炎の確定や除外ができる検査ではないと結論付けました。以上です。

岩田　ありがとうございました。Pubmedで探したんですね。

実は超音波検査については，システマティックレビューが出ていますね。文献検索に慣れてないときはUpToDate®で調べるのもひとつの裏技ですね。そうすると重要な論文とそうでない論文を専門家の人が勝手に区分けしてくれてるので，便利です。

「Archives of Internal Medicine（Arch. Intern. Med.），1994；154：2573」の論文によると，統合した超音波検査の感度と特異度はそれぞれ88％と80％と出ていますね。まあいいといえばいいけど，これだけで決めつけられないですね。

ときに陽性的中率と陰性的中率って何ですか？

黒木　陽性的中率は検査で陽性と出た人のうち実際に病気にかかっている人の割合で，陰性的中率は陰性と出た人のうち実際にかかっていない人の割合です。

岩田　感度・特異度はどう違いますか？

黒木　病気にかかっている人のうちの陽性と出る人の割合が感度で，陽性と出た人のうち病気にかかっているのが陽性的中率なので……逆になっている。

岩田　逆ではないけど。で，どう使い分けるの？

黒木　……

---

14) Simeone JF, Brink JA, Mueller PR et al. The sonographic diagnosis of acute gangrenous cholecystitis: importance of the Murphy sign. AJR Am J Roentgenol. 1989；152（2）：289-90

感度・特異度は検査の評価 PPV, NPVは患者の評価

 感度 sensitivity と特異度 specivicity, 陽性的中率 positive predective value, 陰性的中率 negative predective value はどうやって使い分けたらいいんでしょう。

要は分母が違うんですね。**分数を扱うときは必ず分母を確認するのが大事です**。みんな分子はめったに間違えることはないんですが，分母はわりと間違えます。感度の分母は病気がある・なし，特異度の分母も病気がある・なし。陽性的中率，陰性的中率のときは検査が陽性・陰性を分母にしています。

じゃあ，それがいったい何かという話なんです。感度・特異度は，検査そのものが良いのか悪いのかを評価するときに使います。そして陽性的中率・陰性的中率は患者を評価するときに使います。

目の前に患者がいて，検査が陽性だったとき，この陽性はどのくらい信用できるのか。あるいは検査が陰性だったとき，どのくらい信用できるのか，という患者を評価するときに使うわけです。なぜなら，目の前の患者に病気があるかないかは，わからないからです。感度・特異度は病気があること，ないことを前提にして測っている数字です。したがって，目の前の患者さんには感度・特異度は使いこなせないわけですね。あえて言うならば，感度と特異度を組み合わせた尤度比。陽性尤度比，陰性尤度比にすると，患者に使えますが，感度・特異度はただ目の前の検査がどのくらい良い検査かというときに使います。いいですか？

ちなみに感度・特異度はバラバラに評価するものではなくて，一緒に合わせて評価することが大事です。感度・特異度をバラバラに評価すると意味がありません。

感度と特異度を組み合わせたものが尤度比ですよね。尤度比の定義は，感度と特異度をわり算したものなんです。

陽性尤度比（positive likelihood ratio）は

感度／1－特異度（PLR = Sens／1－Sp）

ですね。陰性尤度比（negative likelihood ratio）は

> 1 − 感度／特異度」（NLR = 1 − Sens／Sp）

です。事前確率に陽性尤度比もしくは陰性尤度比を掛けてオッズを出すと，posterior probability 事後確率（PN：P × LR → Poste − Prs）が出るわけです。つまり，この人は心筋梗塞が70％ぐらいだろうという事前確率にlikelihood ratioを掛けて，オッズで換算して計算すれば，事後確率が出るんです。これは先ほど紹介したMedCalcを使えば瞬時に計算できます（してもらえます）。

今から休憩にしますが，その間に1個だけミニ宿題。
ここに感度が70％，特異度が30％の検査があります。しかしながらこの検査，まったく役に立たないクズ検査です。まるで呼吸器学会のARDSガイドラインみたいです。

（一同笑い）

岩田　そんなにケチョンケチョンに言わなくてもいいんだけど（笑）
　　　なぜでしょう。というのをミニ宿題にして休憩時間にします。

休憩

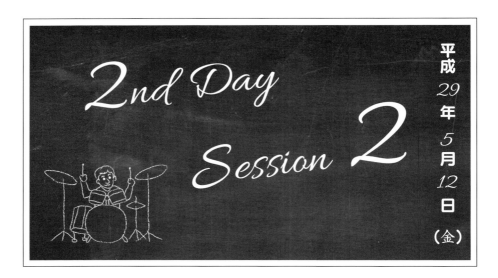

 答え，わかった？ 感度70％，特異度30％がまったく意味のない検査だという意味。

 陽性でも陰性でも尤度比が1になるので，事前確率が事後確率と変わらないからです。

岩田　そのとおりです。つまり感度と特異度を足して100％になる検査は，それが50と50，70と30，99と1であれ，役に立たないということです。感度99％ってめっちゃいい検査のように思えるけど，特異度が1％であれば，それはやっぱりクズ検査だということですね。なぜなら，事前確率と事後確率がまったく一緒で，その検査をやってもやらなくても関係ないことを意味しているからです。だから感度と特異度はお互いに関連しあうので，両方見ることが大事です。ミニ知識として知っておいてください。
　　　これは面白そうだな，近藤さん。「この症例における急性胆嚢炎の原因は何か？」この症例って，限定しているところが素晴らしいですね。文献が探しても意味がないんじゃないかという気もしますけど（笑）

 まず急性胆嚢炎において，炎症反応が起こる原因は胆道内の結石による場合が最も多く，90〜95％を占めています。

そこで原因を特定するために，まず胆嚢超音波検査で胆石の有無を確認します。ちなみに胆嚢超音波検査によって，90～95％で胆石の有無を調べることができます。

超音波検査によって，胆石像がみられなかった場合，エコーに映らない胆石がある可能性もあります。これは高度肥満，腹水がある場合，微小な胆石の場合です。

また胆石以外の原因は無石性胆嚢炎といいますが，重度の外傷，熱傷時，遷延分娩後，整形外科やほかの大きな非胆道系外科手術後に発生するリスクが高いです。ほかには，血管炎，胆嚢管閉塞を伴う胆嚢癌，糖尿病，胆嚢捻転症，胆嚢の一般的でない感染症，これはレプトスピラ，レンサ球菌，サルモネラ，コレラ菌などの胆嚢の感染症，その他の全身疾患，サルコイドーシスや心血管疾患，結核，梅毒，放線菌症などです。

今回の症例は男性なので，遷延分娩による発症は否定できます。また外傷や熱傷を受けた既往はないので，これらによる発症も否定できます。術後および糖尿病による発症の可能性も既往歴も特に挙げられていなかったので，否定できます。また発熱，腹痛以外に全身に症状がないことから，他の全身疾患や血管炎による可能性も低いと考えました。

胆嚢癌および胆嚢捻転症が合併している可能性があります。胆嚢癌はカラードプラ超音波検査において，胆嚢壁の血流速度の測定を行います。短期間に症状が増悪した場合は，胆嚢捻転症の可能性が高くなります。

感染症については，血液・尿・髄液などからの分離・同定やPCRを行い，寄生虫については糞便検査を行います。これらの方法より原因を特定します。おわりです。

 はい，ありがとうございました。

💬 頻度が高いものから考える

 原因は何かという発想は面白いと思いますね。ちょっと問題なのは頻度が考慮されてないこと。つまり原因は，頻度が一番大事なんですね。たとえばレプトスピラによる胆嚢炎は超稀ですよ。ですから，あまりレプトスピ

ラをPCRで探すことはしないですね。よっぽどリスクが高くない限り。
ちなみにレプトスピラは水の中にいる菌で，もっと厳密に言うとネズミのオシッコの中にいる菌なんですね。だから，ネズミがいるような汚い水，典型的には下水です。下水との曝露がある場合に多くなります。発展途上国では雨季と乾季がはっきりしていて，スコールがあった場合に水はけがよくない。途上国のフィリピンやミャンマーに行ったことのある人はわかると思いますが，道路の舗装と下水の管理がしっかりしていないので，大雨が降ったりするともう町中水浸しになっちゃうんです。そのときに下水も紛れ込んじゃうわけですね。そこにネズミのオシッコが入っていて，レプトスピラが感染することがある。だから途上国だと大雨が降ったあとにパーッとみんな熱が出ることがあって，その原因のほとんどがレプトスピラだったりするわけです。

日本でもレプトスピラはあります。特に沖縄に多いといわれていますが，ぼくが千葉の病院にいたときにレプトスピラを発見したので，日本中どこにでもいると思います。たいていの抗生物質でも治っちゃうし，自然治癒例も多いので，たぶん見逃しているんだと思います。

ぼくが診たレプトスピラの患者さんは，台風が来たときに田んぼの稲が倒れるといけないからって，大雨の中ジャブジャブと田んぼの中へ入っていったおばあちゃんでした。隣でネズミが泳いでいるの見たらしいんですよ（笑）　そのおばあちゃんに熱が出た。レプトスピラは典型的に肝機能と腎機能が悪くなったり，目が赤くなったりして，それで「あ，これレプトスピラちゃう？」とぼくが言ったら，周りがドン引きしていました。「何，馬鹿なこと言ってんじゃ，こいつは」みたいな感じだったんだけど，調べたら本当にレプトスピラだったんです。みなさんも１回見つけてみてください。

というように，頻度が低いものについては，そんなリスクがない限りは突然探す必要はないわけですね。胆嚢の寄生虫感染は非常に稀です。

それから，あと糖尿病は原因ではなくてリスク因子です。糖尿病がある人は胆嚢炎になりやすい。リスク因子と原因は，ゴチャゴチャにしてはいけませんね。たとえば加齢は癌のリスク因子にはなりますが，年をとることそのものは癌の原因ではないです。そういうふうに考えると，やっぱり「石」が一番多いわけで，一番普通の考え方なんです。実際，この方は超

音波で石が見つかりました。

臨床医学上，頻度の高いものからアプローチすることと，リスク因子と原因をちゃんと区別することは重要です。たとえばHIVはエイズの原因ですが，複数の人とのセックスはHIV感染のリスク因子なんです。でもセックスそのものはHIVの原因ではない[15]。でも面白い発表だったと思います。

ちなみにこれ完全に余談ですが，胆嚢の中にサルモネラが巣食うことがあって，そのサルモネラによる熱のことを腸チフスといいます。ニューヨークにタイフォイド・メアリー（Typhoid Mary）という人がいました。20世紀になったばかり頃です。この人は調理師さんで胆嚢の中にサルモネラがいて，総胆管から腸の中にサルモネラをシャーシャーずっと出していたんです。自分のウンチからサルモネラが出ていて，手をよく洗わずに料理つくっていて，このメアリーさんのレストランでご飯を食べると，てきめんに腸チフスになる（笑）

あいつが腸チフスの原因だということで，衛生局に捕まえられて幽閉されてしまいます。当時はまだ抗生物質がなかったから治療できなかったんですね。でも，メアリーさんは逃げ出しちゃったんですね。また性懲りもなく別の州でコックになって，そこでまたご飯を食べた人がことごとく腸チフスになって，またつかまるという，うそみたいな実話があります。ちなみに荒木飛呂彦が漫画化していますね[16]。どうでもいいけどホントの話です。

はい，鈴木さん。はい，「どんな人が急性胆嚢炎になりやすいのか？」。さっき言ったリスク因子の話なので，ぜひ発表してください。お願いします。

ぼくたちの班は，どんな人が急性胆嚢炎になりやすいのかについて調べました。急性胆嚢炎の原因は，先ほどにもあったように90〜95％が胆嚢結石であり，残りの5〜10％が無石胆嚢炎です。結石がある場合の胆嚢炎のなりやすさのリスクファクターを調べました。

---

15) ただし，リスク因子と「原因」の厳密な区別は実は難しい。この議論はややこしいのでここでは割愛した。
16) 荒木飛呂彦．実在した究極の選択『腸チフスのメアリー』．ウルトラジャンプ．2003；9月号．単行本「変人偏屈列伝」に収録．

胆石症の患者には「4f」とか「5f」—白人，肥満，女性，40代，多産ということが昔から言われているんですが，調べたところ確かに胆嚢炎と関連があるのは，肥満と年齢と女性ということでした。通常のエコー検査で，妊婦の3.5％に胆石がみられるんですが，胆嚢炎のリスクかどうかはわからなかったので，エビデンスはないかなと判断しました。

年齢は30～59歳の被験者の10年間の追跡研究をした，Framingham Studyという研究では[17]，10年以内に胆嚢炎を発症するリスクは55～62歳の間で最も高いということでした。すべての年齢層の女性患者における胆石症の発生率は男性患者よりも2倍以上高いということでしたが，男性と女性の発生率の差はどういう理由かわからないんですが，年齢の増加とともに減少する傾向があるようです。

最後に肥満ですが，先ほどのFramingham Studyによると，胆石症患者が非胆石症患者よりも肥満の傾向があるようです。そしてこの傾向は男性患者よりも女性において顕著で，また過度な減量をすると胆石症のリスクを高めるとも書いてありました。

あとは肥満者における胆石症および胆嚢炎の発生率は，非肥満者よりも有意に高いというデータがありました。以上です。

岩田 はい，ありがとうございました。

そうですね。この4Fという昔から言われているキャッチフレーズは，ぼくが学生のときから言われていましたけど，そのわりには本当かなというところがあって，実はよくわかってないということですね。否定するスタディもあります。でも，今の発表を聞く限り，あながち見当ハズレなものでもないようですね。ありがとうございました。

松井さん，お願いします。

私たちのYSQは，「急性胆嚢炎の診断に有用な検査や所見は何か？」です。診断基準は，東京ガイドラインという国際的な診療ガイドラインを使ってみました。

---

17) Kimura Y, Takada T, Kawarada Y et al. Definitions, pathophysiology, and epidemiology of acute cholangitis and cholecystitis : Tokyo Guidelines. J Hepatobiliary Pancreat Surg. 2007 ; 14

まずA．局所炎症所見は，1にマーフィー徴候，2に右季肋部腫瘤・疼痛・圧痛。B．全身炎症所見は1発熱，2CPR……CRP上昇，3白血球上昇。C．の急性胆嚢炎に特徴的な画像所見は，超音波検査・CT・MRI・胆道シンチグラフィーが診断基準になっていて，AのいずれかとBのいずれかが陽性，または，臨床的に急性胆嚢炎が疑われCが陽性の場合，が診断基準となっています（P112参照）。

まず感度が高い右季肋部疼痛が陽性かを確認してから，マーフィー徴候が陽性であれば，感度・特異度が高くなるので，確定診断で急性胆嚢炎になります。

画像所見としては，超音波検査によって胆石が確認できれば，急性胆嚢炎の主な原因として胆石が挙げられるので，これも確定診断の材料になります。

CT，MRIではまずCTでは胆嚢壁の肥厚，胆嚢周囲滲出液の貯留，腫大などが確認される可能性が高い所見です。MRIは胆嚢結石や胆嚢腫大，胆嚢壁の肥厚が確認される所見になっています。それぞれの所見が，単独で確認されたとしても，急性胆嚢炎とはいえませんが，マーフィー徴候や右季肋部疼痛などと組み合わせることによって，診断の精度は上がります。以上です。

岩田　はい，ありがとうございました。東京ガイドラインを引っ張ってきたのはよかったですね。さっきCRP（C-reactive protein）を思わずCPR（cardio-pulmonary resuscitation）と言い間違えそうになってましたが，CPRは心肺蘇生のことですね（笑）

たまたま，いまこれネットで話題になっているんですが，「ガッテン！　慢性炎症を示すCPRの数値を下げる」という記事があります[18]。

（一同笑い）

このブログを書いている人も間違っているんですね。今週の水曜日の「ガッテン！」でCRPを測定すると健康になれるみたいなトンデモないこ

---

18) http://hamsonic.net/2017/05/10/nagaiki-kensa/

とをやっていたらしい[19]。……立川志の輔って好きなんだけど，あの番組はほんとデタラメですよね。
それを間違えてこのブログを書いた人はCPRの数字を下げるって書いてしまったんですね。CPRの数字って何ですかね，毎分100回押すのを60回ぐらいにするとか。

（一同笑い）

岩田　わけわかんないですが。NHKの健康番組なんて本当デタラメです。あ，お父さんがNHKにお勤めの方いましたらすみません（笑）　ま，とにかくひどい話なんですよ。健康情報については，日本は本当にリテラシーが低いです。

💬 メディアは科学的か？

これ新聞からとってきたやつなんですが，「慶応大学研究発表　インフルエンザワクチン効果なし」[20]
この論文は，実は"インフルエンザワクチン効果あり"なんですよ。だけど，この慶応の先生は効果がないと主張したようで，効果がないとこだけをつまみ食いして，記者にアッピールしたんでしょうね。日本の新聞記者は科学部の記者を含め，元論文をちゃんと読まずに，先生の言っている言葉，記者会見やインタビューのコメントをそのままコピペして記事をつくる悪い癖があります。だからこういうデタラメな記事を書くわけですね。これもcritical thinkingができていない日本の教育の悪いところの一例だと思います。
これは本当に由々しき問題です。ぼくも実は数日前にある週刊誌に取材を受けて，ぼくのコメントがその週刊誌に載るんだけど，インタビュー中に

---

19) NHKガッテン！めざせ健康長寿　大注目の検査はこれだ！，2017年5月10日放送，http://www9.nhk.or.jp/gatten/articles/20170510/index.html
20) 毎日新聞．『インフルワクチン：乳児，中学生に予防効果なし』2015年08月30日
元論文：Shinjoh M, Sugaya N, Yamaguchi Y et al. Effectiveness of Trivalent Inactivated Influenza Vaccine in Children Estimated by a Test-Negative Case-Control Design Study Based on Influenza Rapid Diagnostic Test Results. PLoS One. 2015；10（8）：e0136539

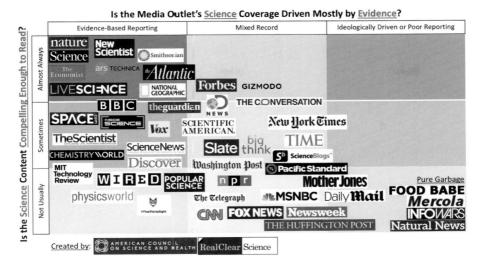

図1 各メディアの科学的妥当性
(http://www.acsh.org/news/2017/03/05/infographic-best-and-worst-science-news-sites-10948 より)

「そういうことは教科書に書いてあるから，まず教科書を読みなよ」と思うわけですよ。教科書を読んでも論文を読んでもわからなかったことを質問するならともかく，最初から「風邪に抗生物質って効かないんですか？」とか「糖尿病ってどういう病気ですか？」とか訊いてくるんですよ。「ググれカス」ってまさに思ったんですけど。

（一同笑い）

岩田

なんで日本のジャーナリストって本とか論文を読まないんですかね。この人たちも全然論文を読んでないですよ。読んでいたら絶対こういう記事にはならないはずですから。社会部にいたってはもってのほかですが，科学部もまったくこういうリテラシーのないデタラメを書くんですよね。困ったもんですよ。

これも今度，学会でも紹介する予定ですが，科学記事がどれくらい信用できるかというものをまとめたものです（図1）。AMERICAN COUNCIL ON SCIENCE AND HEALTH っていうところが作ったものですけどね。一番エビデンスベースなものはやっぱり『Nature』，『Science』，『The Economist』。この辺がすごく信頼度が高い。一般向けのものでクオリティ

が高いのは『BBC』。ぼくは毎朝ジョギングするときにBBCのPodcastを聴くんですが，BBCの報道する科学ニュースは非常に信頼性が高いし，よく読んでいるなって思いますね。あと，研究者に対するジャーナリストのツッコミも鋭い。専門分野の権威が説明するのを全面的に受け入れて終わり，という日本のジャーナリストはぜひ聴いてほしい。

今朝聴いていたBBCのニュースでは，エイズの患者さんの平均余命が，エイズの患者さんじゃない人の平均余命とほぼ同率になったと。つまり，治療がものすごく進歩して，HIV感染があっても，天寿を全うできるというような研究発表が出ていました[21]。

『National Geographic』は一般向けの科学系のもの，それから『Forbes』，イギリスの『The Guardian』，こういったものはわりと信頼できる。『Scientific American』もまあまあ信頼できる。

『New York Times』は，実はそんなによくない。アメリカでは非常にクオリティが高いといわれているけど，科学記事になるともうひとつだし，『TIME』や『Washington Post』ももうひとつ。この『Washington Post』と『New York Times』がアメリカのインテリが読む新聞の双璧ですけどね。

『CNN』とかはかなりダメ。『Fox』もダメ，『Newsweek』もダメ，『NBC』もダメ，『Daily Mail』なんて最悪（笑）　それから日本語に訳されているから日本人でもわりと呼んでいる『Huffington Post』もだめ。

日本の読売とか日経とか朝日とか毎日とかサンケイなんて論外だろうねえ。

（一同笑い）

岩田　だからみなさんもBBCニュースぐらいは聴いたほうがいいですよ。もちろん科学のニュースもそうですが，いまの複雑な国際情勢の中で，たとえば韓国の新しい大統領の選出が何を意味しているのかとかは，BBCのニュースを聴くのが一番わかりやすいですね。

日本のニュースなんて，日本との関係がどうなるかみたいなことしか言わ

21）Roxby P. HIV life expectancy now "near normal." BBC News [Internet]. 2017 May 11 [cited 2017 Sep 21]; Available from：http://www.bbc.com/news/health-39872530

ないでしょう。別に韓国の大統領って日本との関係しか考えてないわけじゃなくって，ほかの事も考えているわけですよね。そういう視点が大事になるわけです。

とにかく情報をみるときはクオリティの高い情報をどうやって手に入れるかがクリティカルなので，ガセネタにつき合わされないことは重要ですよ。はい，ありがとうございました。

次，上澤さん，どうぞ。

今回「この患者への第一選択の治療法は何か？」について考えました。『東京ガイドライン2013』と『ハリソン内科学』を参考にして調べました。ガイドラインでは，まず患者の重症度別にgrade1，2，3に分かれていたんですが，今回のこの患者さんへの情報が少ないということで，ガイドラインに載っているgradeとは別に複合して考えました。

まずこの患者さんを入院させ，初期の内科的治療を行います。内科的治療では絶食，十分な補液，電解質補正，鎮痛薬投与，抗菌薬投与を行います。絶食をするのは，食事をすると胆汁が出て，胆汁鬱滞がより起こりやすいためです。十分な補液，電解質補正は，脱水への対策です。

この初期治療によって状態が安定すれば，早期の腹腔鏡下胆嚢摘出術を行います。これはできるだけ早く行ったほうがよいとありました。

もし初期治療を行っても状態が安定しない場合は，胆嚢ドレナージを行います。これは2種類あって，PTGBD（percutaneous transhepatic gallbladder drainage：経皮経肝的胆嚢ドレナージ）とPTGBA（percutaneous transhepatic gallbladder aspiration：経皮経肝胆嚢吸引穿刺法）です。このドレナージを行い，安定した場合はなるべく腹腔鏡下で胆嚢摘出術を行います。ドレナージを行っても安定しない場合は，引き続きチューブドレナージを行ったり，胆嚢瘻形成術を行って管理していくとのことでした。今回の場合は，まず内科的治療を行い，安定したら腹腔鏡下胆嚢摘出術，安定しなければドレナージを行い，管理するというのが第一選択であると考えました。

岩田　はい，ありがとうございます。いい発表でしたね。

要は胆嚢炎の治療はオペなんですね。胆嚢摘出術を腹腔鏡下でやるのが王道です。それができないときに代替案としてPTGBDをするということを

知っておく必要があります。
よく胆嚢炎と胆管炎の違いが混乱されています。この話は昨日もちょこっとしましたが，両者はまったく違う病気です。

💬 研修医が踏んではいけない地雷

胆管炎は内科の病気です。胆嚢炎は外科の病気です。こう覚えるのが一番わかりやすい。みなさん，将来医者になって救急外来で当直していて，応援を呼ぼうとなったとき，**一番大事なスキルは正しい医者を呼ぶこと**です。胆嚢炎の場合は外科を呼びます。そうすれば適切に処理してくれます。

胆管炎のときはERCP（endoscopic retrograde cholangiopancreatography：内視鏡的逆行性胆道膵管造影）を利用した内視鏡的な砕石術，あるいは閉塞解除術によって治療します。要は総胆管結石をとって，胆管の詰まりを取るのが胆管炎の治療，だから消化器内科の先生が呼ぶべき医者です。

胆嚢炎の場合は，胆嚢摘出術がファーストチョイスですから，外科医に胆嚢を切ってもらうということになります。呼ぶ医者が全然違うわけです。簡単に言うとそういうことです。

夜中に当直している研修医が呼ぶ医者を間違えたときは，生命予後が著しく減退します。

（一同笑い）

 ぼくも1年目の医者のとき，やらかしましたけどね。体中をものすごく痛がっている患者さんで，ちょっと触ると「痛って〜！」とものすごく泣き叫んでいる男性がいて，ぼくの今まで経験でこんなにのた打ち回って痛がっているのは，多発骨折に違いないと思って整形外科の先生を呼んだんですね。1年目の医者の経験ってたかが知れているんだけどね。

そしたら「馬鹿ヤロー，これは横門筋融解症だ」って言われました。沖縄中部病院の先生は，スーパーローテートを昔からやっていたので，外科の先生でも結構内科のこと知っているんですよ。

横門筋融解症は，横門筋が脱水や熱中症で壊れて，体中が痛くなる病気で

す．整形外科の先生もちゃんと筋肉の病気もよく知っていて，「呼ぶ医者，間違えてるぞ！ ボケ」って昔はよく殴られたもんです（笑）

あと統合失調症の患者さんで，すごくお腹が腫れていて，パンパンになって腫れている人がいたので，これはもう腸閉塞に違いないと思って，消化器外科の先生呼んで「腸閉塞です，解除してください」って言ったら，全部オシッコでした．尿閉だったんですね．
統合失調症の人で，ものすごく水を飲んで，膀胱がものすごく腫れ上がっているのに，まだ水を飲んでいたんですね．フォーリーカテーテルという尿道カテーテルを入れたら，バーッてオシッコが出てきて，お腹がシューッて沈んでいきました．それで怒られたことがあります．
というように夜中に呼ぶ医者を間違えると非常にやばいんですが，そういう失敗を経て，少しずつ経験知を積んでいくということもありますから，まあ失敗も大事ですかね．
ありがとうございました．はい次行きますよ．野村さん．「急性胆嚢炎の治療法は？」というタイトルですね

ぼくたちの班は，急性胆嚢炎の治療法について調べてきました．基本的には外科的治療が中心となります．急性胆嚢炎が見つかった場合は，入院期間の短縮のために，なるべく早期に外科手術が行われる傾向にあります．特に緊急手術の適応になるのは，膿胸，気腫性胆嚢炎などの合併症が疑われたり，急性胆嚢炎の確定診断がされた場合です．このような合併症のない患者は，症状の進行や続発する合併症を予防するために早期の手術を必要とします．
待機的手術の適応となるのは，急性胆嚢炎の確定診断ができない場合か，全身状態が悪い場合があります．近年は炎症を比較的早く安全に消退させられるようになったために，一旦保存的治療をしたあとに手術を行うケースも増えてきています．
内科的治療としては抗菌薬の投与を行います．抗菌薬の投与によって術後の合併症が減少します．以上です．

岩田　はい，ありがとうございました．最後のところ「一旦保存的治療をした後で，手術をするケースが増えてきている」って，これはどこの文献に書い

てありました？

野村　「急性胆嚢炎の手術適応と化学療法について」です。

岩田　はい。それは誰の論文ですか？

野村　あ，調べてないです。

岩田　だって論文を読むときに，ちゃんと著者名が書いてあるでしょうよ。誰が書いた論文だった？

野村　……えーと，長瀬正夫さんでした。

岩田　どこの雑誌に書いてあったの？

野村　1977年の日本外科……字が読めないんですけど[22]。

岩田　1977年のこの論文を読むことに決めた理由はなんですか？　みなさん，まだ生まれてないと思いますけど。

野村　えっと，なんか読みやすいからみたいな。

岩田　ダメ。読みやすいという理由で選んではいけません。1977年の記載で「最近では何々が増えてきている」という記載が，40年後の今，2017年の世の中で役に立つと思いますか？

野村　思わないです。

岩田　思わないよね。読みやすいとかいう安直な理由で文献を選んじゃダメです。そもそも文献はちゃんと著者名も書いて，雑誌名も書いて，年，号，ページ，を書くって昨日教えたでしょう？　ちゃんとルールを守りましょうね。
　　　抗菌薬を投与していれば術後合併症は減少するというのはどこに書いてあったの？

野村　『ハリソン内科学』です。

---

[22] 長瀬正夫，谷村　弘，竹中正文ほか．急性胆嚢炎の手術適応と化学療法について．日本外科宝函（ニホンゲカホウカン）．1977；46（4）：462-5

岩田　へえ。できれば「減少する」というところの具体例がほしかったですね。教科書も書名だけじゃなくて，ちゃんと何版かも示さなきゃダメだよ。これは一番新しいやつ？　あなたが読んだハリソンは何色だった？

野村　……。

岩田　友だちの顔には書いてないよ。

野村　えーと……わからないです。

わからないですね。なぜならあなたはハリソンを読んでいないからですね。発表の口調ですぐにわかりましたよ。

グループ学習をするときは一人ひとりがちゃんと原典にあたって全員が一緒になって学習して，そして結論を導き出さなければ，ただここで日本語を朗読しているだけでは意味がありません。それは医学生の仕事ではありません。中学生にでもできることです。そんなことやってちゃダメだよ。はい，次行きます。宮本さん，「急性胆嚢炎（および胆道結石症）に関連する重大疾患はあるか」というタイトルですね。

ぼくたちの班は原医として多い結石性による急性胆嚢炎について，さらに掘り下げるために胆石症の合併疾患および関連疾患について調べてみました。胆管炎／癌，胆嚢炎／癌，肝内胆管癌（肝内胆石の場合），急性膵炎，イレウスは比較的気づきやすいものです。このほかに合併疾患として心血管疾患があるということで，胆石と心血管疾患の関連について調べました。

「胆石症の罹患の有無」と「心血管疾患の罹患度」の関連についてメタ解析を行っている論文がありました[23]。

胆石症がある人とない人の過去のデータを持ってきて，これを比較して分析した結果，心血管疾患のリスクのハザード比が 1.28（95％ CI：1.23-1.33），オッズ比が 1.82（95％ CI：1.47-2.24），冠動脈疾患のリスクのハザード比が（95％ CI：1.14-1.51）であって，有意差がありました。論文

---

23) Upala S, Sanguankeo A, Jaruvongvanich V. Gallstone Disease and the Risk of Cardiovascular Disease：A Systematic Review and Meta-Analysis of Observational Studies. Scand J Surg. 2017；106（1）：21-7

では胆石症患者は胆石症じゃない患者よりも心血管疾患の可能性が高いという結論でした。

考察です。胆石症と心血管疾患は共通のリスクファクターが存在し，論文の結論としては胆石症と心血管疾患の関連はあるとなっていました。ただしこれはメタ解析で，胆石症があるから心血管疾患があるのではなくて，因果関係についてはわからないということでした。それを受けて私たちの班は，関連はあるということなので，胆石症患者あるいは既往歴として胆石症がある人がいたときに，心血管疾患の可能性や危険性を念頭に置く価値はあるのではないかと結論付けました。以上です。

岩田 ありがとうございます。ハザード比とオッズ比はどう違うんですか？

宮本 オッズ比は特定の集団の中である事象が「起きない」を分母に，ある事象が「起こる」を分子に持ってきて，オッズを比較したものです。ハザード比はどういうふうに求めるのかまだ理解できていなくて，ただリスクが何パーセント増加するとか，あるいは何パーセント減少するかを数値化したものという理解をしています。

岩田 はい，いい答えだと思いますね。ハザード比は難しいんですよ。ぼくも，うまく数式では説明できないんです。時間の生存曲線カーブを描くときに，時間が経過していくうちにイベントが起きる・起きないを比べてそれを計算して比を出したものがハザード比です。ちょっとぼくみたいに数学が苦手な人にはうまく説明できないんですね。ただ，解釈はオッズ比とだいたい同じで，2つのグループの効果の違いが割合（分数）で表されます[24]。

オッズ比はあなたが言ったように，オッズとオッズを足してその比を取るのがオッズ比なんです。これ以上細かいこと言わなくていいかな。よくできました。胆石症そのものが心血管リスクになるみたいな話題もあるわけですね。

次，岡部さん。これは「急性胆嚢炎に合併する疾患にどのようなものがあるか？」

---

24) 神田英一郎，藤井朋子 訳．エモリー大学クラインバウム教授の生存時間解析，サイエンティスト社，2015

合併症には胆嚢壊疽と胆嚢穿孔があります。胆嚢壊疽の基礎疾患として著しい胆嚢緊満，血管炎，糖尿病，化膿症，動脈閉塞をきたすような胆嚢捻転症が挙げられます。胆嚢壁の虚血，および部分的あるいは組織的な壊死により胆嚢壊疽が発症し，この胆嚢壊疽を基礎として穿孔に至るという報告があります。

限局性の穿孔であれば，通常は大網によって覆われるか，胆嚢炎を繰り返すため，周囲との癒着が生じて塞がれますが，胆嚢腔が隔絶され内容物に細菌が重複感染すれば胆嚢周囲膿瘍を形成します。開放穿孔の頻度は低いですが，致死率は約30％となっています。開放穿孔は汎発性腹膜炎の徴候を示すことになります。

急性胆嚢炎のうち胆嚢穿孔をきたす頻度は2〜11％と報告されています。穿孔をきたす頻度は，手術を施行された急性胆嚢炎を対象とする研究で高く報告されていました。また疫学の分野からみて，男性・高齢者の症例に多くみられることも報告されています。胆嚢穿孔をきたす症例は重篤化例として分類されています。

それらの合併疾患として化膿性胆嚢炎や瘻孔の形成などが挙げられます。以上です。

岩田 はいありがとうございました。合併症ってすごく大事ですよね。次は，松永さん，お願いします。

ぼくたちは「急性胆嚢炎に対してβラクタム系抗菌薬がいかなる薬理作用を示すか？」を調べました。

「急性胆管炎・胆嚢炎診療ガイドライン2013」によると，急性胆嚢炎の初期治療では抗菌薬の投与を行うことになっていて，目的は軽症例では細菌感染を合併して重篤な病態へ進行することを予防することと重症例では胆嚢摘出術までの治療を行うことです。この際，投与される抗菌薬は，βラクタム系のペニシリン系，セファロスポリン系，カルバペネム系が優先されます。この3つのどれが一番優先されるかは特に定められていないとありました。

βラクタム系の薬理作用は細菌が持つ細胞壁を構成するペプチドグリカンの合成を阻害することです。ペプチドグリカンは糖ペプチドポリマーで，糖ペプチド同士がペプチド転移酵素の働きにより互いに架橋構造を形成し

て結合するという，この合成過程におけるペプチド転移酵素を抑制することによって細胞壁の合成を阻害し，細菌が正常に発育できなくするものです。

これに関する論文をあたってみました。胆嚢摘出手術では，術前だけでなく術後にも抗菌薬を用いることがあるらしいんですが，これに関して手術前のみ抗菌薬を投与した場合と，手術前と手術後に抗菌薬を投与した場合で，術後感染率の明確な差がみられなかったという論文がありました[25]。この論文は150人の患者に対して行った研究で，術前投与のみで73人と術前・術後投与で77人でした。それぞれ分けた場合，73人に対しては3人で4.1％であって（？）

岩田 何が？

松永 術後30日までの感染症の発症率が術前投与の場合は4.1％，術前・術後投与は3.9％とそこまで術後感染症の発症率に差がみられなかったということです。この筆者は12％ぐらいの発症があると思ったらしく，600人ぐらいに対して行ったほうがよかったんじゃないかと書いてありました。

個人的に思ったこととしては，もし術後に投与する必要がなくなった場合は余計な量を使わないで済むので，節約につながったり，副作用が起こる可能性が減るというようなことは思いました。以上です。

岩田 はい，ありがとうございました。

ここは今でも揉めているとこです。まあ胆嚢をとっちゃえば感染部位なくなっちゃったんだから，もう抗生物質はいらないじゃないという発想もあるんだけど，なんとなく気持ち悪くて数日間続けたりすることが経験的には多いです。この辺は検証をこれからやっていくところなんですね。

ちなみにこの2013年のガイドラインでは，抗菌薬はβラクタムに加えてアミノグリコシドを加えるようにという推奨が出されていたはずです[26]。

---

[25] Loozen CS, Kortram K, Kornmann VN et al. Randomized clinical trial of extended versus single-dose perioperative antibiotic prophylaxis for acute calculous cholecystitis. Br J Surg. 2017；104（2）：e151-7
[26] 編注：アンピシリン/スルバクタムを選択する場合のみ，アミノグリコシドとの併用が推奨されている。http://minds4.jcqhc.or.jp/minds/TG/CPGs_TG2013_Ch07.pdf

それに対しては，実はぼくらが反論のデータを送っています[27]。

TG13，東京ガイドライン2013に対して神戸大学や神戸中央市民病院では，アミノグリコシドなんて加えなくてもβラクタムだけで治療してうまくいっていますという意見です。アメリカだと耐性菌が多いので，アミノグリコシドを加えるという内容なんですけど，ここはアメリカじゃないのでアミノグリコシドはいらないだろうという反論をしました。著者たちも「まあ，おっしゃるとおりです」という返事をしています。

最初に申し上げたとおり，ガイドラインであれ，論文であれ，教科書であれ，絶対に正しいという保証はどこにもないわけですね。そこには必ず反論の余地もあるわけです。それに対して，「そんなことないんじゃないの？」とこちらのデータを示すことは，ままあるわけですね。著者はそれに対してまた意見を繰り返す，これをレターといいますね。

コミュニケーションとは何か

昨日も少し説明しましたが，レターを出すことによってコミュニケーションが生まれます。このコミュニケーションを継続していくことで，さらにベターなガイドラインができる。ガイドラインは最終産物ではなくて，何年かごとに改訂されるわけです。改訂されるということは，改善の余地があるということです。つまりパーフェクトではない。

だからよく「ガイドラインに書いてあるから正しい」という言い方がありますが，そうとは限らないわけです。ガイドラインに書いてあっても，間違っていることはいっぱいあって，だから改訂が必要なんですね。新しいエビデンスが積み上げられていくにしたがって，その考え方も変わっていきます。

ちなみに，日本の学術誌ではレターという習慣を持っていないところがめっちゃ多いんですよ。つまり日本の医学会は，コミュニケーションはほとんどとらない。明日からぼくは学会に行って，ワクチンに関するシンポジウムに出ます。日本の学会のシンポジウムは演者が4人ぐらいいて，1

---

27) Iwata K, Doi A, Matsuo H et al. Re：TG13 antimicrobial therapy for acute cholangitis and cholecystitis. J Hepatobiliary Pancreat Sci. 2014；21（2）：E10

人1人発表して，質問を聞いてそれでおわりなんです。つまり演説しておわりなんですよ。

だけど，アメリカやヨーロッパの学会に行くと，そこでは丁々発止のディスカッションが行われているんです。ぼくが発表すると「それはおかしいんじゃないか」とか「こういうふうにしたほうがもっといいんじゃないか」とか「そこはいいとこだよね」とか，肯定的であれ否定的であれ，いろんなダイアローグがあって，コミュニケーションが続くわけです。これを日本でやると人格否定とか人物批判と曲解される。恨みを買う。「コト」の議論ではなく「ヒト」の議論になってしまう。なので，年上とか目上の人には反論できない，みたいな変な話になる。

鷲田清一さんという前の大阪大学の総長で，いまは京都市立芸術大学の学長の哲学者の方がいます。彼はコミュニケーションを定義しています。みなさんはコミュニケーションって何だと思いますか？

「言葉を使うかどうかを問わず，自分の意思を相手に理解してもらうこと」だと思います。

岩田　うん。自分の思っていることを相手に理解してもらおうとすることはコミュニケーションではない，と鷲田先生は言ったんです（笑）

鷲田先生のコミュニケーションの定義はこれです。「コミュニケーションとは，そのコミュニケーションをとったあとで，自分が変わることができる覚悟ができているというやり方で行われるものである」

言っている意味わかりますか？　つまり，相手にわかってもらうんじゃなくて，**自分が変わる覚悟ができている**ということが大事なんです。

小林秀雄[28]はこう言ったわけです。日本で行われている議論はほとんど説得に過ぎない。演説に過ぎない。つまり自分の言いたいことを主張して相手をひん曲げてやろう。だけど自分は絶対に変わらない。それが日本で行われているよくある学会の話です。

小林はまた，「雄弁」という言葉も使いましたね。要は「お前ら変われ」と言い続けているだけなんです。でも私は変わらない。そんな人たちの

28）小林秀雄〔人名〕（1902-1983）：批評家，編集者。日本における近代批評を確立した。主著は『私小説論』『ドストエフスキイの生活』など。

言っている言葉で，人は変わりますかね？　変わらないですよ。自分も変わってもいいと思ってはじめて，相手も変えることができる。

ぼくは急性胆嚢炎の感染症の関与は半分以下だと思っていました，今日この日まで。だけど，さっきの発表でハリソンに書いてあるという発表を聴いて，自分でも確認して，実は感染症の関与は多いんだと意見を変えました。そういうふうに自分がいつでも変わる準備ができていてはじめて，相手に対してものを言うことができる。これがコミュニケーションです。

したがってレターを出しあってお互いが変わっていく，それを連続していくことで，学術は進むんです。学術とはコミュニケーションなんです。

ところが日本では，ほとんどの場合は演説にすぎなくて自分は絶対に変わらない，相手だけは変えてやろうという人たちが，4人ぐらい集まってシンポジウムをやるわけです。だからシンポジウムをやる前とやった後で，一人ひとりの意見はまったく変わりません。それぞれの立場の違いを強調するだけです。そして pros and cons に分かれるケースがめちゃくちゃ多いわけです。

だって『朝まで生テレビ』がそうでしょう。番組が始まったときと終わったときで意見がココッと変わった人なんて一人でもいますか。いないでしょう。ということは，あの人たちのやっている議論は何も動かしてないということを意味しています。

言いたいこと言い合って，誰も説得されないし感化もされてないということは，要するにあの議論は全部無駄だったということになるわけです。朝まで。

（一同笑い）

岩田　みなさんに持ってほしいのは**変わる勇気**です。自分たちが変わることができなくて相手を変えることなんて，できっこないんです。自分たちが変わるという覚悟があるから，患者さんも変わるかもしれないんです。

たとえば患者さんがタバコを吸っていて，やめてほしいと言うとき「俺の意見は変わらないけど，お前だけ変われ」というのは卑怯でしょう。コレ，ちなみに結婚すると役に立ちます（笑）　奥さんとちょっと言い争いをしても，自分が変わる勇気を持てば最悪の事態は回避できる（笑）

ということで，サイエンスにおいて，「レター」という手段は非常に健全

な手段です。日本ではレターは著者に対して失礼な行為で，そういう無礼なことをしてはいけないという風潮があるわけです。特に目上の人に対してものを言っちゃいけないみたいな風潮があるけど，そんなことはおかしいわけです。なぜなら学術の舞台において，目上も目下もないんですよ。あるのは学問だけです。

💬 立場や経歴は関係ない！

ぼくは海外のいろいろなとこで仕事をします。去年はフィリピンで仕事しましたし，一昨年はシエラレオネでエボラ対策していました。でも年齢や卒後年数を訊かれることは絶対にありません。日本では新しい人と会うと必ず「あなたは卒後何年？」って訊かれるんです。場合によっては年齢を訊かれます。さらに「出身大学はどこ？」なんて訊かれることもあります。
世界広しといえどもこんな国は，ぼくが知っているかぎり日本だけです。外国に行ったとき，出身大学なんて絶対に訊かれません。ちなみにぼくは島根医科大学卒業ですが，どこの国に行っても知りませんよ，そんな大学（笑）
みなさん，笑いますけど，神戸大だってたぶんみんな知らないですよ。神戸といって，外国人が知っているのは肉だけ。

（一同笑い）

岩　田　神戸大学は世界大学ランキングの中で300位から400位のうちのどこかみたいな感じでしょう。知らないですよ，みんな。
卒後年数は絶対訊かれないです。でも日本では必ず卒後年数を訊かれます。「先生，卒後何年目〜？」って。それから向こうから言ってくることもある。「先生，私，卒後10年目なんですけど」とかね。
これは何をやっているかというと，上から目線でものを言っていいか，自分は下手に出るべきかの値踏みをしているんですね。卒後年数が上なら「おい，コラ」って言い方をして，下だったら「すみません」って言い方をするみたいな感じなんですね。

そんな面倒くさいことやるの日本だけで，どこの国に行ってもそんなこと訊かれないし，訊いたら失礼です。もっというとアフリカでエボラ対策をしていたときは，そもそも職種すら訊かれません。自分がドクターなのか看護師なのかは関係なく，**自分に何ができるか**ということしか訊かれないんです。たとえば，疫学調査ができるとか，病院を建てることができるとか，患者さんのトリアージができるとか。別に職種がドクターだってナースだって関係ないわけですよ。

そういうことをいちいち訊いて，その人の立場を確認して，何を言っているかではなくて，どういう人なのかを基準にしてものを言うというのが，日本の悪いところです。

非常に学術的ではありません。どちらかというと政治的になるわけです。ぼくはそういうことを一切無視しているから，教授会で嫌な顔されるんです（笑）　目上の人にも平気でズケズケものを言うから。ま，それはいいんですけど。

みなさんももちろん言っていいですよ。ぼくがおかしなこと言ったら，それはおかしいと言えばいいんですよ。それが学術なんです。別に学生だから教授に楯突いちゃいけないなんてことまったくありません。

ただし紳士的にですよ。いきなり殴りかかってくるとかは，やめてください。最近は世知辛くて，東京のほうでは学生が歯科医師を刺したりとかして，もう油断も隙もないですよね（笑）

あの，みなさんのガールフレンドには，ぼくは絶対に手を出さないですから，襲ってきたりしないでくださいね。

（一同笑い）

 さて，いくつか発表が残っていますが，ちょっと重複が多いということと，まあ時間も来ましたので，一応これでみなさんの発表はおわります。で，また次回以降，ほかの人にも発表の機会がありますので，とにかくみなさんよく頑張ってきました。お疲れ様です。じゃあ，次は午後に会いましょう。

昼休み

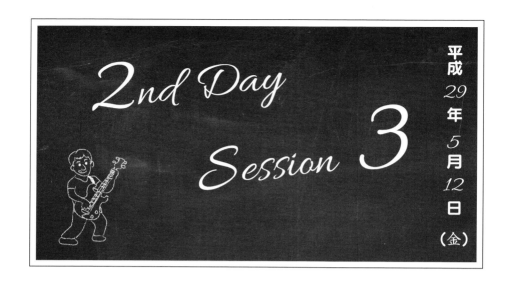

みなさんの発表で質問や意見はありますか？　できれば，ほかのグループの発表を聞いて，そこで自分たちで質問を出せるようにしてほしいんですね。ちょうど午前中にぼくがいくつか質問したでしょう。みなさんでそれができるようになることが大事です。

それからグループ発表を準備するときは，みんなで議論して，発表のときにこんな質問が来るんじゃないかという想定問答を考える。それに対する対応策，傾向と対策を議論して，練り上げることが重要です。

プリントは1枚だから，たいした量じゃないんだけど，ただ教科書を読んで写すだけじゃなくて，その内容で突っ込みが入らないか自分の中で考えることが大事です。もちろんグループの誰かに任せて，自分は何にもしないで朗読するだけ，なんてもってのほかですね。

さて，今日の症例にいきましょう。

60代の男性，3日間の熱と腹痛で受診して，最終的に胆嚢結石を原因とする急性胆嚢炎と診断された患者さんです。抗菌薬で治療をされて，そのあとで胆嚢摘出術，cholecystetomy がなされました。つまり，昨日と同じ患者さんです。

その腹腔鏡下の胆嚢摘出術をした3日後に39℃の発熱をしました。みな

さんがこの患者さんの主治医だとして，看護師さんに病棟で呼ばれるわけです。「先生の患者さん，熱を出しています」さて，この患者さんにどうアプローチしたらいいでしょうか？　今からみなさんでディスカッションしてください。どうぞ。

話し合い中

岩田：はいじゃあ，そこでストップしてください。
古畑さん。そこのグループで話し合ったこと教えてください。

古畑：可能性としては何か感染症が起きたか，自己免疫系の熱が出たか，もしくは薬剤のアレルギーか，いろいろな臓器の不全症か何かかな，と。

岩田：最後がよくわからない。

古畑：肝臓や腎臓の機能不全の可能性があると思います。

岩田：なるほど。オッケー。その中で一番可能性が高いものは何だと思う？

古畑：術後なので感染症です。

岩田：なぜ手術の後だと感染症が起きるの？

古畑：体が弱っているから。

岩田：なるほど，面白いね。

二元論を捨てよう。
　　　　可能性は常にある

岩田：さて，みなさんは何かを考えるときに可能性がある，ないという二元論を捨てましょう。イエスかノーかという疑問の立て方は非常に初歩的で，素朴で，そしてある意味，幼稚な問いの立て方です。
臨床現場で可能性があるか・ないかといった質問に対する答えのほとんどはイエスです。感染症の可能性はあるか？　あります。自己免疫疾患の可

能性はあるか？　あります。薬剤熱の可能性はあるか？　あります。その他肝臓や腎臓の機能不全の可能性は？　もちろん，あります。したがって常にイエスである問いは，問うても意味がないということになりますね。**つまり100％正しい問と答は現場においては意味がないんです。**
大事なのは可能性があるか・ないかというイエス・ノー・クエスチョンではなくて，可能性がどれぐらいあるかという程度問題のクエスチョンです。つまり0〜100％のうちどのへんにあたるか，ということです。それは99％起こっているに間違いないであろう事態なのか，fifty fifty なのか，0.1％にしか起きないけど捨ててはいけない可能性なのか，0.0001％ほとんど起きないことなのか。そういう程度問題として扱うことが大事です。これ実はかなり一般化可能なことで，世の中ほとんどすべての問題はイエス・ノー・クエスチョンにしてしまうと意味がなくて，程度問題に置き換えると役に立つんですね。

（学生を指して）石川くんがいま大腸癌になっている可能性はあるか？　あるかと訊かれたら「ある」としか言いようがないですよね。じゃあ何％ぐらいあるか。限りなくゼロに近い可能性と言うべきでしょうね。なぜなら，年齢を含めて大腸癌のリスクファクターをぼくが知っている限りひとつも持ってないからです。大腸がんは50歳すぎてからだんだん増えてきますから。だから大腸癌のスクリーニングも50歳以上の人に勧められているんです。
このように0〜100までのスケーリングを付けた質問にすると，答えはたくさん可能性があるわけです。1％，5％，70％，80％。しかしながらイエスかノーかのクエスチョンにしてしまうと答えは2つしかないわけです。そしてその答えはほとんどイエスなんです。
地球の平和は大事か？　答えはイエスに決まっています。原発の事故が起きたときに，莫大な被害が発生する可能性はあるか？　もちろんありますよ。今すぐ神戸大学に隕石が落ちてきて，われわれがみんな死んでしまう可能性はあるか？　もしかしたらあるかもしれない。でも隕石が落ちてくる可能性があるかという答えがイエスだったとしても，それに対してぼくらは何も対応ができないじゃないですか。
逃げます？　逃げたって逃げた先にまた隕石が落ちてくるかもしれない

じゃないですか。

（一度笑い）

岩田　この話を3年ぐらい前にしたときに，ちょうどロシアに隕石が落ちたんですよ[29]（笑）本当に起きるんだなと思ったんですけど。まあ隕石も落ちるわけですよ。このように可能性あるかと訊かれればあるんですが，そんなこと言ったってどうしようもないわけです。

ぼくらは医療現場において，自分たちができることに対して，問いを立てなければいけない。自分たちが何かをしてそれが患者さんの予後を変える，患者さんの運命を変えるときにはじめて意味がある。だから患者さんの上に隕石が落ちてくるかもしれない可能性なんて考えても，ぼくらには何にもできないですよ。

このように100％イエスである問いの答えは問うても意味がない。したがって，この人に感染の可能性があるかないかを問うのではなくて，この人は感染の可能性が何％ぐらいあるかを訊かないといけない。それが1％だったらしばらく経過観察でいいかもしれないし，これが80％なら診断して治療しようという話になるわけです。

個別化か，一般化か

もうひとつ。これに関連してみなさんにいいことを教えておきますね。患者さんを診るときに，必ず個別性と一般性に注目してください。つまり，この患者さん特有の話でほかの患者さんとは違うことと，どの患者さんにでもapplyできる一般法則の2つに分けてほしいんです。

どういうことかというと，ある患者さんにおいてその患者さんしかapplyできないことがあります。たとえばデイリーニュースを読むのが好きだとかね。

患者さんがデイリーニュースを読むかどうかは，実は臨床的にはわりと大事な問題でして，大体この界隈の人はほとんど阪神ファンなんですけど，

---

29) チェリャビンスク隕石。Chelyabinsk meteor. In：Wikipedia [Internet]. 2017 [cited 2017 Sep 22]. Available from：https://en.wikipedia.org/w/index.php?title=Chelyabinsk_meteor&oldid=799898050

デイリーニュースを読むのが大好きなんですね。朝，デイリーニュースを読んでいるときに回診に行くと，機嫌悪くされるんですよ（笑）そういう人には読みおわった後ぐらいに行かないといけない。

あと大相撲が大好きな人もそうですね。夕方の17時50分ぐらい白鵬と琴奨菊が相撲をとっているときに診察にいくと，ものすごい機嫌を悪くします。だからせめてその取り組みがおわったころに行かないといけないわけですね。これはウソみたいな本当の話です。でもそれは，佐藤さんなら佐藤さんが，琴奨菊が見たいというだけの話であって，すべての患者さんの回診を大相撲からずらさなきゃいけないということではないですよね。だから一般化はできない。

手術のあとは感染症が起こりやすくなる。これは一般化できる，手術患者すべてに当てはまる一般法則です。その理由として，術後に免疫が下がるというエビデンスはどこにもありません。しかし手術において決定的に感染のリスクを上げるものがあります。それは切開です。人間の免疫機構というものは，決してT細胞とB細胞だけでできているわけではありません。細胞性免疫と液性免疫だけが免疫を構成するわけではないのです。

われわれの最大最強の免疫機構，それは皮膚です。皮膚は物理的に微生物の体内の侵入をブロックしてくれる非常に強力なバリアです。それから最近わかってきたことによると，皮膚は単に物理的なバリアなだけではなくて，表皮にはいろいろな免疫細胞がくっついている。免疫タンパク質がついていて，これがinnate immunityというものを構成しています。これで病原性のある微生物の侵入を排除しているわけです。

それからすでに定着している皮膚常在菌の存在があります。皮膚の常在菌がいることによって，ほかからの異常な菌が入ってくるのをブロックしてくれるわけです。こういった常在菌，ICAMのようなたんぱく質，そして皮膚の物理的なブロックによってわれわれは感染症から身を守っているわけです。

「自然免疫」というワードが　　もたらす誤解

岩田

ちなみにこのinnate immunityは，日本の教科書によく「自然免疫」と訳されていることが多いんですが，これははっきり言って誤訳です。

Innateというのは「生まれつき」という意味です。生まれつき持った免疫機能という意味です。つまり，生まれたときから最初から備わっている免疫機能です。われわれが一般に免疫と呼んでいるものは生まれた後に，後天的に備わる免疫機能なんです。

たとえば，麻疹のワクチン打った後に麻疹に対する免疫ができたり，おたふくに罹った後にムンプスウイルスに対する免疫ができる。このように後で記憶する免疫が，われわれが言うところの，いわゆる「免疫」なわけです。それはメモリーT細胞を介して，液性免疫と細胞性免疫の各プレイヤーたちに命令が伝わります。それで結核菌をやっつけろ，麻疹ウイルスを排除しろという免疫機構が起動するわけです。それに対して，innate immunityは生まれつき備わった特定の病原体ではなく，どんな病原体にもアプライするよりジェネラルな免疫機能です。

ところがこれを「自然免疫」と訳してしまったがために，非常に大きな問題が起きました。「自然」と訳してしまうと，何か自然志向とかナチュラル志向，エコにやさしいみたいなイメージがあるわけです。それを強調する人がいるんですね。ネットで「自然免疫」と検索するとデマばっかり出てきます。Innate immunityは単に生まれつき備わった免疫機能というだけです。でも「自然」というと，ナチュラルとか，人工的・工学的なものがないとか，合成物を使っていませんとか，ファンタジーとか，森の中で暮らそうとか……よくわかりませんけど（笑）とにかくそういう雰囲気だけは醸し出しているので，すごくいい免疫みたいなイメージがあるわけですよ。

これが先に進んでしまうと，今度は後天的なT細胞やB細胞の免疫機構が，何か人工物が入った医学的なすごく人為的な免疫みたいな，そういうイメージを醸し出すわけです。そしてワクチンはよくないみたいな話に持っていかれて「ワクチンはよくない。やっぱり自然免疫が大事よね」みたい

なことを言い出すわけです。よくあります。

Innate immunityはもちろん強力ですが，どちらかというとすべての病原体にあまねく対応する免疫機能です。逆に言えば，特定の病原体に対して特にスペシフィックに働くわけじゃないので，相対的には個々の病原体に対しては弱い免疫です。言ってみれば町のおまわりさんみたいなものです。いろいろな問題に対応してくれるけど，ものすごく強力なわけじゃない。これがたとえば麻疹のワクチンによって得られた後天的な免疫は，超強力な免疫で麻疹のウイルスにスペシフィックに立ち向かってくれる。麻薬Gメンみたいな存在なわけです。

だから，強さ・弱さで言ったら当然acquired immunity，後天的な免疫のほうが強いわけです。しかしながら「自然免疫」みたいな訳語をつけてしまったがために，ワクチンは人工的に免疫をつけているのでよくない，やっぱり私は養殖の食べ物は嫌いだ，農薬は使うべきじゃない，そういう変な方向にもってかれるわけですね。これ非常に迷惑しています。

町の婦人会の講演に呼ばれると，こういうのを一生懸命説得しなきゃいけないんですよ。「でも農薬の入った蜂蜜はダメでしょう？」とかそういうことを言われてですね。こういう人たちがちっちゃい子どもに蜂蜜をなめさせてたりして，ボツリヌス症を起こしたりするともうホラー映画的な皮肉になってしまう。

（一同笑い）

岩田　一番怖いのは自然界なんですからね。自然界をなめたらすぐやられちゃいますから。こんなところで怒ってもしょうがないんですけど。

というわけで，皮膚は非常に強力な免疫機構です。したがって，皮膚が欠損した患者さんはきわめて感染症に弱い。典型的なのはやけど，特にⅢ度のやけどで（熱傷面積が）70％みたいな患者さんは感染症必発です。とにかく焼身自殺を試みるのはやめてください（笑）　あと放火もやめてください。もしみなさんの中に今夜放火してやろうという人がいたら，放火じゃなくてもっと別の方法をとってください。感染症的にいうとやけどの患者さんのICUのケアはきわめつけに困難です。

冗談はこれくらいにして，あとは低出生体重児ですね。800〜900gぐらいしか体重のない，もうほとんど紙みたいな皮膚をしているちっちゃい子ど

もも非常に感染症に弱い。

それから，天疱瘡とか類天疱瘡のような自己免疫性の皮膚疾患，皮膚の移植後の患者さん，乾癬，アトピー性皮膚炎といった皮膚疾患がある人は非常に感染症に弱いわけです。皮膚って本当に大事ですね。

そして手術もまた皮膚に人為的に傷をつける行為です。メスで傷を入れて，そこに病原体が入る余地をわざわざ人工的に与えているわけです。だから術後の患者さんは感染症に弱いんです。術後の患者さんはいろいろな感染症になります。肺炎にもなるし，尿路感染にもなる。けれど一番恐ろしいのはこの創部感染です。surgical sight infection，われわれがSSIと言っているものです。

これは一般化できる法則です。術後の患者さんは感染症を起こしやすい。特に起こしやすいのはSSIだということですね。

みなさんは5年生になるとベッドサイド実習で患者さんを診ます。ここでみなさんは，なぜ実習をしなきゃいけないのかを考えてほしいんですよ。なぜ生身の患者さんで実習をするのか。なぜ座学で教科書を読んで，ネットで調べるだけではダメなのか。

ぼくの意見では，それは一般化と個別化の峻別をするための訓練，と大胆に換言してもいいと思っています。誰もそんなこと教えてくれないと思うのでぼくが言っときます。そして，これを間違えると，しばしば臨床上の失敗が発生します。ここでよく失敗するんです。だから失敗しないようにしてください。

なぜなら，われわれ日本の医学生や医者は，経験主義に冒されているからです。

💬 なぜノウハウ主義ではいけないのか

経験主義とは経験をたくさん積んでいくと，何かいいことが起きるという主義です。ノウハウ主義といっていいかもしれない。つまり，みなさんが研修医になって病棟に行くとノウハウを教わるわけです。朝，患者さんが来たらこうやって採血しとけとか，レントゲンをこういうふうに撮れとか，心電図はこんなふうに撮れ。あるいは患者さんが熱を出したら，この

検査とこの検査やってこの薬出しておけ。これがノウハウです。
ノウハウ主義のいいところは，いろいろなバリエーションのノウハウを積み上げていくことによって，みなさんの対応能力が高まっていくところにあります。たとえば熱発した患者さんに対してはこうしなさいと教われば，次に熱発した患者さんをみたら同じように対応すればいい。このようにいろんな経験を積み上げて1年目，2年目，3年目と患者さんを診る数がだんだん増えていくと，みなさんの対応能力も高まっていきます。そして5年，10年も経てば病棟で起きるあらゆる事象に対しての知識の蓄積，経験の蓄積ができて，ほぼ対応できることになります。これがノウハウ主義のいいところです。

ノウハウ主義のいけないところは，そのノウハウが間違った教わり方をしたとき，それを修正できないことです。そして間違い続けるわけです。ノウハウ主義のもっといけないところは，そうやって間違える可能性があるにもかかわらず，年数を経ていくうちにみなさんの表面的な対応能力が高まっていって，病棟で困ることがほとんどなくなることです。
1年目のときはずっと困っていますよ。何もできないと，いつも泣きべそかいているんだけど，3年目になるとあれやこれやできるようになって，だんだん鼻息が荒くなって，ナースにタメ口を利くようになって，いっぱしの偉い医者っぽい顔をするようになる。10年目ぐらいになるともう誰の言うことも聞かない。そして勉強しなくなります。
だって勉強しなくても，ノウハウがあれば対応できるんだもん。ノウハウがあれば病棟で困らない，外来でも困らない。鼻水を出していればこの薬，ノドが痛ければ抗生物質，頭痛だったら頭痛薬，眠れなかったら睡眠薬，昨日言ったとおりです。ノウハウは蓄積されていくので，どんな患者さんが来てもそれなりに表面的な対応はできるのです。
だけど患者さんの根っこにある本当の問題には対応できていないし，その対応そのものが，実はエビデンスによって間違いだと証明されることもしばしばあります。でも，もう10年目ぐらいになると，別にいちいち医学論文を読まなくても対応できるから勉強しなくなるんです。つまり**ノウハウ主義の最大の問題は，年季のいった医者ほど勉強しなくなることです。**

「老害」と言われないために

みなさんはこういう言葉を知っているでしょうか。「老害」。
ぼくは外国語を勉強するのがわりと好きな外国語オタクなヘンタイでして，英語とかフランス語とかロシア語とかいろんな言葉を勉強しています。
どこの国の人も年を取れば，能力は落ちてくるんですよ。ぼくも最近老眼が進んできて，ちっちゃい字が見えなくなってきたり，あれができないこれもできない，正岡子規の名前も出てこない。老いてくれば肉体や頭脳の能力はだんだん落ちてきます。
みなさんはいま笑っていますけど，いつか来る道です。必ずみなさんにも肉体の衰え，能力の衰え，美貌の衰え。ま，衰える美貌があればの話ですけど。

（一同笑い）

岩田　そういうものが必ずやってきます。でもそれは世界のどこの国でも起きることで，別に日本に限ったことではありません。アメリカでもヨーロッパでもアジアでも南米でも同じ事は起きます。でも世界で老害という意味の言葉を持つ国をぼくは知りません。みなさん，知っていますか？　ぼくが知る限り，どこの国にも老害なんて言い方ないんですよ。
agingして衰えるという現象は世界，ユニバーサルに起きます。起きますが「老」が「害」とみなされる国は日本だけなんです。問題はなぜ老が害とみなされるかということです。なぜだと思います？　それは日本が年をとってくると構造的に害になるような仕組みをつくっているからです。
つまり医者の世界で言うと，年齢が上がっていくと勉強しなくなる，勉強しないから時代遅れになる，そして自分も気づかないし，誰も指摘しない。これが老害の構造的な姿です。
アメリカにぼくが非常に尊敬するローレンス・ティアニー・ジュニア（Lawrence m. Tierney Jr.）という医師がいます。神戸大学にも毎年やってくる先生です。「診断の神様」と言われていてきわめつけに診断能力が

高い。

以前，ぼくはティアニーのいるUCサンフランシスコに見学にいったんですね。彼は70歳以上なんですよ。それでも第一線で活躍しているなんてすごいですねって話をしたら，「ケンタロー，アメリカの病院は定年退職がないんだ」と。なぜかというと年を取ったことを根拠に人をクビにするのはエイジズム（agism），年齢差別だそうなんですよ。だからいつでも働けるんだよ，とティアニーから教えていただきました。

そうするとアメリカは労働者に対して非常に優しい国だと思うかもしれないけれど，そんなことは全然ありません。アメリカは年齢を根拠に人をクビにしないけれど，無能を根拠にあっさりクビにする国なんです。だから能力がなくなれば，お前は無能だという理由でクビにされます。したがって年を取っても能力はメンテしなきゃいけない。メンテできなかったらもうやめざるを得ないんです。日本よりもむしろ厳しいんです。

だからローレンス・ティアニーは『The New England Journal Medicine』，臨床医学において一番クオリティの高いジャーナルをボロボロになるまで毎週読んで，お尻のポケットに入れて，暇があるごとに読む。70歳を過ぎてもそういう努力を怠らないんです。

『The New England Journal of Medicine』みなさんが毎週，読んでるあれですよ。

……こういう嫌がらせは嫌いですか？

（一同笑い）

岩田 診断の神様と言われたからといって，努力をやめちゃダメなんですよ。努力をやめたら能力は落ちていきます。

昨日，ぼくが「英語の論文もちゃんと読みなさい」と言ったとき，みなさんの半分以上の人はすごく嫌な顔していましたね。なぜですか。だって神戸大学の医学生じゃないですか。ちゃんとレベルの高い英語の入試を通っているじゃないですか。なぜ英語の論文ごときで嫌がるんですか。みなさんの英語力はめちゃくちゃ高いはずですよ。入試の後も英語の勉強を続けていれば，の話ですが。

続ける努力

 でもみなさんのほとんどは大学に入ってから，もう英語の勉強をまじめにやらなくなりましたね。少なくとも高校生のときのintensityで英語の勉強を続けている人はこの中で何人いますか。片手で数えるほどしかいないんじゃないんですか。やらなかったら落ちるんですよ，力は。

みなさんがいくら頭のいいスーパー天才な才能を持っていたとしても，トレーニングしなければその能力は落ちるんです。これはスポーツの世界でもそうだし，音楽の世界でもそうだし，学問の世界でもそうなんです。

なぜみなさんはこんなに持って生まれた素晴らしい頭脳を親に与えていただきながら，18歳で努力をやめてしまうんです。勉強するのをやめてしまうんです。勉強しようとする意欲すら失ってしまうんですか。やめたら力は落ちるんですよ。みなさんはもうすでに神戸大学医学部に入学したときのエリートの能力を失いつつあるんですよ。そのことを自覚していますか。

「そんなことはない。俺は高校のときよりも勉強してるよ，ふざけんな」っていう人がいたら，非常にうれしいですよ。そういう人たちはすごく歓迎したい。18歳が人生のピークでいいんですか。スポーツの世界でも音楽の世界でも政治の世界でも，そして医学の世界でも，どんな領域であっても，人間のピークはもっと後にきますよ。医者のピークは40代，50代にあるべきなんですよ。そのころに努力のピークがあるべきです。

第一線で活躍している人は，みんな一人で努力しているはずなんです。イチローを見てください。カズを見てください。カズなんて50歳になってもまだサッカーやっている。かなりヘロヘロしていますけどね（笑）でも50歳であれだけ走れるってすごいことで，やっぱり人一倍努力しているはずなんです。努力だけじゃなくて工夫もしているはずなんです。

つまり年をとればとるほど，能力は衰えていくんだけど，衰えていくからこそもっと頑張んなきゃいけないんです。

ぼくは自分の頭の能力がどんどんdecline（劣化）しているという自覚があります。なので，おそらく，みなさんよりもたくさん勉強していると思

いますよ。みなさんよりも頭の回転が悪くて，記憶容量も少なくなっているからです。大学でポジションを得て教える側になったから勉強しない，なんて絶対にありえない。

ぼくこそみなさんよりも勉強しなきゃいけないし，みなさんも今よりも勉強しなきゃいけないんですよ。下の2年生，1年生よりもみなさんの頭の能力は明らかに落ちています。そうしないと20年後，30年後に，みなさんもまたこうやって若者に言われるようになります。あいつは老害だって。されたくないでしょう，そんな嫌な言い方。

先ほども申し上げたように，医学の世界ではノウハウ主義・経験主義はもう役に立ちません。通用しません。これが通用したのはインターネットがなかった昔の時代で，タコツボの医局制で，ほかの世界のことも全然知らなくてもよくて，そして患者さんをごまかせた時代だけです。

いまやトランスペアレンシー，透明化が進んで患者さんにもわれわれにもすべて見えるし，われわれのやっていることを第三者が評価するんです。それがエビデンスに基づいた正しいカッティングエッジで科学的なプラクティスなのか，昔からただ伝統的に踏襲している風習や経験に過ぎないものなのかは，すぐにバレる。カルテをひっくり返せばそれは見つかり，そして訴訟になれば負けます。

構造的に老害が存在することが許されるのは今だけで，みなさんがプロの医者になった頃にはそういうのは許されなくなります，間違いなく。

……何の話してたっけ？（笑）

💬 個別の経験を一般化するということ

ベッドサイドラーニングの話をしていたんでしたね。そのときに，ただ経験を積んで記憶するだけではダメです。日本人の学習者は，学ぶことは記憶することだと勘違いしている人が多いんです。でも記憶することが大事なのではありません。ある事象を一般化できるかどうかを考えることが大事なんです。

ぼくの教えていた研修医で，ある患者さんが肺炎になったんですね。そのときにぼくはゾシン®という抗菌薬を選んだんです。ピペラシリン・タゾ

個別の経験を一般化するということ

バクタムというペニシリン系の抗菌薬です。その研修医はそれを見ていて「あ，そうか。感染症になったらゾシン®を使えばいいんだな」と学んだ。これが経験主義です。

ところが，このゾシン®を使うという行為は，一般化できない選択なんです。これはそのときの特定の患者さんの個別の事例においては，ベストだと思われる抗菌薬であったのだけれども，感染症の患者さんすべてに出すべき抗菌薬ではないんです。

しかしながら，経験主義に染まってしまうと，「岩田がゾシン®を選んだ。だからゾシン®だ」という覚え方をするんですね。そしてその研修医は別の患者さんにゾシン®を出して，患者さんはその後容態が急変して，ICUに入室しなければならなくなった。この方はまったく別のタイプの肺炎があって，別の薬で治療しなければならなかったんです。

ただ経験して，記憶するだけではダメなんです。しかもみなさん，なまじ記憶力がいいばっかりに，覚えちゃうんですよ。正確に暗記してしまう。そして，別の患者さんが来たときに同じことをやって失敗する。これがこの患者さんしか通用しない薬なのか，ほかの患者さんにもapplyできる一般化できる法則なのかは常に区別し続けないといけないんです。それをしないで単にメモリーに入れているだけで，それを引き出すとノウハウ主義になっちゃいます。

そしてそれは患者さんの個別性を無視していいということを意味しません。患者さんの個別性も大事なんです。患者さんがデイリーニュースが好きだとか，ペニシリンにアレルギーがあるとか，全部大事なんです。でもそれは，その患者さんに対して示すべき配慮であって，次の患者さんに同じことをやっちゃダメなんです。

次の患者さんにやってはいけないことと，同じようにしなきゃいけないこと，これを区別し続けることが「実習」です。みなさんがベッドサイドで生身の患者さんを使って，患者さんの多くはそれを望んではいないんですけど，それを強いて頼んで学生さんに勉強させてくださいと頭を下げて，実習させていただくのはそのためなんです。それで，はじめて経験が活きるんです。一般化できることは次に伝え，個別のものは個別のものとして扱うことによって，はじめて経験主義が活きてきます。**経験がダメなん**

じゃないんです，ただコピー・ペーストしているからダメなんです。その違いを区別できるようになるのがみなさんのこれからのタスクです。

入院患者と外来患者の違い

入院患者さんが慢性疾患を急に発症することはめったにありません。これは一般化できる法則です。

日本の大学病院の平均入院期間は大体14日ぐらいですかね[30]。つまり関節リウマチや肺癌に**この14日間の入院のなかで急に発症することは**，確率的に非常に低いわけです。

したがって，胆囊炎で入院している患者さんが急に熱発したときに，いきなり自己免疫疾患を考える必要はありません。関節リウマチや全身性エリテマトーデスや，巨細胞性血管炎，高安病，そういったものは鑑別には普通は挙がらない。なぜなら，長い人生の間でかかるような慢性疾患を短期入院の中で発症する確率が，純粋に低いからです。

これは**入院患者さんと外来の患者さんではアプローチが違う**ということを意味しています。

入院患者さんにはいろいろな特徴があります。さっき言ったように慢性疾患を入院中に発症することは確率論的に低い。絶対ないとはいわないけどきわめて低い。繰り返します。可能性があるか・ないかではなく，可能性がどれくらいあるかが大事です。慢性疾患を入院中に発症する可能性はほとんどない。

それから，外来しかありえない感染症もあります。たとえば蚊に刺されて感染する感染症，これは病院の中で起きることはまずない。起こったら大問題ですね。入院中に発熱して，実はマラリアでしたなんて困りますよね。こういうことはまず起きないわけです。そういうことも含めて，入院患者さんと救急外来や一般外来に来る患者さんとは分けて考えることが重要です。

入院患者さんはたくさんの薬をもらっていますから，先ほど出てきた薬剤熱はよくあります。実はぼくが感染症じゃないかと熱の相談を受けるその

---

30) 神戸大学病院は平成27年のデータで15.3日。http://hospia.jp/hosdetail/1289900099

2〜3割は薬剤熱です。ま，逆に言えば，感染症内科医に相談がきたからといって感染症であるという保証はなくて，別の病気のこともしばしばだということです。

専門家とは
——オタクとプロの違い

岩田

そして，それはみなさんが将来 専門家になるときに，その専門の病気だけを勉強していてはダメだということです。みなさんが消化器内科医になりたかったら，消化器の勉強だけしていてはダメです。循環器の医者になりたかったら心臓のことだけ勉強していてはダメです。脳外科の医者になりたかったら頭のことだけ勉強していてもダメだということです。

そこには余白というか，専門外の能力や知識が必要です。みなさんが相談を受ける患者さんは実はそれとは関係のない病気のことだって結構あるんです。そのことも勘定に入れとかなきゃいけない。

音楽のファンと音楽の評論家は違います。つまりアマチュアとプロは違います。音楽のファン，たとえばクラシックのファンの人は朝から晩までクラシックを聴いている人です。クラシックの評論家はクラシックだけを聴いているわけではなくて，ジャズを聴いたりロックを聴いたりJ-POPを聴いたりして，それとクラシックの比較，違いや同一性を論ずることができる人です。あるいは文学とクラシックの関係，絵画とクラシックの関係，歴史とクラシックの関係を論ずることができる人がクラシックの評論家です。

朝から晩までクラシックしか聴いていないクラシックオタクとは違うということです。

つまり，**オタクと評論家の違いは相対化できるか，できないかの違い**なんです。したがって感染症オタクと感染症のプロの違いは，朝から晩まで感染症のことしか考えてないというヘンタイか，感染症以外のこともちゃんと考えて感染症mimic，感染症に似ているけどそうじゃないものをちゃんと峻別できるかの違いです。みなさんが感染症の医者になりたかったら，感染症の「プロ」になってください。そしてみなさんが別の領域のなにか

のドクターになりたければ，やはりオタクになっちゃだめです。オタクとプロは違うということです。

したがって，発熱患者でもぼくが今，感染症を教えているからどうせ感染症に決まっているだろうみたいな当てものをやってはダメです。そうじゃない可能性も考慮しなければいけない。という点で先ほど薬剤熱を指摘した古畑くんは素晴らしいですね。

というわけで，先ほど出てきた感染症の可能性，自己免疫疾患の可能性，薬剤熱の可能性，臓器不全の可能性は，ただ羅列するだけではなくて，それに重みをつけて考えることが大事なんです。

さて，ここで切りがいいので休憩にしましょう。10分間休憩にします。

 休憩

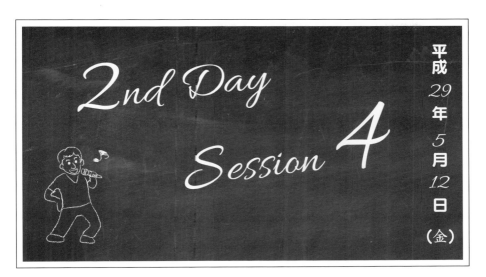

 では森さん，グループで考えたこと教えてください。

 アレルギーがあったかもしれないので食事についてを訊きます。

岩　田　なるほど。アレルギーって何ですか？

森　　ええと，免疫反応みたいな感じですかね。

岩　田　ちょっと違いますね。
アレルギーの可能性を常に考えることは大事です。食べ物だけじゃなくて，入院患者さんに，医薬品の投与も受けていますから，アレルギーが発生していないかを考慮に入れます。だから食べ物についてもチェックする。

💬 アレルギーの分類

 アレルギーは大きく分けて5種類に分けられますね。クームスの古典的なⅠ型，Ⅱ型，Ⅲ型，Ⅳ型のアレルギーと，「それ以外」です。
クームスのⅠ型とはわれわれが一番重要視するアナフィラキシーですね。

抗炎抗体反応がIgEと肥満細胞を介してヒスタミンを放出して，血管透過性が亢進もしくは血管が拡張して血圧がドーンと下がってきて気道が短縮して，息ができなくなって循環が保てなくなって死んじゃうみたいな，そういう非常に命に関わる恐ろしいアレルギー反応です。即時型で曝露から15～30分という非常に短いスパンで発症するものですね。そのときに発熱が起きることもあるし，皮疹が起きることもあります。ですからこういったものを念頭に置くことが非常に重要です。

Ⅱ型のアレルギーは抗原抗体反応，IgGを介して起きるものです。たとえば間質性腎炎，自分の腎臓に人体がアタックするみたいなものをいいます。

Ⅲ型のアレルギーは，抗原抗体の免疫複合体が体のあちこちに飛んでいって病気を起こすものですね。典型的には抗けいれん薬を飲んだ後に起きる血清病（serum sickness）です。だいたい10日とか，結構時間がかかってから起きることが多い。顔がどーんと腫れたり，歯茎が浮腫を起こしたり，関節が痛くなったりそういう全身症状が起きるのがⅢ型です。

Ⅳ型が遅延型，delayed hyper sensitivityといって，これは2日とか3日ぐらいたって起きるもので，典型的には，接触性皮膚炎です。腕時計をしている金属のところにそのままベッタリ時計型の皮疹ができるみたいなのはⅣ型です。熱や全身症状が出ることはめったにない。これを利用したものが，ツベルクリン反応ですね。結核菌の抗原を皮内に注射して，2日3日経ってからプクーッて膨れてくる。結核に対する免疫記憶，これはT細胞の免疫記憶を判定しています。

昔ちょっと付き合っていた女の子が安い貴金属にアレルギーあるという人でして，鉄とか銀とか金とかはダメでプラチナじゃないと私はつけられないの，みたいな困った人でした。別れてよかったよ。

（一同笑い）

岩田　まあ，いろんなアレルギーのある人がいるもんです（笑）
それ以外のアレルギーというのは，classifyできないもの，Ⅰ型からⅣ型にカテゴリーできなくて，今でも原因がわかってないものがあります。
たとえばバクタ®（trimethoprim/sulfamethoxazole，いわゆるST合剤）という抗生物質がありまして，これはカリニ肺炎，ニューモシスチス肺炎

(Pneumocystis pneumonia)と今は言いますけれど,この予防や治療に使われたりします。この薬でしばしば皮膚にブツブツができるんですが,その多くはⅠ型からⅣ型のいずれかにもカテゴリー化できないもので,その原因はよくわかっていません。

もちろんみなさんが俗に「アレルギー」といっているものは,医学的なものではないですよ。「私,岩田先生にアレルギーなの,顔も見たくないの」というのは関係ありません(笑) そういうことで,アレルギーを考えることはいいと思います。

木崎さん。どうですか? どんなことを考え,どんなことを知りたいですか? まだこの人についてはほとんど何もわかってないですよね。

胆囊摘出による発熱か,摘出に関係しない原因の発熱かを分けて考える必要があると思います。

岩田　そのとおりですね。どうしたら分けられますか。

木崎　そこがまだよくわからなくて……抗菌薬を投与したのは摘出前からですか?

岩田　素晴らしい。まあ先ほど薬剤熱という指摘もありましたし,アレルギーという指摘もありましたが,当然どの薬を使っているのかは知りたいですし,その薬を使っていることによって,感染のリスクはある程度値踏みができますよね。おっしゃるとおりです。

さて,この方は胆囊摘出後3日目に発熱しています。手術の侵襲による発熱は,典型的には24時間以内,長くても48時間ぐらいまでに起こることが多いとされています。ただし例外はあります。たとえば脳外科の手術ではわりと熱が長く続くこともあります。

熱以外が大事

術後の発熱の場合は,一般的に熱以外のバイタルサインはあまり問題がないことが多いのが特徴です。これは**発熱患者さんをみるときは,必ず熱以外のバイタルサインに注目する**という一般法則につながります。

それは血圧，脈拍数，呼吸数，酸素飽和度，意識状態です．熱そのものは原因をほとんど教えてくれないんです．熱の周辺をみることが大切です．感染症のプロが感染症の周辺に目を配らなきゃいけないのと同じように，熱の患者さんをみたときには熱以外のところに目を配りましょう．

さて，この患者さんのバイタルサインは血圧が91/60，脈拍数が130/min，呼吸数は記載なし，酸素飽和度は88％です．正常血圧が大体130/80ぐらい，脈拍数は70〜80/minぐらい，呼吸数は大体16回ぐらいが正常，サチュレーションは98〜99％が正常値であることが多い．しかしこれは個人差があります．

そしてこの方は胆嚢炎と診断されてから1週間，セフォペラゾン/スルバクタムという抗菌薬を1g，12時間おきに投与されていました．そして1週間経って，胆嚢摘出，laparoscopic cholecystectomy，略してラパコレをしました．その後もこのセフォペラゾン/スルバクタムを同じように投与され続けていた．つまり7日間投与されて，ラパコレにいって，また3日間投与している間に熱発したわけです．

💬 意識状態の診かた

意識状態をみます．評価の方法はいろいろあります．一番みなさんよく知っているのは，Japan Coma ScaleやGlasgow Coma Scaleというものです（表4）．Japan Coma Scaleは300点まで数えるもので，Glasgow Coma Scaleは15点まで数えます．

これはもともと救急の現場，特に外傷で使う「目は開けられるか」「声に反応するか」「痛み刺激に反応するか」というものですね．つまりアラートネスを評価しているんですね．アラートネスとは，目がパッチリ開けられるかどうかです．アラートネスはalertだったり，somnolentといってボーっとしていて「おいっ」て声かけるとパッと目が覚めるもの．「おいっ」て言っても全然起きてこないのをcomaといいます．これがアラートネスですね．要するに目が覚めているかどうかの状態をみる．

ただこれだけでは意識状態は評価できません．実はもう1つ評価のポイントがあります．それはオリエンテーションです．日本語で見当識といいま

意識状態の診かた

表4 Japan Coma Scale と Glasgow Coma Scale

Japan Coma Scale	Glasgow Coma Scale
Ⅰ．覚醒している（1桁の点数で表現） 　0：意識清明 　1：見当識は保たれているが意識清明ではない 　2：見当識障害がある 　3：自分の名前・生年月日が言えない Ⅱ．刺激に応じて一時的に覚醒する（2桁の点数で表現） 　10：普通の呼びかけで開眼する 　20：大声で呼びかけたり，強くゆするなどで開眼する 　30：痛み刺激を加えつつ，呼びかけを続けると辛うじて開眼する Ⅲ．刺激しても覚醒しない（3桁の点数で表現） 　100：痛みに対して払いのけるなどの動作をする 　200：痛み刺激で手足を動かしたり，顔をしかめたりする 　300：痛み刺激に対し全く反応しない	開眼機能 (Eye opening)「E」 　4点：自発的に，または普通の呼びかけで開眼 　3点：強く呼びかけると開眼 　2点：痛み刺激で開眼 　1点：痛み刺激でも開眼しない 言語機能 (Verbal response)「V」 　5点：見当識が保たれている 　4点：会話は成立するが見当識が混乱 　3点：発語はみられるが会話は成立しない 　2点：意味のない発声 　1点：発語みられず ＊挿管などで発声ができない場合は「T」と表記。扱いは1点。 運動機能 (Motor response)「M」 　6点：命令に従って四肢を動かす 　5点：痛み刺激に対して手で払いのける 　4点：指への痛み刺激に対して四肢を引っ込める 　3点：痛み刺激に対して緩徐な屈曲運動（除皮質姿勢） 　2点：痛み刺激に対して緩徐な伸展運動（除脳姿勢） 　1点：運動みられず
10段階の数字で評価する。桁数が多いほど重症	上記の総和で正常は15点満点。深昏睡は3点。点数は小さいほど重症

す。たとえば今日は何月何日ですかと言われて「5月12日です」ここはどこですかと言われて「神戸大学の大講堂です」と質問に対して答えるだけの判断力。これをオリエンテーションといいます。

アラートネスとオリエンテーションは別物です。だから別々に評価しなければいけない。たとえばボーっとしていても質問には正確に答える人はいるじゃないですか。お昼ごはんを食べた後のみなさんがそうですよ。ボーっとしていても，訊かれればパッと目が覚めて答えることができる。つまりアラートネスはちょっと落ちているけど，オリエンテーションはちゃんとついてきてる。

一方，目はパッチリ開いているけど，言っていることはデタラメという人もいるじゃないですか。うちの研修医は大体そうですけど。

(一同笑い)

岩田 そういうふうにアラートネスとオリエンテーションは別々に評価するんですね。

最後に緊急時はあまり評価しないんですが，外来診療でよく評価するのは，ムードですね。ムードは感情です。うつ状態にあるとか，ハイになっている，めっちゃ怒っているとか，イライラしているとか，おびえている。これがムードですね。

アラートネス，ムード，オリエンテーション。この3つを評価すれば，患者さんの意識の状態や情動の状態は評価できます。

ただし熱発患者さんの緊急事態にムードはあんまり関係ありません。その人が落ち着いていようがハイになっていようがやることは一緒です。

……関係ないというのは言いすぎかなあ。昔，ぼくがアメリカで研修医やっていたときに，めっちゃテンション高い患者さんが入院してきて，これから診察しますというときに，「何やってんだよ！ 出てけ！」みたいなことを英語で言うわけですね。この人はコカイン中毒でした（厳密に言うとoverdose）。コカインを抜かないと治らなかった人です。こういう人もいるので，ムードが診断のきっかけになることもあります。

さて今回の患者さんは，オリエンテーションはしっかりしていますが，ちょっとボーっとしていて，いわゆるsomnolentという状態です。ちょっと声かけると意識が戻ってくる。GCSでいうと12〜13点くらいです。

さていろいろ情報が集まってきましたね。この患者さんをどう考えて，どう評価して，そしていったいみなさんはほかにどんな情報がほしいのか，もうちょっと話し合ってみてください。

話し合い中

意識状態の診かた　167

岩田　はい，じゃあちょっとストップしてください。小杉さん。

小杉　ぼくらのグループは薬剤性を疑いました。

岩田　なぜ？　自分たちの仮説には必ず根拠を示す癖をつけてください。

小杉　セフォペラゾン/スルバクタムを使っていたということだったので，薬剤性を考えました。

岩田　薬剤性の何なの？

小杉　発熱です。

岩田　薬剤性の発熱，オッケー。

小杉　なので腎機能を調べてみる。

岩田　なぜ腎機能？　薬剤性の発熱と腎機能は何の関係があるの？

小杉　排泄がうまくいってなくて何か悪さをしている。

岩田　何か悪さをしている……あまり医学的な表現じゃないね。ほかに何かある？

小杉　ショック。

岩田　ショックって何ですか？

小杉　……。

岩田　こんなこと訊かれてショック？（笑）

小杉　血圧が低下して脈拍が上がって……。

岩田　脈拍が上がっているとショックなの？

小杉　えっと，収縮期血圧が90mmHg以下で……。

岩田　ん？　何を読んでるの？「今日の臨床サポート」こんなのよく知ってるね。「ショックとは，循環が破綻することで全身性の組織灌流障害に陥り，組

織の酸素代謝障害を来した病態である」[31]と書いてあるでしょう。まあちょっとわかりづらいけど，要するに全体の循環が保てないことがショックのポイントです。その表現形として血圧の低下が何％以上とかいろいろあるわけです。

臨床的なショックといえば，治療によっても回復できない循環不全のことをショックといいます。治療とは補液とか昇圧剤です。それに反応しない循環不全のことをショックといいます[32]。

この患者さんはまだ治療していないので，厳密な意味ではショックじゃないんだけど，91/60という血圧はかなり低いし，脈拍130はかなり速いので，ショックに近い状態といえますね。それはそのとおりです。ただ問題はショックに近い状態であることは，いったい何を意味しているのか？

早く治療しないといけない。

岩田 それはそうなんだけど（笑）

でも治療の前に診断ですよね。診断なくして治療ないから，大事なのはショックかなと思っている患者さんがいたときに，それはいったいなぜショックなんだろうという考え方をしなきゃいけない。

いいですか。昨日言ったことを思い出してください。すぐ答えを出そうとしない，すぐに治療しようとしない。まずは質問することが大事。「ショックになっている→治療しよう」じゃなくて，なぜこの人がショックになろうとしているのかという判断が大事です。繰り返しますよ。必ず質問しましょう，質問をする習慣をつけましょう。いいですね。

さて，目の前に患者さんがいたときにきわめて重大なことは誤診をしないことだと言いましたね。覚えていますか？　ではどうやったら誤診をしなくて済むようになるのか。それは**仮説を網羅的に出すことによって誤診をしなくなります。**

どういうことか。目の前の患者さんがいます。熱を出しています。原因は何かというとき「薬剤じゃね？　じゃあ薬ということにしようか」と1本

31）今日の臨床サポートより引用。https://clinicalsup.jp/contentlist/753.html
32）ショックの定義には臨床的，病態生理的など立場や切り口によっていろいろあるが，要は起こっていることをうまく理解できればいい，というのがイワタの見解。

決めにして，自分が1個立てた仮説に飛びついて，そしてほかの仮説を全部無視してしまう。これが構造的に誤診するパターンです。

そうではなくて，網羅的にこの患者さんに起こりうる仮説その1，仮説その2，仮説その3，仮説その4，仮説その5……を出して，それぞれの可能性は何％かをそれぞれ重みづけをして，そして自分が想定していない仮説がないようにすること。診断がついてみたらアッと驚くタメゴローで，実は全然思ってもみなかった病気だったということがないようにする。必ず網羅的に仮説を出しましょう。五月雨式に思いつきで，思い込みで仮説を出してはいけません。

ショックの原因を調べる

そのためには，ショックを起こす原因を網羅的にチェックすればいいんです。じゃあどうやってそれができるようになるか。みなさんはまだ医学知識がありませんから，そんなこと言われても急に仮説は出せませんよね。そのための教科書なんですよ。ちゃんとした内科の教科書で「ショック」を調べれば，網羅的に原因が載っています。

『ハリソン内科学』の教科書として優れているところは，単に病名別の説明がしてあるだけではなくて，症候別のセクションがあって，めまい，頭痛，ショックといった現象についてそれぞれ網羅的に解説がされていることです。

それを読むことによってみなさんが知らなかったショックの原因，たとえばhypovolemic shock（循環血液量減少性ショック）というボリュームが足りなくなる状態と，そのボリュームが足りない状態には単に水が足りない場合と，出血性ショックといって血が出ている場合がある。

それからcardiogenic shock（心原性ショック）は，心臓に病気があって，心臓のポンプがなくなることで循環不全になっている状態。そして循環不全になるような場合には，たとえば心臓の弁膜が壊れているとか心臓のポンプ機能が損なわれているとか，いろいろな理由があることを知るかもしれない。

あるいは敗血症性ショックといって，感染症によって末梢循環が開きま

くって，血圧が保てなくなるという場合もあるし，neurogenic shock（神経原性ショック）といって神経の病気によって，血管が開いてしまって，血圧が保てなくなるというのもある。それからアナフィラキシーショック。薬の副作用によってショックが起きている場合もある。このように網羅的に鑑別を列挙できるようになります。

それをするためには教科書を開かなきゃダメです。思いつきと思い込みと話し合いでは，問題解決しないんです。グループ学習が大事だといいましたが，みなさんの乏しい医学知識を3つ集めても4つ集めても5つ集めても積み上がりません。0×5＝0です。

（一同笑い）

岩田 それは冗談ですけど。だったら調べればいいんですよ。今は，タブレットに教科書をいくらでも入れることができますから，重たいハリソンなんて担がなくたっていいわけです。もちろん重たい本を担いでもいいし，タブレットで見てもいいんですが，いずれにしてもこの患者がショックであると判断したら，まずショックについての鑑別診断を検討していく。

💬 正しく診断できなくても，正しい判断はできる

この患者さんが出血しているという根拠は？ 術後だからあるかもしれませんね。もしかしたら縫合不全があって出血しているかもしれない。
それから，心臓に病気を持っている可能性もあるか？ そんな話は一度も聞いたことがない。藪から棒に心臓の病気というのはちょっと理にかなってない。そうすると心臓の病気の可能性はちょっと下がる（でも，頭の隅には残しておく）。
神経の病気でショック。この人は神経の病気なんて一度もかかったことない，今いきなり神経というのも何か理不尽でちょっと可能性は下がる。
敗血症性ショック。この人は感染症のリスク，術後で考えたら当然鑑別に挙がるよね。
というように重み付けをしてリストアップしていけばいいんです。そういう作業をしていくわけです。そしてそのとき教科書を読むわけです。そし

てこれを繰り返す。
　実は，ここで経験が活きるんです！　ショックの患者さんを2例，3例経験するたびに，ちゃんと教科書を開いてその鑑別をリストアップすることによって，みなさんの頭の中にショックの鑑別疾患が全部入っていきます。みなさんは頭がいいですから。そして忘れなくなります。そうすることによって場当たり的な対応を回避できます。
　雰囲気や場当たり的な対応は危険です。いいですか。正しい診断ができる必要はありません。医者も人間ですから，常に全戦全勝ということはなくて誤診をすることもあるし，診断を間違えることもしばしばあります。
　しかし正しい診断ができなくても正しい判断はできます。診断をピンポイントで当てることはできなくても，この患者さんに起きうる可能性を想定して，そのすべてに対してそれなりに妥当な判断をすることはできます。ですから正しい判断ができる人になってください。そして仮説A，仮説B，仮説C，仮説D，仮説Eという5つの仮説があったときに，まだ診断はわからないけどその5つの仮設のいずれであっても，正しい判断ができるようになることが大事です。これは仮設Aだと断定することは決して大事なんじゃないんです。

　わからなくてもいいんです。わからなければ午前中に教えたフッサールのエポケーでカッコに入れておけばいいんです。「わからない」という判断のもとで保留しておけばいい。わからないことをわかったふりをして「ま，Dってことにしとこうや」というのが危ないんです。そして今A，B，C，D，Eどれに対しても正しい判断できます。なぜならショックの治療法は，さしあたってはすべて一緒だからです。
　だから佐藤さんがいうように「まず治療する」というのは，一応は正しい。ただし，それはショックに対しての対症療法であって，原因療法ではない。やっぱり原医を探して治療しなければいけません。出血している人には輸血をすればいいのかもしれないけど，でも血を止めなければ問題解決にはならないからです。敗血症も輸液をすればある程度は血圧は戻ってきますが，感染症そのものを治療しなければ，いずれは元の木阿弥です。だから診断しないといけないわけだけど，いずれにしてもA，B，C，D，Eの仮説に対してそれなりに妥当な判断をすることはできます。これを

ゲーム・セオリーといいます。

💬 臨床医学とゲーム理論

ゲーム・セオリーとは，ノーベル経済学賞を取った学者さんの理論ですよ。ラッセル・クロウがジェニファー・コネリーと夫婦になった映画は『ビューティフル・マインド』というんですが，アカデミー賞をとっています。あれはこのゲーム・セオリーの創始者の伝記です[33]。

あの人（ジョン・ナッシュ）は統合失調症だったんですね。幻視が見えるんですよ，自分はアメリカのスパイだと思い込んでいろいろ周りに迷惑かけるんだけど，頭がめちゃくちゃいいので最後はノーベル賞をとる。すごくいい映画なので，興味あったら見てください。

要はゲーム・セオリーとは3択問題や5択問題があって未来が予見できないときに，正しい判断をするための方法です。ノーベル賞の精緻な理論はぼくには理解できていないですが，ザックリ言うとそういうことです。

みなさんは5択問題を与えられたときにどれが正しい答えかという学び方を今までしてきたでしょう。そうじゃないんです。5択のうちどれが正しいかは原理的にわからないというのがミソなんです。なぜなら患者さんの未来を予見できないから。神様じゃないもん。

今までは5択のうちどれか1つが正しい答だ，ということが前提で勉強してきた。そうじゃなくて，この5択の中でどれが正しいかはわからないという状況で，正しい判断をするにはどうしたらいいかという問いの立て方をしていく。今までと全然違う発想をしています。面白いでしょう？

💬 薬剤熱の詰めかた

さて，ここで薬剤の話をしましょう。薬剤に対して何か起きているかというときは，「be specific」とぼくは言いたい。ただ薬というんじゃなくて，

33）編注：正確にはゲーム理論の創始者はジョン・フォン・ノイマンらである。映画『ビューティフル・マインド』のモデルとなったのはジョン・ナッシュ。非協力ゲームの研究によってゲーム理論を経済学へ応用させた功績で知られる。1994年ノーベル経済学賞受賞。

どの薬がいったい何をしているのか。きちんと想定することが大事です。たとえば今は熱が問題になっていますので，薬剤が熱を起こすことを薬剤熱，drug feverといいます。これはいわゆるアレルギー反応ではなくて，薬物による何らかの影響で，熱を患者さんが起こすことをいいます。さっきのアレルギーとは区別して考えなければいけません。

Be specific，薬剤アレルギーと薬剤熱は別物だと区別する必要があります。もちろんアレルギー反応でも熱は出ます。アナフィラキシーショックでも熱は出ます。この人は血圧が下がって脈拍が上がっているので鑑別としてアナフィラキシーというのは当然入ってくるわけです。

しかしながら，セフォペラゾン/スルバクタムがアナフィラキシーショックを起こしている可能性はきわめて低い。なぜならこの人は，セフォペラゾン/スルバクタムを10日前から投与されているからです。

アナフィラキシーI型アレルギーは即時型反応ですから，投与されてから15～30分，場合によっては1時間以内に発症する病気です。したがって，10日間投与され続けている薬がアナフィラキシーを起こすことは原理的にまず考えられません。したがって，セフォペラゾン/スルバクタムによるアナフィラキシーはここでアウトです。

このように考えるんです。時間が大事だと言いましたね。時間経過をみて，アナフィラキシーという病気をみて，そしてこの方がどういう形で薬を与えられたかを考えて，少なくともセフォペラゾン/スルバクタムによるアナフィラキシーショックはアウトです。

II型のアレルギーにはいろいろあるといいましたが，その中でたとえば間質性腎炎があります。これもわりと急性発症しますが，間質性腎炎そのものは腎機能を悪くしたりはしますが，ショックの原因になることはまずありません。また間質性腎炎以外でもII型のアレルギーはいくつかありますが，やはりショックの原因としては起こりにくい。

アレルギーでショックを起こすのはI型アレルギーだけと言っていいでしょう。したがって今ショックがあるということは，II型，III型，IV型もアウトです。

というように理詰めでいくと，この人は少なくともアレルギーというカテゴリーはアウトだなと思います。

ではアレルギーではない薬剤熱，drug feverとは薬が与えられて，大体10日～2週間ぐらいして発症するのが典型です。また熱以外の症状に乏しいのが特徴です。先ほど言ったように，熱が出たら熱以外の症状をみなければならない。

血圧は正常，脈拍数も正常，意識状態も正常で，熱だけが上がっていて，患者さんをみるとわりと元気。相撲を見たり，デイリーニュースを読んだりしているのは，典型的な薬剤熱のパターンです。

確かにこの方はセフォペラゾン/スルバクタムを与えられて10日間経っていて，時間的にはぴったり来るけど，ほかの症状はかみ合いませんね。なぜ血圧が下がって，なぜ脈拍数が上がって，なぜサチュレーションが下がって，なぜ意識状態が微妙に悪くなっているのか。

そうすると薬剤熱ではちょっと合わない。では薬剤熱でもなければ，アナフィラキシーショックでもなくて，そしてCoombsのほかのカテゴリーのアレルギーにも該当しなくて，しかもショックかもしれないというとき，この人に一番フィットする可能性とは何かを考えることです。考えるというのはこのようにしてやります。

いいですか，場当たり的な思いつきでやるんじゃないってことです。わかりますか？じゃあ，もう少し話し合ってみましょう。

話し合い中

岩田：では西村さん。

西村：あとはたとえば感染症。傷口が化膿していないか，黄疸が出ていたりとか，そういう全身症状を知りたいと思います。
感染症であれば，感染部位は傷口なのか臓器なのかの特定がしたいと思いました。

岩田：はい，いいですね。素晴らしい。診察をしっかりすることが大事です。今わかっているのはバイタルサインと意識状態だけですからね。それから患者さんの話を聴くのも大事ですね。他にどこか辛いところないですか。まだわれわれが知っているのは熱だけですからね。

患者さんに何が起きたのか？

この患者さんが熱発したのは，午前0時のことでした。夜中ですね。しかしながらその日の夕方18時ぐらいには看護師さんに，すでに「傷口のあたりが痛い」と言っていたそうです。ただ傷口を観察しても，膿が出ていたりとか，開いていたりとか，赤くなっているとか，そういう特別な所見はありませんでした。看護師さんは主治医にそれを電話して，主治医は「まあ，経過観察しましょう」と痛み止めだけを出したんです。痛み止めを出すと，痛みのほうは若干よくなった。しかし，0時ぐらいになって39℃の熱が出ました。

診察すると頭頸部は特に異常なし，目，鼻，口，喉，耳に特に所見はなくて，聴診上も呼吸音に異常はありません。心音は頻脈以外は何もありません。また傷口は開いてないし，赤くもなってないし，膿も出ていません。しかし，赤くもなってないし腫れてもいないお腹をさわると，患者さんはめちゃくちゃ痛がる。手足はまったく正常で，その他に特に異常所見はありません。

それから必ず患者さんにくっついているデバイスが大事になります。患者さんはサチュレーションが下がっていて，看護師さんが鼻から酸素を吸入させています。それから左の腕の末梢から点滴が入っていて，ラインから3号輸液が落とされています。

それからペニスには尿カテーテルが差し込まれていて，そこで尿量を計測されています。術後からずっとそんな感じです。そして末梢カテの刺入部には特に異常な所見はなく，臨床所見もなくて，カテの刺入部のペニスにも特に問題はなかった。足も手も特に腫れたりしてはいないという身体所見でした。

何か考えることありますか？

西村 やっぱりカテーテル系がよく感染症の原因になると思っていたんですが，その辺も何もないのなら，やっぱり傷口のところからの感染があるかもと思いました。

岩　田　なるほど，ありがとうございます。他の人も一生懸命考えてくださいね。さあ，どうしましょうね。原田さん。

お腹を押さえたら痛がるというのは……。

岩　田　押さえたんじゃなくて，ちょっと触っただけです。

原　田　腹部のどのあたりですか？

岩　田　けっこう漠然としていて，右季肋部だけじゃなくて，もういろんなところ。へその周りとか側腹部，いろいろなところを痛がっていますね。それが何か？

原　田　いや……。

岩　田　質問するときは必ず意図を持ってしましょうね。
この中でサッカーやっている人がいるかもしれないけど，意図のないパスってムカつかない？　パスを送るときも必ずインテンションが必要なんですね。質問するときにも，質問によって何かを得たいという意図を込めることが大事です。ぼくも学生時代，周りによく怒られましたよ。お前のパスには意図がない。
どうですか？

原　田　悪心，嘔吐，下痢がないかを確認したいです。

岩　田　いいですね。昨日教えたとおりですね。腹痛患者をみたら悪心がないか，嘔吐がないかを確認します。
気分が悪いとは言ってはいますが，特に悪心というほどではないし，嘔吐もありません。下痢もまったくありません。便秘もしていません。ガスも出ています。術後ですからガスの有無も訊きたいですね。

原　田　神経症状がある可能性が出てきたかなあって思います。

岩　田　それは何ですか？　どういう意図を込めた質問ですか？

原　田　意図というか……。

岩　田　昨日のキーワードがぼんやり出てきているだけな気がするけど。

原田 ▶ 嘔吐・下痢がないということなので消化器系の可能性は低いかなと。

岩田 ▶ そんなことないですよ。だってお腹を触ったら痛がっているんだもん。これ神経の病気だったらそんなことありえないですよね。

いいですか。腹痛で局在する圧痛があれば，そこが痛みのポイントですよ。肩が痛いと言っているとき，肩を触って痛がったら，やっぱりそこが痛いんですよ。

だから介達痛でもなければ内臓痛でもないということですよね。したがって触診や打診はすごく有効で，それによって痛みが誘発されれば，そこが痛みの主座です。つまり腹痛の人のお腹を触って痛がるということは，脳の病気や代謝性疾患を考えるのではなく，やっぱりお腹の病気を考えるわけです。それが今の段階では体表の病気なのか体腔内，腹膜下の病気なのかはわからないですけどね。

そういうとき何をするんでしたっけ。カルネット徴候（Carnett's sign）でしたね。体表のお腹の痛みなのか，それより下のお腹の痛みなのか，確認するためにはカルネット徴候といっておでこに手を当ててぐっと持ち上げてもらうんでした。思い出しましたか？ 全部つながっているんですね。

原田 ▶ 今考えているのは，そこまでです。

岩田 ▶ わかりました。小柴さん，どうぞ。

痛みがお腹の表面のほうなのか，中なのかを訊きます。

岩田 ▶ 「痛くてよくわからない。中とか表面とか言われてもわからない」と言われます。

小柴 ▶ わからないです。

岩田 ▶ なにがわからない？

小柴 ▶ なにすればいいのかわからないです。

岩田 ▶ 何すればいいかを考えるよりも，どういうことを訊きたいですか？ 何がわからないんですか？ わからないということは質問ができるということを意味していますから，質問したらいいんですよ。

わからないことが問題じゃないんですよ。自分が何をわかっていないかを特定して，そして質問すればいいんですよ。みなさんは医学知識がないですから，わからないことそのものは問題じゃないんです。自分が何をわかってないかをよく考えてみてください。

みなさんは何がわかっていないんですかね。もしこういう情報がほしい，これが知りたいということがあれば，伝えますよ。

いいですか。ここで大事なのは，みなさんのない知識をひねりだそうとすることではありません。ないものは出てきません。大事なのはこの患者さんについて自分は何をわかっていないかを理解することです。あるはずです，どこかに。

矢野　白血球数とかの検査結果を知りたいです。

岩田　白血球数のことを知りたいのはなぜですか？

矢野　もしも白血球が増えていたら，感染症の可能性が高くなるかな，と。

岩田　わかりました。じゃあ白血球数を調べました。白血球数3,000/μLです。正常値が大体4,500〜6,500/μLぐらいですかね。施設によって違いますけど。低いです。

もうちょっと調べましょうか。ヘモグロビンは正常です。どうも出血しているわけではなさそうです。もちろん後で下がることがあって，ヘモグロビンが正常でも出血していることもあります。でも今はヘモグロビンが下がっている感じはありません。むしろ16g/dLぐらいと高くなっています。血小板数は50,000とすごく下がっています。普通だと15万くらいあります。そして，肝機能も腎機能もちょっと異常ですが，それほど異常ではありません。クレアチニンが1.7 mg/dLくらいにちょっと上がっています。トランスアミナーゼも70〜80 IU/Lくらいで，ASP，ALPも上がっていますが，それもべらぼうに異常ではない。肝不全とか腎不全といったことではなくちょっと異常です。これが血液検査の結果でした。

あとCRPは30 mg/dLにあがっていました。バカ上がりしています。CPRじゃないですよ，CRPね（笑）

さて，そろそろこの人のYSQを考えないといけない時間にきているわけ

ですけど，その後の経過をお伝えします。
これはどうも術後の感染症が起きているかもしれない。体表には何の所見もないけれども，もしかしたら縫合不全が起きてそこから便が出てきて，感染症が起きていたら大変だ，膿瘍化していたら大変だと主治医があわてて，皮膚を切開，開腹してみようという話になりました。
皮膚を開けてみると，皮下組織から漿液性のサラサラした水のようなものがトローっと出てきました。ちょっとにごったような水みたいな液体です。血ではありません。サラサラしているから，白血球の死骸，膿瘍みたいなものでもありません。
主治医は感染症ではないのかなと思い，しばらく経過観察にしようとした矢先に，この患者さんの血圧が突然ドーンと下がってしまい，そうこうしているうちに，脈を触れなくなってしまいました。ヤバイヤバイと心臓マッサージをはじめました。これが本当のCPRです。

(一同笑い)

今日はこれが言いたかっただけなんですけど（笑）
心マして挿管して，人工呼吸器につないで，一生懸命蘇生しようとしましたが，最終的にこの患者さんは亡くなってしまいました。
そしてサラサラした漿液性の液体を培養に出すと，大腸菌と腸球菌とバクテロイデスが検出されました。*Escherichia coli* と *Enterococuus faecirum* と *Bacteroides fragilis* という3つの菌。そして液体をグラム染色すると，グラム陽性菌やグラム陰性菌といったいろいろな菌が複数うじゃうじゃ見えることがわかりました。
というわけで非常に不幸な顛末を辿ったこの60代の男性は，胆摘されて，やれやれオペがうまくいってよかったなと思っているうちに，入院10日目にして亡くなってしまったわけです。
そして，みなさんにはこの方に何が起きたのかは，今日はお伝えしません。つまり病名を昧かさない状態で，この患者さんについてみなさんが疑問に思うことを考えてください。

昨日は病名がはっきりしていたので，YSQは簡単でしたね。診断について，治療について，疫学について，教科書を通り一遍読めばササッと勉強

できて，比較的楽だったはずです。

しかし今日は，そもそも診断がはっきりしません。そしてこの患者さんにはミステリーがいっぱいあります。みなさんは1個だけでいいので，この患者さんにまつわるミステリーの何が一番自分が知りたいのか，何が自分はこの患者さんについて謎に思っているか，その質問を明確に文章化して，その質問に答えるべく勉強してきて，来週発表してください。

今，ここで質問したい人がいたら受けつけます。ないですか？　なければ，私は娘を保育園に迎えに行かなきゃならないので消えますけど（笑）……はい，なんでしょう？

宮本　開腹したとき，漿液性の液体が出てきた以外には特に所見はなかったんでしょうか。

岩田　そうです。皮下組織までみて，漿液性のものがサラサラーッと出てきたんです。主治医はそれを見て，膿も出てこないし感染症じゃないなと思ったんですね。その時点でもうやめてしまいました。経過観察をすると決めた矢先に，急激なショックの増悪と心停止が起きたわけです。

宮本　ありがとうございます。

岩田　まとめると，この患者さんは60代の男性で，胆石性の胆嚢炎になってセフォペラゾン/スルバクタムで治療されていて，そうこうしているうちに胆摘をして，その3日後に発熱・腹痛。切開したら漿液性の液体が出てきた。白血球は下がっている，血小板も下がっている，ヘモグロビンはむしろ高め。肝機能・腎機能はちょっと悪いけど，臓器不全を起こすほどではない。そういう患者さんです。

これは実際にあった症例を個人情報を保護するために，デフォルメして話しています。リアルなケースです。こういうことは実際にみなさんの病院でも起こります。

これ以上質問がなければぼくは保育園に行きますよ，いいですか？

ではルールは同じです。来週の月曜日の朝までに，YSQの発表の準備をして，コピーを取って，あらかじめみなさんに配っておいて，そしてぼくの分も用意しておいてください。

では残りはみなさんのグループでYSQを考える時間にしてください。

3 The third day
Mon., May 15, 2017

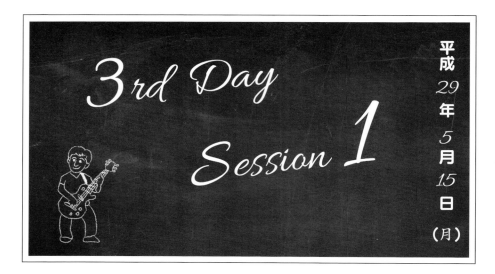

おはようございます。みなさん，いい週末を過ごせましたか？
ときに金曜日のケースですけど，診断わかりました？　わかったというグループあります？……そうか，診断わからなかったか。なかなか難しかったですかね。
では発表してもらいます。吉川さん。「この患者に何が起こったのか？」とまさに直球ど真ん中なタイトルを用意されています。じゃあお願いします。

💬 そして診断は…？

私たちの班は「この患者に何が起こったのか？」を調べました。患者のショックの原因について，敗血症を疑いました。
敗血症の定義は2016年に変わりました。「感染症によって重篤な臓器障害が引き起こされる状態」です。敗血症性ショックは敗血症のひとつであり「急性循環不全により細胞障害および代謝異常が重度となり，死亡率を増加させる可能性のある状態」と定義します。
敗血症の診断基準はICU患者とそれ以外（院外，ER，一般病棟）で区別します。この患者は非ICU患者なので，quickSOFA（qSOFA）2点以上で

表1 SOFA スコア

	0	1	2	3	4
呼吸器 PaO_2/FiO_2 (mmHg)	≧400	<400	<300	<200＋人工呼吸	<100＋人工呼吸
凝固能 血小板数（×$10^3/\mu L$）	≧150	<150	<100	<50	<20
肝機能 ビリルビン（mg/dL）	<1.2	12-1.9	2.0-5.9	6.0-11.9	>12.0
循環機能 平均動脈圧（MAP） （mmHg）	MAP≧70	MAP<70	DOA<5γ or DOB	DOA5.1-15γ or Epi≦0.1γ or NOA≦0.1γ	DOA>15γ or Epi>0.1γ or NOA>0.1γ
中枢神経系 GCS	15	13-14	10-12	6-9	<6
腎機能 クレアチニン（mg/dL）	<1.2	1.2-1.9	2.0-3.4	3.5-4.9	>5.0
尿量(mL/日)				<500	<200

DOA：ドパミン　DOB：ドブタミン　Epi：エピネフリン　NOA：ノルアドレナリン
［Singer M, Deutschman CS, Seymour CW et al. The Third International Consensus Definitions for Sepsis and Septic Shock（Sepsis-3）．JAMA. 2016；315：801-10. より］

　敗血症を疑い，最終診断はICU患者に準じます。
　qSOFAはSOFAスコア（**表1**）を簡便にしたもので，①呼吸回数22回以上，②精神状態の変化，③収縮期血圧100mmHg以下の3項目が基準となっています。感染症が疑われ，3項目中2項目以上該当した場合を敗血症と診断します。
　今回の場合では①の呼吸回数は不明ですが，②精神状態の変化は当てはまり，③収縮期血圧は100より低い（91mmHg）ので満たすので，敗血症になったと考えました。
　敗血症になった原医は，症状から壊死性筋膜炎を疑いました。
　壊死性筋膜炎は，皮下組織や筋膜の広範囲の壊死を特徴とする感染症で，軽微な外傷や，術後創が原因となります。病原体の侵入門戸は不明なことが多く，原因菌もさまざまで，A群レンサ球菌，MRSA，通性嫌気性菌と嫌気性菌からなる常在細菌叢などがあります。特にウェルシュ菌（*clostridium perfringens*）は非常に毒性が強く，死亡率が高いです。
　症状は痛みと発熱の程度に比べ，皮膚所見はごく軽度なことが多く，感染部位には発赤，熱感，光沢，腫脹，激しい圧痛があります。

この患者さんにはあまり皮膚の所見はないので，壊死性筋膜炎の進行としては初期状態であり，そのあと血管の中に菌が入ってしまい，敗血症へと進展していき敗血症ショックで亡くなったと私たちの班は考えました。以上で発表をおわります。

岩田▶ はい，ありがとうございました。
お見事です。診断はそのとおりです。この患者さんは壊死性筋膜炎でお亡くなりになりました。非常に典型的な壊死性筋膜炎ですね。ハリソンにはそんなに詳しく書いてなかったかもしれないけど，壊死性筋膜炎は，実は皮膚所見が発症当初は乏しいことが特徴です。筋膜というぐらいですから，皮膚の下がまずやられるんですね。したがって，皮膚症状は後から出てきます。進行が早いので，後から出てきたころには手遅れのことが多いんです。
壊死性筋膜炎はタイプ1とタイプ2に分けられるというのは調べました？

吉川▶ そこまでは調べていませんでした。

岩田▶ うん。タイプ2というのが俗に言われている「人食いバクテリア」というもので，いわゆるA群溶連菌が原因になります。よくテレビでやっていますね。去年あたりに増えたという噂があります。タイプ1は複数菌の混合感染であることが特徴です。
この患者さんは培養から何が生えたっけ？

吉川▶ 大腸菌と腸球菌とバクテリアロイデス。

岩田▶ バクテロイデス（*Bacteroides*）。勝手に菌の名前作らないで（笑）
それぞれ大腸菌は腸内細菌科といわれるグラム陰性菌，腸球菌はグラム陽性球菌。そしてバクテロイデスはグラム陰性の嫌気性菌です。こういった菌の混合感染を起こすのがタイプ1の特徴で，術後に特に多い。術後の腸管のリークや胆管のリーク，そういったことをきっかけにして起きるのが特徴です。
ご指摘のように敗血症の診断は，去年定義が変わりました。これまでは「感染症を原因とする SIRS」，Systemic Inflammatory Response Syndrome という全身炎症のことを敗血症と呼んでいたんですけれど，「臓器障害を

伴う感染症」が敗血症の新しい定義となりました。その診断のためにICUのセッティングではSOFA，ICU以外ではquick SOFAを使うようになりました。よく勉強したと思います。

大事なのは呼吸回数と意識状態です。前回，体温以外のバイタルサインが大事だと言いましたが，まさにこのqSOFAは体温以外のバイタルサインをみることの重要性を見事に言い当てています。血圧，呼吸数，意識状態を大事にしていく。意識状態は先週お伝えしたようにアラートネスとオリエンテーションとムードの3種類で調べます。急性発症の場合はムードを省いてもいいので，アラートネスとオリエンテーションはちゃんとチェックするということでした。

壊死性筋膜炎は英語ではnecrotizing fasciitisといいます。Necrotizeは壊死するという意味，fasciaは筋膜，-itisがつくと炎症ということでした。一般的に覚えてください。Fasciitisはiが2つ付くことがポイントで，よくスペルミスします。アメリカ人でもスペルミスしていますね。

つぎは前田さん。「医師のなすべき判断は何だったのか？」という非常にこれも面白いタイトルですね。

ぼくたちは，患者さんに対する医師の対応である鼻からの酸素吸入，輸液，尿カテーテルのみの経過観察という判断が本当に正しかったのかという疑問を抱いたので，調べてみました。

患者さんは39℃の発熱，血圧が91/60，脈拍130とショックに近い状態だったといえます。白血球数が3,000/μLと非常に少なくなっていて，ショックを起こしうる敗血症の病態として有害な全身反応がみられているといえます。表2を参照していただければ詳しくわかると思います。

ゆえに腹腔から漿液性の液体が出てきたのは，白血球が非常に少ないため化膿は起こさなかったのかなと考えました。こういう理由で，敗血症を否定して経過観察という判断をするのは正しくなかったと私たちは思いました。

ショックは見逃すと死に至ることも多く，この症例では循環血液量減少性ショックや心原性ショックなど他の病態によるショックは否定的であることがわかっており，切開をしていたことを考えると，敗血症によるショックを疑う必要がありました。他に無菌部位に膿瘍などの感染の存在が証明

表2　敗血症患者の有害な全身状態と考えられる徴候

① 発熱（口腔温＞38℃）または低体温（＜36℃）
② 頻呼吸（＞20/min）
③ 頻脈＞90/min
④ 白血球増加（＞12,000/μL），白血球減少（＞4000/μL）
　または桿状核球＞10％

次の条件のうち2つ以上を満たすもので非感染性でもよい

されない場合でも，漿液性の液体の培養とより強い広範囲の細菌に効果を示す抗菌薬，イミペネムやメロペネムなどの投与すべきだったのではないかと考えました。

敗血症によるショック患者の大規模後ろ向き研究では，低血圧の発症から適切な抗菌薬治療が開始されるまでの時間が非常な重要な予後決定因子であって，発症後1時間ほどの遅れでも生存率の低下に関与していたとありました[1]。

この場合はグラム陽性菌およびグラム陰性菌，両方に有効な治療を直ちに開始すべきであって，漿液性の液体の培養結果によって抗菌薬の種類を変更していくとよいと考えました。以上です。

岩田　はい，ありがとうございました。

この発表もすごくよくまとまっていて，とてもよかっと思います。

漿液性のサラサラとした水が出てきたことがこの患者さんの特徴でした。主治医は感染症を疑って皮膚を切開したわけです。普通は感染症が起きると炎症反応が起きるので，白血球がたくさん集まってきます。そしてばい菌を殺して食べてしまう，その死骸がいわゆる膿です。

みなさん若いころにニキビをつぶすと出てきた黄色っぽいものが膿ですね。膿瘍，英語ではabscessusといいますし，俗な英語だとpusといいます。このpusが出てくるから感染症，出てこないから感染症じゃないだろうという判断を主治医はしてしまいました。そこで経過観察になったんです。

しかしながら，この主治医は大きなミスを2つ犯しています。

---

[1] 編注：文献不明（記載なし）
　→岩田：「Crit Care Med. 2014；42：1749-55.」かな？　たぶん。

主治医はどこで誤ったのか

　1つ目は実は壊死性筋膜炎の場合は，炎症がメインというより細菌がつくる毒素によって，筋膜そのものを分解して溶かしてしまう酵素反応を起こすわけです。ですから，いわゆる炎症による膿というよりは，むしろ筋膜が溶けたサラサラの水っぽいものが出てくることが特徴的なんです。
　最初にちゃんとした教科書を読みましょうと言いました。ちゃんとした教科書にはこういうことが書いてあるわけです。ちゃんとした教科書を読まずに雑に勉強していると，膿が出てこなければ感染症じゃなかろうという間違った根拠による間違った判断をしてしまうわけです。だからちゃんとした教科書を読むことはすごく大事なんですね。
　そして感度の低い所見を根拠に病気を否定してはいけないと言いました。感染症が起きたからといって必ずしも膿瘍を形成するとは限りません。だから膿ができることは感度の高い所見ではないにもかかわらず，それを根拠に病気を否定してしまったために，この方を救命できなかったという側面があるわけです。

　この壊死性筋膜炎の漿液性の水が出てくることを俗にdishwasher's pusといいます。Dishwasher，洗剤ですね。あの洗剤みたいな感じのサラサラとした感じで，いわゆる膿ではなくて，まるで洗剤溶解液のような感じにみえるのが教科書的に特徴である，と書かれています。
　ぼくは『外科医のための感染症のみかた，考え方』という本を書いたんです[2]。それは今の日本の外科医が感染症をちゃんと勉強してないから，できるだけ勉強してくださいとつくった本なんですけど。
　……ほかの外科医の先生に言っちゃダメだよ。もっとも神戸大学病院の外科系の教授には全員進呈しましたけど。多少の皮肉をこめて。

（一同笑い）

岩田　ま，それはいいとして。その本にも壊死性筋膜炎診断のピットフォールについてちゃんと記載しています。やっぱ教科書を読むって大事ですね。洗

2）　岩田健太郎：目からウロコ！外科医のための感染症のみかた，考えかた，中外医学社，2015

剤チックな水が出てくるのは実は壊死性筋膜炎の特徴で，教科書をちゃんと読んでいれば絶対に誤診はしないはずです。

それともう1つのミスは，局所に目を奪われて全体像を見逃してはいけないということです。傷の周りが赤くなっていないとかの局所の所見に目を奪われず，意識状態の変容，血圧の低下，酸素化の低下，呼吸数の増加，脈拍の増加といった患者さんの全体像をみていれば，これは敗血症に間違いない，もしくは敗血症の疑いが強いという判断ができたはずです。
そういった2つの間違いが，この患者さんを救命できなかったという大きなエラーの原因になったわけです。ここまで何か質問ありますか？

みなさん，初日の発表よりも格段にレベルアップしていますね。みなさんのこの5日間のレベルアップのしかたは毎年毎年目を見張るものがあります。やっぱり神戸大学の医学生ってメチャクチャ優秀なんだなあということと，今までいったい何やっていたんだろうと，両方の感想をぼくはもつんですけど。
あ，ところでその優秀なみなさんに申し上げます。明日からは，症例を英語でやりますので，お楽しみに。

次は山尾さん。「敗血症ショックが疑われる今回の患者に抗生物質投与の効果はあったのか？」というタイトルですね。

山尾　まず敗血症ショックとは，上皮バリアを通り抜け，その下の組織に侵入する微生物に対して，局所性および全身性に反応するもので，発熱・低体温，白血球増加または減少，頻呼吸は全身性反応の主要な徴候です。
敗血症患者で十分な輸液組成にもかかわらず，少なくとも1時間の低血圧で敗血症ショックとされると調べました。

岩田　ちょっとよくわからない。もう1回わかるように説明して。特に最初の文章がよくわからなかった。その文章の主語は何？

山尾　微生物が上皮バリアを通り抜ける。

岩田　微生物が主語？　それから2番目の文章もよくわからない。何の話をしているの？　タイトルは敗血症性ショックとあるけど，1番目の文章も2番目

の文章も，敗血症性ショックの話をしてないでしょう？

山尾 敗血症の説明です。

岩田 敗血症の説明をしているの？ 敗血症って何だっけ？ さっき発表であったよね。

山尾 すみません。あんまり聞いてなかったです。

岩田 あんまり聞いてなかったですね。ほかの発表もちゃんと聞かないとね。なぜチームでやっているかというと，みなさんが1つのテーマについて勉強する時間で，その何十倍も勉強できるという利得を狙っているんです。ほかの人が一生懸命やってきた発表を，聞かずにおいたら，みなさんのその有効な勉強のやり方がまったく無意味になってしまう。
それから似たようなテーマ，オーバーラップするテーマをそれぞれどのようにアプローチしたのか，その違いを比較するのも非常に興味深いですね。
最初に申し上げたとおり，医学において答えは必ずしも1つではありません。だから同じテーマを扱っていても，異なる視点，異なる結論が出てくることもあるし，そしてそれがなぜ異なる結論になるのかを考えることも面白いわけですね。よって他人の言うことはちゃんと聞かなきゃダメですよ。
コミュニケーションの定義を教えたでしょう。ほかの人の言葉に耳を傾けない人は発言する権利はないんだぜ。じゃあそこは飛ばそうか。

山尾 敗血症の治療の優先順位は，気道を確保して抗生物質の早期投与のための脈管アクセスを確立すること，抗生物質の投与を遅らせるべきではないということです。抗生物質の早期投与は細菌性敗血症に有益な影響を及ぼすことが示されています。

岩田 細菌性敗血症って何ですか？

山尾 原因が細菌の敗血症です。

岩田 はい。いいですよ。

山尾 ある報告書では，初期の適切な抗生物質療法の実施は，感染生物が抵抗性であった抗生物質療法と比較して，死亡率が50％減少したとされているそうです[3]。

敗血症に対してセフォペラゾンが大腸菌，腸球菌，バクテロイデスに適応を示すというので今回だと正しかったと考えられます。患者が死に至った原因としては，投与のタイミングが遅れた可能性があるので，気道の確保が正しくされていたのかも確認すべきであると考察しました。

岩田 はい，ありがとうございました。
実際に投与されたのはセフォペラゾン/スルバクタムでした。しかし抗菌薬については，いろいろなことを考えなくてはいけません。

💬 抗菌薬の選びかた①
　　　　—菌のカバーと移行性

まずは抗菌薬の種類です。どの抗菌薬を使うのか，そのときにちゃんと菌をカバーしているのかが大事になります。しかしながら，この大腸菌，腸球菌，バクテロイデスが生えてきたというのは，後日わかる事後的な情報にしかすぎないわけです。だいたい培養検査が完全におわるまで，2〜4日くらいかかるので，それは後付けの情報にすぎない。つまり治療をはじめるときは，何が原因で感染症が起きているかは実はわからないわけです。わからない状況下で，おそらくはこの辺が原因だろうという想定をつけて治療をはじめることをempiricもしくはempiricalな治療といいます。また菌をカバーするだけでは十分ではなくて，同時にその抗菌薬がちゃんと感染部位に届いているのかも確認する必要があります。薬理学的に届くものと届かないものがありますね。たとえば，セファゾリンというセファロスポリン系抗菌薬がありますが，これは中枢神経には透過性がほとんどないことが知られています。したがって脳炎とか髄膜炎には使えないと一般にいわれています。要するに菌を殺すだけじゃダメだということです

---

3) 編注：文献不明。
　→岩田：これは似たような論文がたくさんあるから分からないなー。「Crit Care 2015；19：63.」メタ分析です。まとまっています。

ね。届かない抗菌薬は効かないです。

感染の環境も大事です。たとえば，ゲンタマイシンやトブラマイシンといったアミノグリコシド系の抗菌薬は，酸性の状況，つまりpHが低い状況下だと，失活してしまって効かないことが知られています。すると，たとえば膿瘍，膿がたまっている状況では酸性環境下ですから，アミノグリコシドは失活してしまいます。したがってアミノグリコシドは膿瘍には使えない。

それから最近出てきたダプトマイシンという抗菌薬があります。これは肺のサーファクタントによって失活されてしまいますので，肺炎には使えないんですね。

よって，抗菌薬を選ぶときは *in vitro*，試験管の中で菌が死ぬ・死なないということだけではダメで，生きている人間の中ではどうかを確認する必要があります。したがって，抗菌薬は菌をカバーしているかどうかだけではなくて，**自分の想定している感染症の部位にちゃんとその抗菌薬が届いて，失活しないかまで考える必要があります**。すなわち微生物学だけでは抗菌薬は選べないということです。あくまでも臨床医学的に決めなきゃいけないということですね。

抗菌薬の選びかた②
─投与量と投与間隔

もう1つ考えなきゃいけないのは，投与量（dose）と投与間隔（interval）です。抗菌薬を選ぶとき，重症感染症の場合はできるだけ多い投与量，最大投与量で治療することが原則です。少ない量だと菌は死にませんので，できるだけたくさん入れないとならないわけです。

実はこのセフォペラゾン/スルバクタムという抗菌薬はちょっとクセ者なんです。この症例では1gのセフォペラゾン/スルバクタムが投与されていました。これは添付文書上に書いてある正しい抗菌薬の投与量とされていますが，薬理学的には実は間違っています。なぜなら1gのセフォペラゾン/スルバクタムには，500mgのセフォペラゾンと500mgのスルバクタムの2つの薬が入っているからです。そして500mgのセフェムでは非常に量

が少ないために，重症感染症には効果が期待できないんです。

スルバクタムはβラクタマーゼ阻害薬といって，耐性菌に対応するための副次的な効果を目指しているものです。よって重症感染症のときに，1gのセフォペラゾン/スルバクタムを投与した場合は，実際の抗菌薬は500mgしか入っていません。本当だったら1gとか2gは使いたいわけです。非常に少量でチョロチョロッと使ってしまっては効果が期待できない。

加えて半減期の問題があります。英語ではhalf-lifeといいます。こないだうちのスタッフが，論文読みながら「誰々の半生」とか言うから，「何の話してるの？」って訊いたらhalf-lifeのことでした。

（一同笑い）

岩田▶「それ，半減期だよ」って話をしていたんですけど。

半減期，すなわち血中の薬が半分の濃度になるまでの時間です。これが抗菌薬によってだいたい決まっているわけですが，セフォペラゾンの場合は1時間くらいといわれています。1時間で半分になる。日本の添付文書ではこれを12時間おきに投与するように，つまり1日2回投与するようにと書かれていて，ほとんどの外科医はそのように投与しています。内科医もそのようにやっています。

しかしながら，これは薬理学的には間違っています。1時間で半分になってしまうものは5時間くらいで体の中から消えてなくなってしまいます。そしてセフェムのようなβラクタム薬はペニシリンでもカルバペネムでも，血中に残っている時間が長ければ長いほど，厳密に言うと菌が死ぬ最小発育阻止濃度，minimum inhibitory concentration（MIC）よりも高い濃度を保っている時間（Time above MIC）が長ければ長いほど薬理効果が高いといわれています（図1A）。こういう抗菌薬をtime-dependent，時間依存性の抗菌薬といいます。

対してconcentration-dependent，濃度依存性抗菌薬というものもあります。濃度依存性抗菌薬は時間はあまり関係ないんだけれど，血中濃度を高めれば高めるほど効果が高いという薬です（図1B）。例としてはニューキノロン系の抗菌薬が挙げられます。

βラクタム薬は時間依存性の抗菌薬なので，血中濃度をできるだけ長く保つことが大事なんです。でも1時間で半分になってしまう薬を12時間お

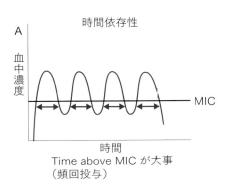
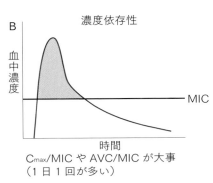

図1 抗菌薬の時間依存性と濃度依存性

きに投与してしまっては，体の中に残っていない時間のほうがはるかに長くなってしまう。だから薬理学的には1日2回ではなく1日3回，8時間おきに投与するのが適切な使用法です。

すなわち添付文書どおりにやっていても，薬理学的には間違っていることはしばしばあるわけです。だから「添付文書にこう書いてあります」ではダメなんです。医学の世界では自分の頭で考えて，それが本当に薬理学的に正しいのかを検証しないといけない。役所がつくった文章が正しいという根拠はどこにもないんです。間違っていることがしばしばある。保証はないんです。

だからみなさんが一生懸命勉強した薬理学の知識と知恵でもって，表面上の文章（添付文書）に書かれていることが，本当にそれでいいのかを検証しないといけない。科学は疑うところからはじまりますからね。ちゃんと検証する必要がある。すると，この症例のセフォペラゾン/スルバクタムを1g（実際には500mgだけど），1日2回ではとてもとても命に関わる重症感染症の壊死性筋膜炎には，立ち向かえないということになります。加えて感染症は内科的な治療だけでは治りません。

菌を殺すことだけが治療ではない

岩田
　さっきちょっと外科医に嫌味を言いましたけど，実際には外科的治療はとても大事です．たとえば壊死性筋膜炎のような壊死してしまったところには血流がないわけです．抗菌薬は血流に乗って届きますから，壊死したエリアには抗菌薬は届かないんです．届かないところの感染症には効かないわけです．当たり前ですよね．

　したがって，壊死したところはどんどんデブリドマンをして，取っていかなきゃいけない．緊急のデブリドマン，あるいはドレナージが必要になります．ドレナージは，その壊死物質を取るという目的があるし，それから壊死性筋膜炎は嫌気性菌の関与もありますので，空気にさらすことで嫌気性菌を殺すという効果も期待できるわけです．

　このように物理的，手術的，外科的な治療と組み合わせてはじめて抗菌薬が意味を持ってくるわけです．ただ大腸菌と腸球菌とバクテロイデスと全部カバーするから治るというわけではないんです．**菌が死ぬことと患者が治ることは同義ではありません**．そしてわれわれの目的は菌を殺すことではなく，患者を治すことです．菌を殺すことは，あくまで手段にすぎないんです．

　もちろん抗菌薬は想定した菌をちゃんとカバーしているかを考えて，選ばなければいけません．それにはちゃんと想定ができることが必要です．想定できなければ見当違いの抗菌薬を使っちゃうわけです．さらに投与量は適切か，投与間隔は適切か，半減期のことは考えているか，時間依存性か濃度依存性かということまで勘定に入れる．そして外科的処置も全部合わせて治療なんですね．

　さらに言うならば，敗血症の場合は抗菌化学療法だけではなく，全身のバイタルサインをひっくり返すことも必要になります．アグレッシブな輸液や酸素投与，気道の確保，気管内送管，酸素投与，陽圧換気，昇圧剤の投与，いろいろなことをして全身状態を維持しつつ，菌を殺さなければならなりません．ということは，循環のことも理解しなければならないし，腎の保護も必要になってくるし，呼吸状態の管理も必要になってくるという

わけです。まさに全身をちゃんと診ることができなければいけない。

エボラ出血熱の治療

2014年に西アフリカでエボラ出血熱が流行ったとき，世界保健機関（WHO）はたくさんの専門家を派遣したんだけど，当初，そこでは専門家はあまり役に立たなかった。最初に送った専門家が臨床を専門としていなかったことが一因だったとぼくは思います。いくら微生物のことは非常に詳しくて，エボラのウイルスについてもよく知っていても，それだけではエボラ感染症には対峙できない。

エボラ出血熱は，出血熱というぐらいだから出血すると思われがちですが，実際には出血するのは1％，ほとんどの患者さんは出血なんてしないんです。一番の症状は嘔吐と下痢なんです。ものすごく激烈な下痢をします。1日10リットルもの，大量の嘔吐，下痢をします。人間の体の70％は水でできていますから1日10リットルの下痢をしたら，あっという間に干からびてミイラのようになってしまいます。

だからものすごくアグレッシブに輸液をして，そのときに失われる電解質を補充してあげなきゃいけない。超強烈な低カリウム血症，超激烈な低ナトリウム血症，逆に高ナトリウム血症でけいれんを起こさないようにする。またけいれんを起こしたときには抗けいれん薬を使用する。そういったことを一生懸命，あの宇宙服みたいなものを着て，点滴でやらなきゃいけないんです。

最初はエボラの患者さんには点滴を入れるなと言われていたんですね。触るとうつって死んじゃうと思われていたからです。だからみんな及び腰で「水，飲んでください」ってヘロヘロになって衰弱してる患者に，ORS（Oral rehydration solution）といわれる経口輸液を渡していたんです。これでは治らないわけです。10リットルですからね。みなさん10リットルの水，飲めますか？　飲めないでしょう。

ということで，実際にはベッドサイドできちんとラインを入れて，点滴も全開で流すだけでは遅すぎて，ちゃんと輸液バッグをギュッと握り締めてプッシュするぐらい一生懸命やらなきゃいけないんです。そういう臨床的

な手技とか判断能力があってはじめて患者を救命できるわけです。それを国境なき医師団（Médecins sans frontières）の人たちがようやくやりだして，少しずつ救命率が上がっていったんです。当初70〜90％以上の方が亡くなっていたのが，50％以上救命できるようになったんですね[4]。

これが感染症の治療なんです。いいですか。感染症は抗菌薬を出して微生物を殺して，インベーダーゲームみたいにキュンキュンぶつければ治るというもんじゃないということです。インベーダー……みなさん知らないですよね（笑）

じゃあ，次行きます。小林さん。

私たちのYSQは「行われていた抗菌薬療法は適切であったのか？」です。抗菌薬投与の基本的な流れは，抗菌薬を投与する前に血液培養・胆汁培養などの微生物検査を行って，起因菌と感染臓器を想定し，そこから初期治療薬を選択します。その後，経過が改善すれば起因菌が判明するんですが，今回のように改善がみられなければ再検査を行い，投与開始から3日前後で効果判定をします。抗菌薬投与中にも耐性菌の可能性を視野に入れ，培養陰性を確認したら抗菌薬を中止して目的のない長期投与はしてはならないとありました。

今回，セフォペラゾン/スルバクタムを10日間以上投与しているのに，発熱やCRPの上昇，血圧低下，心拍数増加や酸素飽和度低下，血小板数減少が確認され，敗血症の可能性を疑わせるような所見がみられていました。さらに開腹して皮下組織から出てきた漿液性の液体には大腸菌，腸球菌，バクテロイデスが確認されたということから，今回投与していたセフォペラゾン/スルバクタムをずっと変更しなかったことは問題だったのではないかと考えました。

培養検査をして腸球菌を確認できていたならば，腸球菌にしっかり働くアンピシリン/スルバクタムなどに変更できていたのではないかと考えました。以上です。

岩田　ありがとうございます。

---

4) CBS News, 2014, Pm 12：19. Ebola survival rate improving in Sierra Leone [Internet]. [cited 2017 Sep 22]. Available from：https：//www.cbsnews.com/news/ebola-survival-improving-in-sierra-leone/

非常によくできた理論だと思います。そうなんですね，10日間 薬を使っているさなかに患者が悪くなっているんです。だから現状維持はよくないということは推察できますね。おそらく現行の治療ではうまくいってない理由があるはずだ，と判断もできるはずです。それは複合的な理由で，抗菌薬の種類や量，投与間隔，外科的インターベンションが足りないこと，いろいろなことがあったと思うんですけど，いずれにしても**現状維持はよくないと判断すべき**でした。それがひとつです。

また，**セファロスポリンは一般的には腸球菌には効きません**。セフォペラゾンは例外的に腸球菌に効くかもと言われている特殊なセフェムですけど，臨床的に検証されているわけではないので，ベターな抗菌薬とはいえません。

ローカルファクターを考える

岩田

さてアンピシリンは *Enterococcus faecium* には，効かないんです。腸球菌にはいろいろな種類ありますけど，みなさんが学生のうちに知っておいてほしい腸球菌は2つしかありません。*Enterococcus faecalis*（エンテロコッカス・フェカリス）と *Enterococcas faecium*（エンテロコッカス・フェシウム）です。

ぶっちゃけて言うと，両者の違いはアンピシリンが効くか効かないかです。前者，*E.faecalis* はアンピシリンが効く。後者，*E.faecium* はアンピシリンが効かない。日本の場合，治療薬はバンコマイシンです。日本の場合，と言ったのは海外ではバンコマイシンの耐性の *E.faecium* がめちゃくちゃ多いからです。

感染症の治療はちょっとややこしくて，地域によって感受性パターンが異なるんですね。だから論文を読むときは注意が必要で，*E.faecium* の治療法は，アメリカと日本では全然違います。アメリカの論文を読んで「そうか，*E.faecium* はこうやって治療するんだ」と日本で同じことをすると，失敗することがある。

これをローカルファクターといいます。地域の事情，もっと厳密に言うと神戸大学病院と姫路の県立医療センターと加古川の中央市民病院とでも若

干の違いがあります．だから，みなさんがバイトで別の病院で働くときは注意が必要で，普段やっている方法をそのままやると失敗することがある．非常に重要なことなので知っておいてください．

セフォペラゾンは例外的に *Enterococcas* に効くかもしれないといわれているセフェムですが，一般的にはセフェムはダメですよということです．

壊死性筋膜炎のタイプ 1 を疑って，Empirical な治療をするときは腸球菌をカバーしたい．しかし，*E.faecium* に対してはセフォペラゾンは効きません，ほとんどの場合．したがってバンコマイシンを追加すべきだったんですね．先ほどの発表で，「*Enterococcas* だったからセフォペラゾンでよかった」と言っていたけど，それは添付文書を信じているから起こる失敗です．添付文書を信じてはいけません．こうやってもうちょっと深い勉強をする必要があります．

ちなみにこの *faecalis* も *faecium* もどちらも *Faex* というラテン語が語源でウンコという意味です．ウンコの中にいるんです．腸球菌が腸の中にいる球菌．で「腸球菌ウンコ」と「腸球菌ウンチ」っていうのがあって（笑）これが *Enterococcus faecalis* と *Enterococcas faecium*．ま，けっこう覚えにくいですよね．

ちなみに乳酸菌とよくいいますけど，乳酸菌という菌種名はありません．乳酸をつくる菌はすべて乳酸菌で，総称なんです．よくヨーグルトなどの発酵食品に使われていますね．

Enterococcus も実は乳酸菌のひとつです．どこかの企業が乳酸菌を使ってヨーグルト飲料つくってね，このドリンク名が「フェカリス」っていうんですよ[5]．

（一同笑い）

岩田 ▶ もうひっくり返るほどびっくりしちゃって，何を考えているんだろうと思ったんですけど．でも笑っていられなくて，実はポカリスエットもスエットは汗ですから，外国の人がみたら，「何だ，この飲み物．気持ち悪い」と思うらしいですよ．ま，ウンコの話はこれぐらいにして．

---

[5] 朝の Yoo フェカリス菌，伊藤園

というわけで，セフォペラゾン/スルバクタムという選択は10日間使っても悪くなっているんだからダメだろうという理論的な構築と，そもそも*faecium*に対してはバンコマイシンを使わなきゃいけなかったという二重の意味で間違っていたんですね。

Empiricalに壊死性筋膜炎を治療するときは，ぼくだったらバンコマイシンとメロペネム，つまりグリコペプチドとカルバペネムという非常に広域な抗菌薬をまず使います。それから培養検査の結果をみてから抗菌薬を調整する。ぼくの書いた『外科医のための感染症のみかた，考えかた』にもそう書いています。

はい，ありがとうございました。川合さん。

私たちのYSQは「この患者は敗血症によって死亡したのではないか？」ということをまとめました。

この患者さんの高熱，低血圧，頻脈，低酸素というバイタルの状態から私たちは敗血症の診断基準を用いて，考え直してみました。するとSOFAのスコアで，術後の感染症がない状態では0点ベースラインと考えて，そこから血小板数が2点の上昇をあり，敗血症と診断することができます（SOFAスコアは**表1**参照）。そのため，われわれは患者さんが敗血症を起こして，それによって死亡したのではないかと考えました。

また術後は肝機能や腎機能がそれほど悪くなっていませんでたが，その後悪化したものと考えました。以上です。

 はい，ありがとうございます。

先ほど言ったようにqSOFAはICU以外，SOFAはICUの中で使うものです。なぜICUの中で使うかというと，挿管していないとできないからなんですね。項目のなかにPaO$_2$/FiO$_2$というのがありますね。これをP/F ratioといいます。

P/F ratio とは
—ratio と rate の違い

 ちなみにratioとrateの違いはわかりますか？

川合　ratioは比率で，rateは変化率みたいなもの？

岩田　違います。じゃあPaO_2って何ですか？

川合　PaO_2は動脈血における酸素分圧です。

岩田　そうですね。FiO_2って何ですか？

川合　すみません，そこまで調べてなかったです。

岩田　これは人工呼吸器につないだときの送る気体の酸素の割合（fraction）を表しています。
たとえば酸素100％を送る場合は，FiO_2は1.0。酸素をたとえば大気圧と同じように送るんだったら，FiO_2は0.2ぐらいになります。
なぜこういう調節が必要かというと，もちろん酸素が足りていない状況のときは酸素100％でガンガン送るわけです。ところが酸素は送りすぎると，今度はoxygen injuryという酸素による肺障害が起きるわけです。ときどきICUで酸素ガンガン入れすぎて，むしろ患者の呼吸状況を悪くしているのを……某病院でみることがありますけど。
例えば，関西のK大学病院……関西医大だよ？

（一同笑い）

岩田　ま，きわどいジョークはこのくらいにして。そのFiO_2は呼吸状態が悪くなればなるほど，高くせざるを得ないんです。そして血中の酸素濃度が低くなると酸素が動脈内にうまく届いてない。つまり肺でのガス交換がうまくいってないから動脈に酸素が届かないんです。つまりP/F ratioの分子であるPaO_2は低くなるとP/F ratioが下がっていきますね。
それからP/F ratioのFiO_2どんどん高くしていくと，やはりP/F ratioは下がってきます。分母が大きくなれば，全体として数値は下がりますからね。そして酸素をガンガン与えているにもかかわらず，動脈の中の酸素が少ないとP/F ratioはめっちゃ小さくなる。
つまりP/F ratioは高ければ高いほどいいわけです。だからSOFAでは400以上は0点。つまりP/F ratio 400はけっこういい値なんです。これが300，200となっていくとだんだん悪くなってきて，P/F ratioが100以下

になるとcriticalな状態と判断します。

ではratioとは何かというと、**ratioは分子と分母がかみ合っていない分数のことです**。これ日本語ではあんまりいい訳がないんですよ。割合とか比率とか比とかよくいいますけど、ratioはratioで覚えたほうがいいです。

ちなみにこれ「ラチオ」ではありません。「レイシオ」（réiʃou）です。ときどきラチオというやつがいて、お前イタリア人かって。イタリアのサッカーチームにありますね、ラツィオ。

P/F ratioの分子のFaO$_2$は動脈内の酸素、分母のFiO$_2$は人工呼吸器の設定の酸素です。両者は全然違うものを扱っているわけです。この両者が噛み合ってないものを扱うのがratioです。

rateは、たとえば「a/a+b」のように、分子の構成要素が分母にも含まれているものをrateといいます。たとえばこの神戸大学の4年生の全体のうちの男子の割合はrateになるわけです。そしてこの学年の男女比が1：2みたいのはratioなんです。

つまり**分母に分子が含まれるかどうかでこの用語の使い分け**をします。この意味を理解することが大事なんですね。丸暗記するだけではいけません。つまりこのP/F ratioは、数字がでかければでかいほど患者の呼吸状態がいいということが、当然示唆されるわけです。

それから血小板はめっちゃ大事です。検査のとき、みんなどうしても白血球とヘモグロビンばっかり見ちゃうんですけど、血小板がめっちゃ高いときは、炎症が強いことを意味しますし、血小板がものすごい低くなると、すごく患者の状態が悪いということになります。

血小板が低くなる理由はたくさんあります。一番有名なものがDIC、播種性血管内凝固（disseminated intravascular coagulation）です。しかし、DICだけが血小板の値を下げるわけではありません。骨髄抑制でも起こすし、それから血栓症、たとえばthrombotic thrombocytopenic purpura, TTP（血栓性血小板減少性紫斑病）と呼ばれるものでも起きますし、薬剤でも起きます、いろいろな現象で起きます。

日本の場合はやたらにDICと診断したがる医者が多くて、安直に「DICでしょ」みたいにすることが多くて、ちょっとムッとするんですが、「血小板が低い＝DIC」ではないと思います。いずれにしても血小板が低いということは非常にcriticalな状況になるので、患者の血小板は常に注意して

みてほしいんですね。

同じように患者の呼吸数はqSOFAに入っていますから，患者の呼吸数も必ずみてほしい。酸素飽和度だけをみて呼吸数はみていないことがけっこう多いです。

そして臓器障害ですね。肝臓を指すビリルビン，腎臓を指すクレアチニン，それから脳の機能を指す中枢神経症状。あとは心臓の機能を指すsystolic blood pressure（収縮期血圧），もしくは平均動脈圧をみる。このようにして患者の状態と予後を推定します。

では，ここでちょっと休憩しましょう。

 休憩

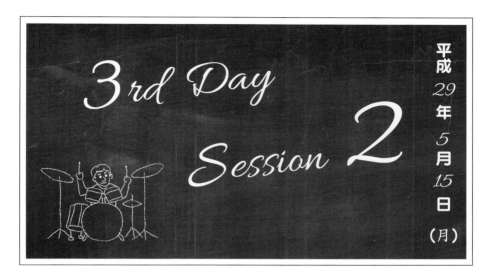

 では伊藤さん。発表してください。

 私たちは「本症例における患者のショックの本態は何か？」を調べてきました。
　まず腹腔鏡下胆嚢摘出術による合併症と頻度について調べました（表3）。そのなかから今回に敗血症を疑い，その感染経路に着目しました。感染経路はポート孔やカテーテルが考えられますが，その中でポート孔の感染に着目しました。胆嚢摘除術中の患者の胆汁を培養してみると，腸内細菌が発見される患者が24％ほどおり，この菌が検出された患者は術後の創部感染をより起こしやすいというデータが見つかりました[6]。
　また術中に検出された菌と創傷で検出される菌との間に関連がみられるということで，胆汁中に菌が含まれていたのであれば，それが原因となった可能性が十分にあると考えられます。
　次にポート孔感染を防止する手法はあるかについて論文を調べましたが，胆嚢を改修する袋を使っても使わなくても，ポート孔感染の発生率に有意

---

6) Parekh PM et al. Bacteriological analysis of bile in cholecystectomy patients.Int J Res Med Sci.2015；3：3091-6

表3 腹腔鏡下胆嚢摘出術による合併症と頻度

症例数	出血	胆管損傷	胆汁漏出	消化管損傷	胆汁性嚢胞	創部感染	敗血症	参照元	調査期間	Nation
281					2.85%	2.14%	0.71%	[1]	13/6-14/12	米国
452,936	0.52%	0.42%		0.16%				[2]	90-13	日本
1,064		0.75%	0.47%					[3]	95-08	日本
12,199	0.39%	0.66%	0.32%	0.09%		0.16%		[4]	90-01	日本
5,118		0.31%						[5]	95-03	スイス
77,604	0.25%	0.59%		0.14%				[6]		米国, プエルトリコ
1,014	1.58%	0.30%	1.58%			3.16%		[7]	08-11	チェコ
1,108	1.26%	1.71%		0.27%		1.99%		[8]	09-11	オランダ

[1]World J Surg. 2017;41:935-939 [2]胆石症診療ガイドライン2016 改訂第2版 [3]日腹部救急医会. 2012;32:63-70 [4]胆道. 2002;16:305-311 [5]J Am Coll Surg. 2006;203:723-738 [6]Am J Surg. 1993;165:9-14 [7]Rozhl Chir. 2014;93:123-31 [8]World J Surg. 2015;39:1798-1803
＊laparoscopic cholecystectomy+complicationsで検索

差はないとありました[7]。

本例はポート孔感染が感染経路である可能性は十分ありますが,証明をすることは難しいと考えます。

岩田 はい,ありがとうございました。ポート孔って何ですか？

伊藤 内視鏡を刺入した孔です。

岩田 そうですね。ですからポート孔感染は,広義な意味での創部感染,SSI(surgical site infection)にあたるわけです。このレポートは非常に良くできていると思ったのは表ですね。文献をそのまま並べるんじゃなくて,症例数,症状,参照元,調査期間,国とある一定の基準でいろいろな論文を相対的に比較しています。

先週お伝えしたように,1つの論文の情報だけではすべてとはいえないことがあるので,トライアンギュレーションが大事になります。そのために

---

7) Comajuncosas J, Hermoso J, Jimeno J et al. Effect of bag extraction to prevent wound infection on umbilical port site wound on elective laparoscopic cholecystectomy: a prospective randomised clinical trial. Surg Endosc. 2017;31(1):249-54

は，複数の文献で比べることが大事です。

つまるところ**科学とはすべて比較**です。比べることによってわれわれは科学性を担保しているんですね。あるものを観察するだけでは科学とはいえなくて，別のものと比較してはじめて科学性を持つんです。

それからこの「laparoscopic cholecyctectomy + complications」と検索タームがしっかりと明示されていることも好ましいですね。これよって，ほかの人が同じことをやりたいと思ったときに再現できるわけですね。こういうリプロダクション（reproduction）ができることもすごく大事です。ほかの人が同じ方法で同じことができることが科学性を担保するんです。STAP細胞はそれができなかったから，存在に対する強い疑いがかかったんですね。もちろん何かがあるか・ないかという，ある・なし問題については「ない」という証明はできないんですが，可能性はきわめて低いという結論に持っていくことは，その再現性のなさからくるわけです。というわけで，構造上このレポートは非常に面白く，よくできていると思います。

ありがとうございました。次いきますよ。江坂さん。

ぼくたちは今回の症例の特徴でもある，激烈な腹痛というポイントに着目して，「なぜ今回の症例では激烈な腹痛を引き起こしたのか」をYSQにして，考察しました。

まず腹痛を引き起こす疾患で，今回の症例に関係がありそうなものをざっと並べてみました（表4）。

壁側の炎症，臓側の炎症，血管系，結石等による閉塞，うっ血や腎炎による臓器の膨満というグループに分けることができ，腹痛部位や関連症状などから急性腹痛の患者にアプローチすることができます。

今回の症例では術後であること，発熱やショック症状，細菌がみられること，腹痛が腹部全体に広がっていることなどから，穿孔，細菌性腹膜炎，皮膚・軟部組織感染症のいずれかではないかと考えました。

そして腹膜刺激症状がみられないことから，皮膚・軟部組織感染症だと推測しました。この皮膚・軟部組織感染症には，限局した軽度の感染症から壊死性筋膜炎のような生命予後にかかわる重症な感染症まで幅広く存在します。

表4 腹痛を起こす鑑別疾患

診 断	主な部位	発 症	増強因子	主な関連事象
壁側の炎症				
急性胆囊炎	右上腹部	急速	食事	発熱,白血球増加
急性胆道炎	右上腹部,心窩部	急速	食事	発熱,黄疸,悪寒戦慄
急性膵炎	心窩部,臍周囲	急速	仰臥位	過剰な飲酒の習慣
急性虫垂炎	臍周囲→右下腹部	徐々に	動き,咳	発熱,白血球増加
急性憩室炎	左下腹部	徐々に	動き	血便,発熱,白血球増加
穿孔	全体的	突然	動き	発熱,腹部硬直,ブルンベルグ徴候
特発性細菌性腹膜炎	全体的	徐々に	なし	著名な腹水,腹膜刺激症状
皮膚・軟部組織感染症	全体的	徐々に	なし	発熱,ショック状態
臓側の炎症				
感染症腸炎	多様	急速	食事	下痢,血便,白血球増加
血管系				
虚血性大腸炎	臍周囲,下腹部	突然	食事	血便,白血球増加
解離性大動脈瘤	心窩部	突然	なし	引き裂くような痛み,背部放散痛
脾梗塞	左上腹部	突然	なし	塞栓のリスク因子
閉塞				
腸閉塞	中央部	徐々にまたは急速	食事	嘔吐,腸雑音
総胆管結石症	心窩部,右上腹部	急速	食事	黄疸,ビリルビン増加,肝機能異常
尿管結石	どちらかの側腹部	急速	なし	血尿
急性尿閉	恥骨	急速	動き,咳	膀胱触知可能
膨満,膨張				
肝臓うっ血	右上腹部	徐々に	なし	黄疸,肝機能異常,肝肥大
腎盂腎炎	どちらかの側腹部	徐々に	なし	発熱,血尿,尿中細胞数増加

　壊死性筋膜炎は皮下組織や筋膜の壊死を特徴とする感染症で,外傷や術後創が原因となります。今回は皮膚・軟部組織感染症のなかでもこの壊死性筋膜炎が今回の診断だと考えました。以上です。

岩田　はい，ありがとうございました。診断はこれでいいですね。

ただ診断が当たった・外れたというより，この発表がよかったのは腹痛に着目して各疾患をピックアップしているんですよね。腹痛の原因といってもいろいろありまして，やはり学生のときはまだ医学知識が十分じゃないですから，「これだろう」といきなり当たりをつけるんじゃなくて，腹痛の原因になりうる病気を網羅的に1個1個しらみつぶしに可能性の高そうなもの，低そうなものと検証していくのがいいと思います。

この発表では，まず壁側の炎症，臓側の炎症，閉塞といったように大きく分類して，急性胆嚢炎・胆道炎といったようなものから感染性腸炎，虚血性大腸炎，血管の病気，解離性大動脈瘤，脾梗塞，腸閉塞，総胆管結石，尿管結石，腹腔の外にあるものも腹痛になるんですね。いろいろな原因の腹痛を組み合わせて，現在の患者さんと照らし合わせるというアプローチをしていました。非常に正統的なアプローチ方法だと思います。よくまとまっています。ご苦労様でした。

次は早川さん。

私たちは，腹腔鏡下胆嚢摘除術の術後の合併症の原因と予防として考えられることについて調べました。

腹腔鏡下胆嚢摘出術後の合併症として胆管損傷，胆汁漏出，創傷感染，肋軟骨炎，尿道感染というものがあることがわかりました。そしてそれらが原因で感染症を起こすのではないか，と考えました。

今回はセフォペラゾン／スルバクタムという抗菌薬を投与していたにもかかわらず，結果的に感染症を発症してしまったということで，術前に7日間，そして発症してからも投与していた抗菌薬に効果があったのかに疑問を持ち，論文を参照しました。

397人の患者に対象に200人にセフォペラゾン／スルバクタムを投与して，197人には何も投与しないという研究がありました[8]。前者は12.0％，後者は19.8％の患者の胆汁中に大腸菌やクレブシエラなどが存在することが示されました。

---

8) Uchiyama K, Kawai M, On shi H et al. Preoperative antimicrobial administration for prevention of postoperative infection in patients with laparoscopic cholecystectomy. Dig Dis Sci. 2003；48（10）：1955-9

一方で,別のメタ分析において術前に抗生物質を投与する群とプラセボもしくは無治療の群に分けたとき,感染症の発症という面では有意なリスク低下は認められなかったとする結果が報告されていました[9]。

そのため私たちは,セフォペラゾン/スルバクタムが細菌の増殖を抑えるのは事実ですが,合併症として感染症リスクが顕著に下がるとはいえないという考えに至りました。

岩田 はい,ありがとうございました。

これもいいレポートですね。視点が素晴らしくて,菌が減ることと,患者さんの利益は必ずしも同義ではないということですね。菌を減らすことは,手段ではあるけど目的ではありません。その結果,患者さんの合併症が減る,予防ができる,治療効果があるといった真のアウトカムがなければ意味がないということですね。

ちなみに尿道感染って書いてあった? 尿道ではなかったと思うけど。

早川 尿路感染でした。

岩田 そうですね。尿路はurinary tractですね。尿道はurethra,男性でいうとペニスの中の管のことをいいます。腹腔鏡の手術して,ペニスの中に感染が起きることは理論的に考えづらいので,違うんじゃないかと思いますね。

💬 術後の発熱のアプローチ①
―感染症の場合

さて,術後の合併症はいろいろあるわけですが,術後に熱が出たときの一般的なアプローチについてここで述べておきます。術後の熱発は,ぼくたちはものすごくたくさん診ますが,アプローチは非常に簡単です。なぜなら熱の原因はそんなにたくさんないからです。

まず感染症かそうでないかを考えます。この感染症ではない可能性を常に念頭に置くことが大事です。なんでもかんでも熱が出れば感染症と決めつ

---

9) Yan RC, Shen SQ, Chen ZB et al. The role of prophylactic antibiotics in laparoscopic cholecystectomy in preventing postoperative infection: a meta-analysis. J Laparoendosc Adv Surg Tech A. 2011;21:301-6

術後の発熱のアプローチ①—感染症の場合

けるのは，素人のアプローチですね。

術後の感染症はパターンが決まっているんです。ですからそのパターンを1個1個確認しておけばいいわけで，そんなに変な感染症は起きないわけです。ラパコレ後にマラリアになりました，みたいなことはない。ですから，普通のアプローチを順番にやっていけばいい。

一番頻度の多い術後の感染症は，昔は尿路感染だったんですが，いま尿路感染の予防を一生懸命するようになって少し減りました。医療機関によるばらつきはあるけど，一番多い合併症は肺炎だといわれています。次いで尿路感染（urinary tract infection）とCRBSI（catheter-related blood stream infection），カテ感染と呼ばれるものです。

カテ感染は中心静脈ラインという鼠径の大腿静脈もしくは鎖骨下静脈，あるいは内頸静脈といった少し太い血管に入れるラインからの感染をいいます。それから末梢のカテから感染が起きることがあります。

最近ではPICC（peripherally inserted central catheter）という腕から入れて長いカテーテルを右心房の近くまで持ってくるというものもあります。どんなカテでも皮膚に穴をあけるわけですから，そこからばい菌が入ってきて感染が起きることがある。前にも説明したように，カテ感染はカテーテルの感染ではなくて，カテーテルに関連したcatheter related bloodstream infection，血流感染です。したがって刺入部の所見の有無は関係ありません。

そして血流感染の診断は血液培養で行います。院内で熱が出たら必ず血液培養をすることが，現在のルールになっているのはそのためです。いずれにしてもカテが入っている人ならば，すべてCRBSIの可能性があることは知っておく必要があります。

それともう1つ，中心静脈まわりは，大腿静脈，鎖骨下静脈，内頸静脈という3種類の静脈があります。それぞれ感染の起こりやすさがあり，一番感染を起こしやすいのは内頸静脈，鼠径のラインです。汚いんです。一番感染を起こしにくいのは鎖骨下静脈，subclavianのラインです。ただしsubclavianは肺の近くなので，肺気腫で肺がパンパンになっている人とかは，気胸とか起こしやすいから一長一短ですね。場合によっては内頸静脈に入れたり，鎖骨下に入れたりしますが，鼠径はできるだけ使わないほう

がいいというのが現在の考え方です。

そしてSSI，創部感染ですね。壊死性筋膜炎も狭義の意味のSSIです。それからCDI，これは *Clostridium difficile* infection，かつて偽膜性腸炎といわれていたものですね。抗菌薬を使うことによって腸内細菌が殺されて増殖する，昔MRSA腸炎に間違われていたのがこのCDIでした。

術後に起きる感染症はだいたいこんなもんです。他にもまれなものとして，たとえば経鼻チューブが入っていて副鼻腔炎になったり，尿路カテーテルが入っていて前立腺炎になったり，最近めったにみなくなったけど，看護師さんがちゃんとケアしてなかったら褥瘡感染を起こしたりします。でもほとんどがこの5つのどれかです。

> **入院患者で考えるべき感染症**
> ・肺炎
> ・尿路感染（UTI）
> ・CRBSI
> ・SSI
> ・CDI

岩田 ▶ したがってこれをターゲットにアプローチします。レントゲンをとって，尿培養を出して，血液培養を出す。創部を確認して，場合によって深いところだったらCTを撮って，そして下痢をしていたら便のCD抗原をトキシンアッセイします。

CDは便培養が生えにくい菌だといいました。院内では便培養は必要ないくらいです。入院患者さんで便培養を出すと素人だと思われますから，便培養をオーダーしてはいけません。必ずCDのトキシンアッセイを出しますね。

💬 入院患者の便培養は不要！

いまだに入院患者の便培養に出す医者がいて非常に困りますね。細菌検査技師さんいじめですよね。みなさんのオーダーする検査には必ず検査技師さんの苦労と処理にかかっていますので，無駄な検査出すと技師さんいじめになりますから，気をつけてくださいね。

これは放射線技師さんでも同じです。必要のないCTをオーダーすると，検査技師さんはそのために何十分も時間を使われて患者さんのために働かなきゃいけないんです。みなさんは大きな権限は持っているんです。よく医者が「オーダーする」といいますが，オーダー（order）は「命令する」という意味ですよね。つまり医者は命令権を持っているわけです。

命令権という権利は，義務（duty）と背中合わせで，多くの人を上手に使いこなせる能力を担保しなければいけないし，また上手に使いこなす義務も生じているわけです。顎で人をこき使って，実はあまり意味がありませんでした，みたいなことをやってはいけません。

入院患者さんの下痢症で，便培養で診断がつくことはまずありません。ですから特に入院2〜3日経ってからの便培養を出してはいけないとガイドラインにも書いてあります。したがって，そういうオーダーをする医者は勉強不足で，しかも技師さんを無駄に働かせている技師いじめになります。いじめというのは知らず知らずに起きます。みなさんがいじめているつもりがあってもなくても，いじめは発生しますので，よくよく注意する必要はあります。

世の中にはもちろん例外もありまして，便培養で決着がつく下痢も稀に病院内で起きます。10年に1回ぐらい。前にみたのはバイクで事故って，入院していた整形外科の患者さん。20歳ぐらいの男の子が2カ月入院していました。で，急に熱を出して下痢をしました。

これは便培養で決着つきました。*Campylobacter jejuni*が生えました。*C. jejuni*はグラム陰性桿菌で，調理していない鶏肉との関係がよく知られています。

なぜ2カ月も入院している男の子が調理していない鶏肉で感染するのか。誰かが鶏の刺身でも差し入れしたのか。そんなことはしませんよね。何だと思います？　みなさんの臨床推論でわかりますか？　なぜこの患者さんはカンピロバクター腸炎になったんでしょう。

これはすぐわかりますよ。いいですか，健康でバイクに乗っているような20歳の男の子が骨折して，2カ月も病院にいるんですよ。我慢できるわけないじゃないですか，そんな生活。この患者さんは夜中にこっそり病院を抜け出して，近くの焼鳥屋さんに行って鶏刺しを食べて，下痢していたん

ですね．悪いことをするとすぐばれちゃいますね．
20歳の基礎疾患のない人が病院食なんかに耐えられるわけないんです．こういう人はすぐ逃げちゃうんです．この大学病院でもときどき外でタバコを吸っている人がいるでしょう．患者さんは逃げることがある，これは念頭に置いとく必要があります（笑）
ま，こういう仮説を類推できたときは入院患者さんであっても便培養を出す価値があるわけですね．まあめったにそういうことはないので，ルーチンではやる必要ないということです．

💬 術後の発熱のアプローチ②
―非感染症の場合

さて非感染症ですが，一番多いのはなんといっても薬剤熱です．熱は高いけどバイタルサインに異常はない．CRPのような炎症マーカーもちょっとしか上がってない．全身状態は元気で，デイリーニュースとか大相撲を見ているけど熱は出ているみたいな人は，drug fever を疑います．一番多いのは抗生物質．次に多いのは抗けいれん薬です．基本的にどんな薬でも起きます．

それから痛風（gout）と偽痛風（pseutgout）です．痛風，偽痛風は非常に多い．高齢者の患者さんでちょっと脱水している患者さん．入院患者さんはたいていそうなんですが，そういう人に多くて，好発部位は痛風の場合は足の第1指，親指ですね．それから偽痛風の場合は膝といった大関節が多いです．

熱が出たときには布団をめくって，靴下を脱がせて，膝や足をちゃんと診察しないと見逃します．炎症性疾患ですから，CRPが20～30mg/dLくらいにバーンとあがります．そこで「わー，感染症だー！」って抗生物質を出すと下手を打ちます．したがってちゃんと患者さんは頭から爪先まできちっと診察する．炎症マーカーをみて，思考停止に陥らないことが大事です．

ちなみに目にみえるところだけが，痛風，偽痛風になるわけではありません．一番有名なのが椎体ですね．環椎と軸椎との間に起きる crowned dens 症候群．軸椎は歯突起ってあるでしょう．あそこの回りに炎症が起

きてカルシウムの沈着が起きるんです。CTでみるとちょうど王冠をつけたような丸いリングに見えます。だからdens歯突起が，王冠をつけるcrowned，だからcrowned dens syndromeといいます。

それと深部静脈血栓（deep vein thrombosis），もしくはその合併症の肺塞栓（pulmonary embolism）がよくある非感染症です。

入院患者で考慮すべき「非」感染症の熱
- 薬剤熱
- 結晶性関節炎（痛風，偽痛風）
- 血栓（DVT，PE）

岩田 ▶ これだけしかありません。あとは例外的な稀なものになります。みなさんの仕事は，少なくともこれだけをきっちりチェックすればいいんです。これ以上の稀な合併症は，もしかするとみなさんの手に負えないかもしれないので，ぼくらを呼んでくれれば，一生懸命診ます。これだけですから，術後の熱については自分でマネージできるようになったほうがいいですよ。

先ほどの発表も，実はこれのバリエーションに過ぎないということです。じゃあ次行きますよ。清水さん。

清水 私たちの班では皮下組織から漿液性の液体が出てきたことから，軟部組織に原因があるのではないかと考え壊死性軟部組織感染症（necrotizing soft tissue infection：NSTI）について調べました。

NSTIは軟部組織区間（真皮，皮下組織，表在筋膜，深部筋膜，筋）のいずれかの感染として定義されています。病因は注射や外傷，術後感染，軽度の軟部組織感染の進行などが挙げられます。

初期の臨床所見は紅斑，腫脹，痛みが挙げられ，発熱や頻脈などの全身所見も存在しますが，感染している部位によって異なります。

感染が進行すると，低血圧や重度の敗血症や敗血症性ショックに関連する所見がみられます。NSTIの患者のうち全身所見を示すのは10〜40％で，しかも紅斑，腫脹，痛みも70〜90％と感度があまり高くありません。そのため今回の場合，紅斑や腫脹がなかったとしても，壊死性軟部組織感染症を疑ったほうがいいのではないかと私たちの班は結論づけました。以上です。

岩田　はい。ありがとうございました。

そうですね。患者さんの症状をみるときにはやっぱり時間経過が大事です。つまり，発症初期にみられる所見と，発症後期にみられる所見は全然違うわけです。特に壊死性軟部組織感染症のように進行が非常に早い病気は発症初期の場合と発症晩期の場合では様相が違ってきます。大事なのは発症初期に診断することです。手遅れになってしまってから診断してもダメなんです。

💬 ゲシュタルトとは

 発症初期は顕著な痛みが特徴です。これをゲシュタルト（Gestalt）といいます。ぼくらも何冊か本を出しているんですけど（診断のゲシュタルトとデギュスタシオン．2013，金芳堂など），ゲシュタルトとは全体像のようなものだと思ってください。つまり，部分の積み上げは必ずしも全体像を反映させないということです。

赤レンガが1個あります。その隣にもう1個あります。その隣にもう1個あります。その上に赤レンガが積んであります。その上にも赤レンガが積んであります。

今，東京駅の説明をしているんです。このように細かい部分的な説明を正確にしていたとしても，そしてたとえそれが間違っていなかったとしても，やっぱり全体像は全然見えてこない。それよりも「赤レンガのでっかい駅がある」と言ったほうが，東京駅のdescriptionとしては適切なんです。

つまり患者さんをみたとき，局所の発赤や炎症マーカー，腎機能という細かい部分的情報をかき集めても，患者さんの全体像はみえてこないわけです。

非常に大きな丸い目。比較的大きな口。短い手。これ何の話をしているでしょう。

……ガチャピンの話をしているんです。ガチャピンはやっぱり緑っぽいモワッとした全体像が見えているわけじゃないですか。ムックもあの赤っぽいモワッとした感じじゃないですか（笑）　細かい説明をするとなんとな

くわかりにくいんだけど，ガチャピンをみたら 0.1 秒ぐらいでガチャピンと認識できるでしょう。ガチャピンとムックって絶対に間違えようがないじゃないですか。
ドラえもんとオバQとピカチュウとジバニャンの違いもすぐわかるでしょう？ なぜそれが違うのかという細部の説明は必要ないじゃないですか。パッと見たらドラえもんとジバニャンは区別できますよ。

この「パッと見診断」は実は大事なんです。「蜂窩織炎と壊死性筋膜炎はどう違うんですか？」とよく訊かれます。蜂窩織炎（cellulitis）は皮膚および皮下の炎症です。壊死性筋膜炎はその下の fascia，筋膜が溶けていく病気です。「蜂窩織炎と壊死性筋膜炎の鑑別のポイントを教えてください」と言われるんですが，ぼくに言わせると全然違うんです。ガチャピンとムックくらい違うんです。

（一同笑い）

岩田　今のは説明になってないかもしれないけど（笑）　蜂窩織炎は腕や足がまっ赤に腫れあがって，パンパンになって熱が出ているわけです。もう「赤い」というのが特徴です。でも痛みはそれほどでもなくて，患者さんは別に痛みにもだえて，のた打ち回っているわけではない。
ところが壊死性筋膜炎の患者さんは，発症初期においては軟部組織にはほとんど異常がないんです。たとえばお腹でも足の壊死性筋膜炎でも，視診上ではほとんど所見はない。発赤もなければ腫脹もない。なのに，ちょっと触っただけで「いってえええぇ！」ともうすごく大げさすぎるほど痛がる。「吉本新喜劇じゃないんだから，そんなに大げさに痛がることないでしょ」って言いたくなるほど痛がる。
このギャップが「おや，おかしいぞ」という疑念を喚起します。そして脈を測るとけっこう速い。120〜130 回ぐらいの頻脈です。すごく脂汗を流して，血圧を測ると少し低め。見た目とバイタルサインと合わない。見た目と本人の苦しみの度合いが合わない。この**不協和音こそが壊死性筋膜炎の特徴**です。
蜂窩織炎はバーッと赤く腫れて，熱が出たり頻脈になったりするわけで，見た目とその他の所見がぴったり合っているわけです。ぼくらは壊死性筋

膜炎を何百例もみているので，病室に入った瞬間に「壊死性筋膜炎かな」とわかるんです。

うちの後期研修医から「ちょっと壊死性筋膜炎っぽいので診てください」といわれるんです。緊急事態だからすぐ診に行くわけです。病室に入った瞬間「これ違うよ，ただの蜂窩織炎だよ」という感じになる。それくらいぜんぜん違うわけです。これがゲシュタルト。全体像です。

これはけっこう難しいし，臨床経験も必要だけど，そういうものがあることは知っておいてください。診断学においてよくいわれるヒューリスティクス（heuristics）とは違いますよ。Heuristicsとはたとえば「女性を見たら妊娠と思え」とか「糖尿病でスモーカーの人に胸痛があったら，心筋梗塞を疑え」みたいなショートカット的な発想をいいます。

ゲシュタルトは全体を全体のまま見るということで，もちろん一瞬でできるんですけど，別に飛ばしているわけではありません。ヒューリスティクスはただすっ飛ばしです。ヒューリスティクスとゲシュタルトを混同してはいけません。両者はまったく違う。

そしてゲシュタルトは一朝一夕で身につく技術ではありません。ただいつかは身につくので，その努力はしてほしいと思います。

これは感染症に限ったことではありません。たとえば頭痛の患者さん。器質的疾患のない患者さんの頭痛には3種類ありましたね。緊張性頭痛（tention headache），片頭痛（migrene），群発頭痛（cruster headache）です。MRIや血液検査で異常が見つからない非器質的といわれる頭痛です。この中でいちばん多いのが緊張性頭痛，次に多いのが片頭痛で，群発頭痛は非常に稀だといわれています。

みなさんの中にも片頭痛持ち，緊張性頭痛持ちの方がいると思うんですけど，そういう人たちはすごく痛くて動けなくなっちゃうんですよ。群発頭痛の人たちはどうかというと，痛すぎて止まれなくなっちゃうんですよ。「いってええいってええ，いってええ」とのた打ち回る。

医者を長くやっていると患者の振りをするのがだんだん上手になってくるんです（笑）　ぼくの尊敬している神経内科の西野 洋先生という亀田総合病院の先生がいるんですが，彼はけいれん発作のマネがめちゃくちゃうまいんですよ。そのまま失禁しちゃうんじゃないかと思うほど上手い。

（一同笑い）

岩田 これは患者さんをよくよく観察していないと，そしてたくさん診ていないとできない。

まあそれは置いといて，このように頭痛にもゲシュタルトがあって，頭痛が主訴の患者さんをパッと見てすぐわかることがあります。

甲状腺機能低下症，いわゆる橋本病でも，ゲシュタルトはあるし，うつ病とか不安障害といった精神疾患も全体像があります。あらゆる疾患であるので，身につけると使えます。

もちろんゲシュタルトだけですべて解決するわけじゃないけど，パワフルなツールなので，使えるようになるといいと思います。

高橋さん。お願いします。

高橋 私たちは，外科手術後にどのくらいの確率でどのような細菌が転移を起こすのかについて調べました。

まず外科手術を受けた279人の患者における前向き対照試験からの報告です[10]。

経鼻胃の吸引液の培養と開腹術でとった腸間膜リンパ節から得た微生物の培養や，その後の敗血症性の合併症からの培養された微生物と比べました。

細菌転移（bacterial translocation）は陽性培養が腸間膜リンパ節から得られるかどうかで確認し，腸内細菌，腸間膜リンパ節，術後敗血症性合併症から得られた細菌の種類を比較しました。結果は279人中85人（30％）が経鼻吸引で無菌でした。最も多く同定された生物は *Candida* spp.（54％）で，培養された中で最も一般的な腸内生物は大腸菌でした。

39％の患者では複数の微生物が発見され，これは70歳以上，非待機手術を受けた人，または近位胃腸手術を必要とする患者においてより頻繁にみられました。これらの患者において，術後敗血症が最も一般的でした。

Bacterial translocationは21％で起こりましたが，真菌の移動はみられませんでした。単離された中では大腸菌が最も多く，リンパ節標本からは

---

10) MacFie J, O'Boyle C, Mitchell CJ et al. Gut origin of sepsis: a prospective study investigating associations between bacterial translocation, gastric microflora, and septic morbidity. Gut. 1999;45:223-8

48％，敗血症性病巣からは53％の割合でみられました。経鼻胃吸引と敗血症病巣間で30％，経鼻胃吸引とリンパ節間で31％，腸間膜リンパ節と敗血症病巣間で45％の患者において同類の細菌が同定されました。

これによって，外科手術のあとのbacterial translocationは21％の確率で起こり，最多は大腸菌ということがわかりました。

|岩田| はい，ありがとうございました。これ，読んでどう思いますか？

|高橋| 難しいなと思いました。

|岩田| どういうところが難しいですか？

|高橋| まず私たちは腸球菌や大腸菌が皮下組織の漿液性のものが出てくる理由を考えていて，もしかしたら腸内細菌が何らかの原因によって腸から出て，血流に乗って全身に回って敗血症になったのかなと仮説を立てました。
そのときbacterial translocationという概念が書いてある論文に突き当たって，そこから読み始めたので，これが本当に今回の症例に当てはまるのかちょっとわからなかったんですけれど。概念自体を聞いたことがなかったので，難しいと思いました。

|岩田| ありがとうございます。Bacterial translocationは，昔はよく使われた言葉なんですよ。今はあまり使われなくなりました。

💬 Bacterial translocationの罠

歴史的に日本の感染症界は診断に対して非常に無配慮なんですね。だからMRSA腸炎みたいな軽薄な病気を簡単につくっちゃう。菌が生えると今度はbacterial translocationだとすぐ言っちゃうわけです。ホンマかとぼくは思うわけですね。科学は疑うことからはじまる。Bacterial translocationみたいなとおり一遍な説明は，実はどうかなと思うところがあるんです。さっき言ったDICもそうですね。患者さんをみるとすぐDICにしたがるわけです。診断基準が甘いなと思います。

たとえばこの研究でいうと，リンパ節と敗血症性の合併症から培養されたというのは意味がよくわからないんだけど，まあどこかで培養されて菌が

見つかるわけじゃないですか．けど，それが腸から来たbacterial translocationであるという証明はされていないわけですね．菌を探したらただ菌が見つかったというだけじゃないですか．もしかしたら，尿路からきたやつかもしれない．「菌を探したら菌が見つかった，だからbacterial translocation」というこの著者たちの仮説は本当かという突っ込みを入れたくなるわけです．
少なくともこの大腸菌がすべて腸からやってきたという根拠はどこにあるんだと個人的には思います．どう思いますか？

高橋　先生の言っているとおりだと思います．

岩田　あとカンジダは，血液培養の感度がすごく低いことが知られています．したがって，カンジダが培養に生えないこととカンジダがいるか・いないかにはギャップがあるわけです．というわけでbacterial translocationの証明はすごく難しい．腸内にいるものが，血液に入ってくるってことでしょう．だけど本当にそれを見たのかと思うんですよ，腸から血液に入ってくるところ．
ちなみにこの件の患者さんはbacterial translocationではなくて，おそらくは手術したところのリークから菌が漏れ出したんだと思います．どうしてそんなことが言えるかというと，複数菌腫が生えているからです．
Bacterial translocationは，基本的に1菌種がシュッて入ってくる概念を言います．複数菌種がドバッて出てくるということは，そこにリークがあると考えたほうが理にかなっています．そのためbacterial translocationではなくて，おそらくはリークによって漏れて清潔部位で炎症が起きて感染症になったと考えるほうが自然ですね．
外科の先生はリークが起きたという現実を認めるのがすごく嫌いな人がいます．ま，当然といえば当然ですが．だから，明らかなリークでもbacterial translocationになったんだって言いたがる先生もときどきいる．……あ，ここカットしといてくださいね．

（一同笑い）

岩田　もちろんbacterial translocationはぼくも観察することあります．それはほかに説明ができない，たとえば尿培養から違う菌が生えてほかに感染の

フォーカスがなくて，もうbacterial translocation以外に説明できる仮説はないという消去法を積み重ねた上で，そう決めざるを得ないことはありますね。でもそれを観察するのは年に1回ぐらいです。ほとんどの場合，違うフォーカスからきているんです。

日本の感染症界は診断が甘いことがあって，ぼくは症例報告の査読や学会の座長をやっていて，提示された症例で「これ，そもそも診断，間違ってんじゃないの」と思うこともままあるわけです。あるいは裁判の記録をみて，被告の診断に理論が全然ないじゃんと思うことも多い。まあ，その辺の問題をみなさんに愚痴ってもしょうがないんですけど。

ただこのbacterial translocationという現象そのものに着目したのは面白いし，リサーチクエスチョンとしては，よかったと思います。最初からいきなり全部証明できるわけじゃないし，リサーチクエスチョンにもすぐ解決のつくものとつかないものがありますからね。

はい，じゃあ次は杉山さん。

ぼくらの班のYSQは「なぜ皮下組織から大腸菌が検出されたのか？」です。

経路として呼吸器，胆道，尿路の3つの経路を挙げました。

まず呼吸器です。気道や肺に感染を起こし，横隔膜を越えて大腸菌がきた可能性ですが，腹部が固くなかったこと，肺炎などもみられなかったことから可能性は低いと考えました。

次に胆道です。胆道から逆流して胆汁に乗った大腸菌が，胆管の損傷部位から漏れ出してきた可能性です。胆嚢摘出手術後の合併症に胆汁瘻が存在し，頻度は高くないんですが，可能性があり得るということでした。胆嚢炎の胆汁を培養したときに，大腸菌が胆汁の中から検出されることがあると確認しました。

次に尿路です。尿路から逆流してきた大腸菌が尿道や膀胱で感染を起こし，それが検出された可能性です。尿や排尿時の異常はみられず，尿路から皮下組織への経路も考えづらく可能性は低いと思います。

よって胆道からの胆汁瘻によって大腸菌が検出された可能性が高く，もし胆汁瘻が正しいと仮定すると，それによって急性胆管炎が起こり，細菌が血液を逆流して敗血症によるショックを起こし，死亡したのではと結論を

出しました。以上です。

岩田　はい，ありがとうございました。

いいですね。荒削りで，ちょっとcomprehensive さがない……網羅的ではないですが，アプローチは非常にいいですよ。

つまりなぜ大腸菌が出たのかという仮説をひとつひとつ立てて検証していく。この仮説生成と仮説検証は非常に臨床的なんです。

ぼくらが患者さんを診るときにも普通は複数の仮説を立てるわけですね。ただし，ちょっとまだこれでは仮説としては足りない。たとえば，カテから飛んできた場合はどうなるのか。そういういくつかの別の仮説も立ててもいいと思いますが，最初はこれくらいでいいと思います。ちゃんと自分で考察しているという感じがしてとてもいいと思います。文献を読んできて，それをただコピペして読んでいるだけとは違って，非常に質の高い考察がされていると思います。

みなさん，全体的に1日目のYSQよりも2日目のYSQのほうがクオリティが高まっていることがよくわかります。診断名を教えなかったということもあって，みなさんがより患者さんに起こっていることに注目したのも良かったんじゃないかと思います。

では大谷さん。

血小板が減る理由

私たちの班は，この患者さんの血小板が減少していることを注目して「血小板が減少する病態にはどのようなものがあるのか？」を調べました。

血小板減少症の診断では，血小板の数が150,000 μL以下になったときにヘモグロビン値と白血球数を調べます。それが異常の場合は骨髄検査を行い，正常であれば末梢塗抹標本から赤血球を観察します。

赤血球形態と血小板が正常の場合は，感染性，薬剤性，免疫性，先天性の血小板減少症を疑います。この患者さんの場合はヘモグロビン値は正常なので，白血球数は骨髄ではなくほかの要因で減少していると仮定し，骨髄疾患以外で血小板が減少する病態についていくつか調べました。

まず患者さんの既往歴から先天性は否定できるため，感染性，薬剤性，免疫性，DICについて調べました。

まず①感染誘発性血小板減少症は，ウイルス性や細菌性感染症が血小板減少症を引き起こされるものです。DICを示す臨床検査所見を伴うものもあれば，伴わないこともあります。潜在性感染の診断のため骨髄検査がしばしば必要となることもあります。

②薬剤誘発性血小板減少症は，血小板が減少する薬剤は多く存在するため，明らかな原因のない患者ではすべての薬物を原因として疑い，薬剤の変更も考慮に入れるとあります。しかし，今回の患者さんでは薬剤投与から時間が経っているため，否定できると考えました。

③特発性免疫性血小板減少症です。免疫依存性の血小板破壊と巨核球からの血小板放出の阻害で引き起こされることですが，この特発性免疫性血小板減少症は慢性の経過をたどることが多く，この患者さんは急性の発症であるため可能性は低いと考えました。

④ DICです。この原因として最も多いのは細菌性敗血症であり，次に固形腫瘍やAMLなどが挙げられます。死亡率は30〜80％以上で，特に細菌性敗血症の場合は白血球の減少が死亡率の増加と関連しているという研究結果があります。以上です。

血小板減少でもナトリウムの低下でもなんでもそうですが，アルゴリズムをつくることはすごく大事ですね。アルゴリズムをつくることによって見逃しをなくして，できるだけ正しく効率よく診断することができるんですね。

ただその『ハリソン』のアルゴリズムは個人的にはあんまり好きじゃないなあ。

なぜか。検査には原則があります。検査の原則その１，できるだけ診断することができる検査をする。検査の原則その２，できるだけ安い検査をする。検査の原則その３，できるだけ患者さんに侵襲のない検査をする。こういった原則があるわけです。

今の発表はいきなり骨髄検査をするとなっているけど，骨髄検査は胸骨や骨盤にグリグリって太い針を刺していくけっこう痛い検査です。骨って痛いんですよ。みなさん自分の胸骨に手を当てて，グリグリしてごらん。痛

いでしょう？　骨折したことがある人いると思うけど，かなり痛いですよね。ヘモグロビンと白血球がちょっと異常だからって，いきなり骨髄検査はやりすぎじゃないかなと個人的には思います。

普通は末梢血をみるところからはじめるんですよ。いきなり骨髄検査はしない。最初にすべきことは，末梢血をみることによって偽性血小板減少症を除外しなきゃいけない。つまり，血小板が減少しているようにみえて実は減少していないことがあるわけです。それは血小板が凝集してたり，あとはグリセオールとかのほかの物質で押されていて，相対的に低くなっているのを勘違いしている。そういうpseudo-thrombocytopeniaがあって，これを除外しなきゃいけない。

それから，もうひとつはmust rule outなTTP（thrombotic thrombocytopenic purpura：血栓性血小板減少性紫斑病）があります。非常に怖い病気です。これは末梢の破砕赤血球を見つけることによって，ある程度は診断がつきます。

何でこんなことアプローチになっているんだろう……。ハリソンは基本的にアルゴリズムが上手なんですけどね。ちょっと調べておきます。

ほかの鑑別としてはHIT（heparin-induced thrombocytopenia：ヘパリン起因性血小板減少症）ですね。それからHUS（hemolytic-uremic syndrome：溶血性尿毒症症候群）も鑑別に挙がってきます。

では休憩にしましょう。13時20分から再開します。

休憩

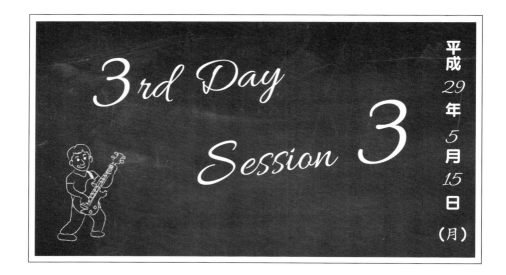

 それでは午後のセッションをはじめます。
昨日まで学会で高松に行っていたんですが，すごく疲れがたまっていて，今日はあんまり元気がないんです。朝ジョギングしたんですけど，高松ってすごく景色がいいんです。だから調子に乗って20キロも走っちゃって（笑）それがちょっと響いています。若くもないのに無茶なことやったらアカンという話なんですけど。

💬 血小板減少へのアプローチ

さて，さっき血小板の減少のところでひっかかったので，調べ直してきました。本文をみると，やっぱりさっきのアルゴリズムと若干違うことが書いてあるんですね。

ちょっと確認してみましょう。Approach to the patient，患者さんへのアプローチ，thrombocytopenia，血小板減少，thrombocyteが血小板ですね，peniaは少なくなること。逆に血小板が多くなることをthrombocytosisといいます。血小板減少のアプローチ。

> The history and physical examination, result of the CBC (complete blood count), and review of the peripheral blood smear are all critical components in the initial evaluation of thrombocytopenic patients.

と書いてあります。

つまり，病歴と身体診察，CBC，peripheral blood smear は末梢血の塗抹ですね。最初に言ったように塗抹をしっかり診るということが大事で，ここをまずしっかりやりましょうと書いてあるわけです。それから，

> The overall health of the patient and whether he or she is receiving drug treatment will influence the differential diagnosis.

とあります。患者さんの全体像，overall health が大事。それから receiving drug treatment，薬物治療を受けているか。なぜならば薬剤性の血小板減少が非常に多いからですね。

> A healthy young adult with thrombocytopenia will have a much more limited differential diagnosis than a ill hospitalized patient who is receiving multiple medications.

健康な若者で特に基礎疾患がない人の血小板減少の鑑別は限られている。入院中の患者さんとは全然違うということです。

> Except in unusual inherited disorders, decreased platelet production usually results from bone marrow disorders that also affect red blood cell (RBC), and/or white blood cell (WBC) production.

unusual inherited disorders 非常に稀な先天性疾患を除けば，血小板減少は bone marrow disorders 骨髄疾患と関係していて，その場合は赤血球，白血球の産生にも影響する。ただし，

> Because myelodysplasia can present with isolated thrombocytopenia, the bone marrow should be examined in patients presenting with isolated thrombocytopenia who are older than 60 year-old age.

60歳以上の場合は血小板だけが下がっていても，MDS（myelodysplastic syndromes：骨髄異形成症候群）のことがあるので，やっぱり骨髄検査は

必要です。

> While inherited thrombocytopenia is rare, any prior platelet counts should be retrieved and a family history regarding thrombocytopenia obtained.

遺伝性の血小板減少症は稀だけど，家族歴もしっかりみましょうと。

> A careful history of drug ingestion should be obtained including non-prescription and herbal remedies. Because drugs are the most common cause of thrombocytopenia.

herbal remediesはハーブや薬草といった代替医療ですね。アメリカにも代替医療の巨大なマーケットがあり，患者さんでも代替医療受けている方は多い。漢方薬もここに入ると思います。薬剤性の血小板減少をみましょうと。

> The physical examination can document an enlarged spleen, evidence of chronic liver disease, and other underlying disorders. Mild to moderate splenomegaly may be difficult to appreciate in many individuals due to body habitus and/or obesity, but can be easily assessed by abdominal ultrasound.

触診で脾腫splenomegalyは難しいけど，ultrasound超音波があればすぐにわかります。

だからアプローチとしては，やっぱりフィジカル，病歴，薬剤歴，末梢血の塗抹をみて，最終的に必要なら骨髄をみるということでした。

時間の関係で発表できなかったグループもありますけど，みなさん全体的によく頑張っていますし，質も高まっていると思います。また今日も頑張ってください。

実は意図的に全員の発表にはしないようにしているんです。重複した発表もけっこう多いし，去年までの経験でいうと，同じような発表が続くと聞いているほうはダレてしまって間延びすることがありますから。

さて今日の症例行きますよ。

70代男性，2週間の発熱と陰嚢腫大

岩田　70代の男性です。2週間の熱があって，左側の陰嚢が腫れています。泌尿器科に行ってセフカペン・ピボキシル（フロモックス®）を1週間分出されて，そのあとでレボフロキサシン（クラビット®）を1週間出されました。しかし熱が下がりません。ということで入院になりました。
泌尿器科の先生は「精巣上体炎だろう」と言っています。でもなかなか治らない。そこで「抗生物質は何を出したらいいですかね？」ということでぼくに相談に来ました。
さて，この患者さんについて何を考えて，どういう仮説を立てて，そしてどうアプローチするか今から話し合ってください。
質問がある人いますか？

阿部　出された抗生剤をもう一度教えてください

岩田　はい，もう1回言いますよ。セフカペン・ピボキシルという3世代セフェムの経口薬を1週間と，レボフロキサシンというニューキノロン系の抗菌薬を1週間。でも熱が全然下がらないという話です。

話し合い中

岩田　はい，じゃあ止まってください。
関田さん，そこのグループで話し合ったこと教えてください。

関田　まず問診します。訊きたいことは，痛みの位置と性状など痛みに関することと，この人が何に一番困っているかを訊いてみます。熱が主な症状なのか，陰嚢が腫れていることが主な症状なのかを訊きたいと思います。あとは陰嚢が腫れていることについて思い当たることはないか。

岩田　というと？

関田　農作業のとき，植物がいっぱいあるところに入ったりとか…。

岩田 ▶ 植物が生えているところに入ると，陰嚢が腫れるの？

関田 ▶ 感染が起こりそうな場所に行ったとか……。

岩田 ▶ 感染が起こりそうな場所ってどこ？（笑）

関田 ▶ 何かに咬まれたとか……。

岩田 ▶ 陰嚢が咬まれそうな場所？

（一同笑い）

岩田 ▶ はい，いいですよ。
この方が一番困っているのは痛みですね。左の陰嚢が腫れて痛い。ずーっと痛い感じがする。2週間前から特に強くも弱くもならず，コンスタントに痛がっている。熱もしんどくて，多少だるいですけれど痛みの方がきつい。熱は1週間前からじわっと出てきて，ずっと38～39℃の熱が毎日出ています。抗菌薬を飲んでもまったくよくなりません。
ほかに特に症状はありません。食欲もまあまああるし，それ以外の痛みもないということですね。それが現状です。
リスクファクターとしてはこの方は特に既往歴はなくて，リタイアした公務員の方です。本物のケースの職業はちょっと特殊だったんですが……。ここでは公務員としておきましょう。要するにパッとしない職業。

（一同笑い）

岩田 ▶ そんなこと言うとここの職員に悪いね（笑）　普通のデスクワークをしていた人で，今はリタイアしています。奥さんと2人暮らし。奥さんは元気です。家では室内犬を飼っています。森や山，海，川，沼に入るといった特別な活動はありません。
海外渡航歴はあちこち旅行されていて，アジアやヨーロッパ，アメリカなどいろいろなところに旅行されていて，特に3年ほど前にアルジェリアに住んでいました。北アフリカですね。アルジェリアがフランス語圏の北の方の地中海側，ナイジェリアがもともとイギリス植民地で南の方です。アルジェリアとナイジェリアの区別つきますか？

これは実際にあったケースを，個人情報を保護する形でちょっと変えてプレゼンしています。
中山さん。ほかに訊きたいことありますか？

排尿痛があるかどうか。

岩田　それは何を意図しての質問ですか？

中山　精巣上体炎かどうかを確認したい。

岩田　なるほど。精巣上体って何ですか？

中山　ちょっとよくわかりません。

岩田　そうですか。排尿時痛はありません。ほかに何か訊きたいことありますか？

中山　以上です。

男性生殖器の身体診察

はい。精巣上体は精巣の上にくっついているものですよね。そこから精管につながるわけです。男性生殖器も女性生殖器もちゃんとフィジカルがとれることが大事です。お腹の診察についてはだいぶ教えたので，今度は生殖器の診察について教えます。お腹のときと一緒でまず優しくやることが大事になります。デリケートなところなので，力を入れずにやるということです。

男性は自分でやってみたらいい。どれくらいの力でつかんだらどれくらいの苦痛があるかを実感できると思います。女子は彼氏で実験しても構わないし，あと誰かボランティアでやってくれる男性がいたら捕まえてみてください。

女子の内診は臥位で内診台の上でやるんですね。それからアメリカでは内科系のベッドの上で簡易的にやる方法もあります。

男子の場合は立位のほうがいいですね。立位でズボンとパンツを脱がせて，立った状態のままで診察する。男性の生殖器は前の方についています

ので，女性と違って位置的に立位の方が楽なんですね。いろいろなやり方がありますが，基本的に見逃しがないようにします。フィジカルは基本的にコンポーネントに分けて診察することが大事です。

男性生殖器はまず陰毛を観察します。ここに毛じらみがついていたり，疥癬がついていたりすることもあります。当然ここに皮疹がないか，潰瘍がないかも診ます。

それから鼠蹊部ですね。女性も同じですけど，鼠蹊部のリンパ節が触れないかをみます。たとえばクラミジア感染があるときは，鼠蹊靭帯の上と下とにポコッポコッて二重のリンパ節が腫れている場合があります。間の鼠蹊靭帯が溝みたいになっている，溝を英語でgrooveといいますが，これをgroove signといいます。

リンパ節腫脹のアプローチ

鼠蹊リンパ節が腫れている人をい診たら，両側か片側かをみます。両側の鼠蹊リンパ節が腫れている場合は，生殖器か骨盤内の病気を考えます。男性でも女性でもそうです。ただしこれは鼠蹊だけにある場合です。もし腋窩や首，あちこちのリンパ節が腫れていれば全身のリンパ節が腫れる病気を考えます。

リンパ節が腫れる病気のアプローチを教えますね。まずリンパ節腫脹は**空間と時間が大事**です。医学の世界では全部そうです。空間は**局所のリンパ節腫脹**か**全身のリンパ節腫脹**か，それから**片側か両側**か，そして時間的に**急性か慢性**か。このようにクリアにアルゴリズムをつくっていきます。ただ漠然とリンパ節をみていてはダメです。

たとえば首のリンパ節が急性で両側性の頸部のリンパ節腫脹の場合は，喉の病気の可能性が高い。しかも感染症です。胸鎖乳突筋（sternocleidomastoid）の前のリンパ節が腫れている場合は，急性咽頭炎，ウイルス性のことも細菌性のこともありますが，細菌性の咽頭炎のことが多いです。

胸鎖乳突筋よりも後ろが腫れている場合は，EBウイルスなどの伝染性単核球症をより強く疑うといわれています。それから子どもの風邪では，もっと後ろの後頭部リンパ節が腫れていることがあります。

首の診察をするときはセットで甲状腺も一緒に触って，甲状腺肥大がないかも確認します。たとえば亜急性甲状腺炎のときとかは，ここがポコッと腫れていて，触ると痛い。要するにリンパ節（lymph node）をみるときにほかの構造も一緒にみるわけです。耳下腺，顎下腺，リンパ節もセットでみるわけです。

ちなみに昔の人たちは，リンパ節のことをリンパ腺と呼んでいました。腺とはホルモンを分泌するところですが，昔の人たちはリンパ節が分泌するところだと勘違いしていたんです。実際のリンパ節はもちろんリンパ球のかたまりというか器官なんですけどね。腺ペストというペスト菌による感染症で，リンパ節がポコッと腫れる病気を昔の人は勘違いして腺ペスト（bubonic plague）と言っていたわけです。

片側性の頸部リンパ節が腫れている場合は，両側性よりも細菌感染の可能性が高まります。それから慢性の両側性のリンパ節腫脹がある場合は，自己免疫疾患などを考えます。たとえば全身性エリテマトーデス（systemic lupus erythematosus：SLE）です。また，慢性の片側のリンパ節腫脹は癌か結核を疑います。

それから腋窩のリンパ節も鑑別は多いですが，急性であれば感染症，慢性であれば結核とか癌のメタ，特に乳がんが大きな鑑別になります。マニアックな鑑別としては，猫ひっかき病というバルトネラ感染症です。

鼠蹊部の場合は，片側のリンパ節腫脹が足からきているのか，陰部からきているのかのどちらかを考えます。だから足と陰部の両方を診察しなければなりません。感染症のことが多い。慢性化すると特殊な感染症とか癌のメタ，特に子宮頸癌。そういった骨盤内の癌を鑑別に挙げます。

いずれにしても鼠蹊リンパ節の腫脹は両側であれ片側であれ，生殖器と足の両方を考える。あとは大きさ，数，硬さを加味しながらみていくわけです。

ちょっとリンパ節の話にずれましたけど。陰毛をみて，鼠蹊部をみて，今度は陰茎をみます。陰茎はまずシャフトの上側，それから下側，勃起したときに見える側ですね。両方をみます。だから陰茎を持って，下と上と両方見るわけです。ここの皮膚病変がないかもみます。

日本人男性の7割ぐらいは仮性包茎なので，その場合は包皮をむいて亀頭

を出して観察します。亀頭に潰瘍性病変や皮疹がないかをみます。

たとえば薬剤性の固定薬疹というバクタ®（ST合剤）のような薬を飲んでいると，亀頭だけがまっ赤になる病気があります。これはこの前にお話しした，全身に皮疹がでるのとは異なるバクタ®の副作用です。みんな何が起こったのかとビックリして外来にやってくるんだけど，実は薬をやめれば治ります。

それからちゃんと尿道も観察します。先ほど排尿時痛という話がありましたけど，尿道炎があるかみるためには，亀頭を真正面からみると，口があるのでこれを指で開くんですね。そうすると亀頭の口の中がみえますから，ここがまっ赤に腫れていると尿道炎の所見です。クラミジアや淋菌が原因です。淋菌の場合はさらにペニスをスクイズしてキューっとつかむと膿が出てきます。

必ず包皮を取ってあげて亀頭まできちんと診ることが大事です。また亀頭だけをみるのではなく，尿道までみて炎症があったら今度は膿が出てくるかどうかをみる。これによって，いろいろな病気を鑑別することができます。

ちなみにこの前，高須クリニックの院長の本を読んでいたら，日本人の30〜40％が仮性包茎で[11]，別に医学的には放っておいても大丈夫なんだけど，あの人が煽って「包茎は罪」みたいなことを言って，ペニスを切りまくって大金持ちになったらしいですね。将来，みなさんもお金持ちになりたかったら，そういう煽り文句を用意しといたほうがいいかもしれない（笑）

さて，ペニスの診察がおわったら今度は陰嚢です。陰嚢はまず皮膚をみて，皮膚に病気がないかをみます。そのときはひっくり返してみる必要があります。次に触診は，普通は左右両方同時に両手でやるわけですけど，さっきも言ったように非常にやさしくやらないと痛いです。testisがあって，その上にepididymis，精巣上体がありますね。

testisをまず触ってから，そこから指を滑らせていくとepididymisがあります。男の子は自分で触ってみたらいいですよ。いや，今やらなくてもいいけど（笑）

---

[11] 前述のように7割という説もあり。正式な医学論文を知りません……。

位置関係を確認してください。正常なtestisをまず触るところからです。なぜなら，精巣上体炎が起きるとすごく腫れるので，どちらがtestisでどちらがepididymisかわからなくなっちゃうんです。

後は陰嚢水腫がないか，精巣捻転がないか，その辺のほかの疾患ももちろん鑑別に入れるわけです。ただ精巣捻転が鑑別に挙がった場合は，早く泌尿器科の先生を呼んだ方がよくて，あまり自分で長く関わらないほうがいいですね。緊急事態ですから。このように男性の生殖器は診察します。

女性の内診のしかたもちゃんとシステマティックな方法があるんで，婦人科の先生以外でも本当はできたほうがいいんですね。アメリカの内科医は全員内診を勉強しました。モデル患者さんというのがいて，そういう診察をさせてくれるんですね。アメリカって過激な国ですからね（笑）

ちなみに精巣上体炎は多くの場合は感染症ですが，35歳未満だとクラミジアや淋菌による性感染症。35歳以上だと肛門からくる腸内細菌による感染と教科書には書いてあります。35歳以上だとなぜそうなのかというのが，ぼくはいまだによくわからない。なぜなんですかね。40歳すぎたら性感染症が起きなくなるんですかね。うそっぽい気もしますが，教科書にはいつもそう書いてあります。

というわけで，精巣上体炎を疑ったら尿道炎の合併を疑うことは非常にまっとうな考え方ですね。

さて，この方を診察にすると全身状態は良くて，バイタルサインも熱以外はそれほどパッとしない。頭頸部や腋窩も含めてリンパ節はまったく腫脹がなくて皮膚もまったく問題ない。心音，肺音，腹部所見もなくて，とにかく左の陰嚢だけものすごく腫れていて，あんまり腫れているので陰嚢の中の精巣もでかすぎて，何が精巣で何が精巣上体なのかもよくわからない。触ると痛い。そういう状況でした。で，そのほかのフィジカルは全然異常がない。

大塚さん，どうですか？

 尿検査をします。

岩田 その心は？

大塚　尿道に関する疾患を除外できないので，尿検査をしたいです。

岩田　一般的に尿検査って何のためにするんですか？

大塚　腎機能をみたり……。

岩田　尿検査で腎機能をみるの？

大塚　ちょっとよくわからないです。

岩田　そうですね，わからないですね。尿検査って何を検査しているんでしたっけ。

大塚　タンパクとか。

岩田　そうですね。尿検査では尿のいろいろなコンポーネントを検査していますね。

💬 尿検査でわかること

尿検査のことをurinalysisといいます。まず比重をみます。尿が重たいか薄いか。尿比重が非常に高い場合は，濃縮尿で脱水している場合もありますし，あるいは濃縮尿しか出さない特殊な病気にかかっていることもある。薄くなったら薄くなったで何か特殊な病態を考えます。

それから尿中白血球。これは炎症の存在を示唆します。赤血球，これは出血を示唆するわけですが，血尿がある場合にはいろんなことを考えますよね。なぜならあらゆるところの出血が血尿に反映されるからです。たとえば間質性腎炎というアレルギー性の腎疾患でも腎臓から出血して血尿になりますし，尿管結石といって尿管のなかに石があっても出血して血尿になりますし，膀胱癌あるいは出血性膀胱炎のような膀胱の病気でも血尿が出ます。尿道炎でも血尿が出ます。さらにいうなら血液疾患で血尿が出ることもあります。この場合はヘモグロビン尿といいますね。

というわけで，血尿という現象は実はさまざまな原因があって，アナトミカルにいろいろな部位を考えなければいけないので，ほかの症状と組み合わせて考えないとすぐに原因がわかりません。それから女性の場合は生理

中に血尿として間違えられて，赤血球がたくさん見つかることもしばしばです。

それからタンパクは基本的に腎臓由来です。腎臓からタンパクが漏れ出ている。つまり，腎臓の糸球体の異常がある。その典型的な例がネフローゼ症候群ですね，ネフローゼ症候群には，もちろん膜性腎症や糸球体腎炎といろいろな原因がありますが，基本的に尿タンパクは腎臓の問題を反映しています。

それから円柱というものがあります。英語でcastといいます。castには硝子体円柱（hyaline cast）とか顆粒円柱（granular cast）とか，赤血球円柱，好中球円柱といろいろなタイプがあります。硝子体円柱には病的意義はありません。ほかの顆粒円柱といった細胞系の円柱は糸球体病変，糸球体腎炎などの病気の存在を示唆しています。円柱とタンパクは腎臓スペシフィックなわけです，白血球，赤血球はよくわからない。

後は亜硝酸などの感染症を示唆する所見もあるし，細菌尿があるかどうかというバクテリアを探したりしますね。これが尿検査です。

あと，日本ではβ$_2$ミクログロブリンというタンパク質を測定することが多いですが，この検査の臨床的意義や診断の有用性ははっきりせず，海外では使われていない検査です。ぼくもこの検査はしません。要はいろんな病気で異常値がでるんだけど，臨床判断に影響を与えないのですねえ。

したがって，尿検査では腎障害の有無は示唆されますけど，腎機能はわかりません。腎機能は血中のクレアチニンを測って，そこから糸球体濾過率を計算して推測するわけですね。はい，いいでしょう。

もう一人ぐらい行きましょうかね。上澤さん。

性交渉歴はどうでしょう？

岩田　本人曰く，ほとんどないそうです。

まあ70代の男性なので，そんなにひた隠しにする理由もないような気がしなくもありませんが，ないそうです。もう奥さんとの関係もほどほどに冷えて（笑）　特にそういうことはないそうです。

岩田　ほかに何か訊きたいことがある人はいますか？

尿検査はやらなかったんですか？

岩田▶ 尿検査はやりましたよ。白血球尿と赤血球尿がありました。蛋白尿と細菌尿はなかった。それから後で追加して淋菌とクラミジアのDNA検査もしました。いずれも陰性でした。

注意しなければいけないのは，検査の陰性と病気の否定は同義ではないということです。さっきも言ったように白血球尿と赤血球尿は，それ単体では何を意味しているかは一意的にはわからないので，解釈が必要です。

ほかに何か訊きたい人は？

経過中に陰嚢の大きさは変わってないんですか？

岩田▶ パンパンに腫れていてそのままです。大きくもならず，小さくもなりません。

非常にいい質問ですね。この人おかしくないですか？　抗生物質も2種類，2週間ももらっていて病状が良くも悪くもならない。このことは何を示唆していますか？

細菌感染症は一部の例外を除けば，良くなるか悪くなるかのどっちかなんです。つまり治療をすれば患者さんは良くなるし，治療に失敗すれば悪くなるんです。良くも悪くもならず定常状態で2週間ずっと同じというのは不思議なんですね。

だからぼくはこの話聞いたとき，「あれ，おかしいな」と思ったんです。

💬 細菌感染症は
　　　定常状態を取らない……が

定常状態になる感染症には理由があります。解剖学的な問題と微生物学的な問題です。

解剖学的な問題とは，解剖学的な部位の特徴によって，良くも悪くもならない状態がずっと続く，いわゆる慢性感染症の経過をたどる感染があるんですね。

その1つが血管の中，血管内感染。たとえば感染性動脈瘤，感染性心内膜炎です。心臓も血管とつながっていますから，血管の一部と考えるわけですね。これらは数週間ずっと熱が出っ放しで良くも悪くもならないことがあります。

それから骨の感染症。典型的には慢性骨髄炎です。ちなみに骨髄炎は骨髄の感染症ではありません。よく誤解されていますけど，osteomyelitis というのが英語の名前で，Osteo は骨のことです。itis は炎症だといいましたね。そして myelo が骨髄のことです。つまり骨髄炎は骨と骨髄の両方ですね。骨と骨髄が炎症を起こすことを osteomyelitis。だから日本語で正確に表現するならば，骨髄炎じゃなくて「骨・骨髄炎」となります。でもそれだとコツコツしていて言いにくいので，略して骨髄炎って言っているんです。だから白血病の亜型みたいになっちゃうんですね。骨髄炎のような病気も，定常状態で数週間続くことがあります。

あとは膿瘍性疾患。たとえば肝膿瘍，肺化膿症，脾膿瘍，脳膿瘍。こういう膿の固まりは閉じた空間をつくって広がらないので，ずっと熱が出っ放しで，良くも悪くもならない状態が数週間続くことがあります。以上が解剖学的に定常状態をつくる感染症の特徴です。

次に微生物学的な特徴。ある特殊な細菌，微生物はゆっくり型の感染症をとって急に悪くなったり良くなったりしません。

その典型例が結核です。結核は慢性の感染症の代表例で，ずっと同じ状態が数週間・数カ月続くことがままあります。

それからサルモネラ。腸チフスの原因ですね。腸チフスはサルモネラの菌血症ですけど，定常状態が続きます。

続いてブルセラ症。これは *Brucella canis* や *Brucella melitensis* といわれる動物由来の細菌感染症です。それからリケッチア，ツツガムシ。ツツガムシも広い意味ではリケッチアの仲間です。あとはバルトネラ（*Bartonella*），さっき言った猫ひっかき病もバルトネラ感染症です。こういう特殊な菌による感染症は定常状態が続くこともあります。

ということで，数週間ずっと抗菌薬に反応もしないし，悪くもならないというときは，感染症の場合は解剖学的な問題がないか，それから微生物学的な問題がないかを考えます。そして最後に実は感染症ではないのではないか，ということも考えます。

ではここで休憩をとりましょう。

 休憩

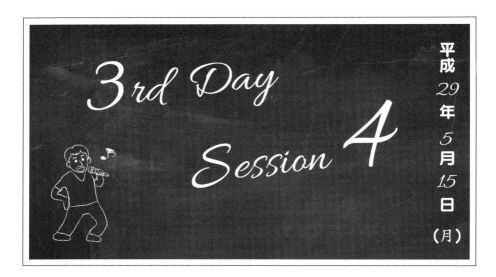

 岩田　先ほどの議論を踏まえて，もう1回グループで話し合ってみてください。もちろん教科書を読んでも構いません。この方にどうアプローチするべきか，あるいはどういう仮説を想定するべきなのか，どういう質問を考えるべきなのか。話し合ってみてください。

話し合い中

岩田　じゃあストップしてください。坂巻さん。

坂巻　赤血球尿があるということで腎臓か尿路系，出血性膀胱炎かなと。

岩田　陰嚢が腫れているのはどうして？　出血性膀胱炎なら陰嚢は腫れないでしょう。

坂巻　尿路感染で精巣上体が併発している。

岩田　精巣上体なのに抗生物質に反応しないのはどうしてですか？

坂巻　ちょっとそこの答えが出せなかったです。

岩田　答えを出す必要はないですよ。思い出してください。みなさんにとって必

要なのことは質問を出すことです。いきなり答えに飛びつかない。「赤血球尿が出ている。だから出血性膀胱炎かな」みたいな話に持っていってはいけません。いろいろ矛盾しているこの情報をどう考えるか。納得いかないことを納得いかないとちゃんと認識できるか。わからないところはわからないと認識できるかが大事です。わかったふりをしてはいけません。

この方にとって一番のポイントになることは，血尿の存在ではないですね。さっき申し上げたとおり，いろいろな理由で血尿が出るので，たとえば陰嚢から出血していたって血尿になるわけですよ。だから血尿からアプローチして病気を列記しても，当てものゲームにしかなりません。

むしろアプローチすべきは陰嚢の腫大ですよ。そっちのほうが特徴的でしょう。なぜこの人は陰嚢が腫大していて，なぜ熱が出ていて，そして下がらないのか。このなぜという質問を重ねることのほうが，大事だということですよね。もう1回基本に立ち返りましょうね。

いいですか。みなさんがこれまでに慣れ親しんでいたものの考え方に戻らないようにしてください。臨床的なアプローチができるようになりつつあるのに，元の木阿弥になっちゃダメですよ。

加地さん。

 痛みの話をきちんと聞きたいです。何をしたときに痛みが増悪するか。

岩田　はい，先ほどちょっと話がありましたけど，この人に排尿時痛はありません。考えてみれば当たり前です。排尿時痛は基本的に膀胱か前立腺か尿道の病気に関連して起きます。腎臓や尿道，陰嚢，精巣，精巣上体は排尿とは関係のない部位ですので，痛みは誘発しませんよね。

触ったり，ぶつかったりすると痛みは増強します。つまり体性痛（somatic pain）ということですね。そして触ると熱いです。

ほかに何かありますか？

加地　皮膚所見をみたいです。

岩田　ほう。それは何を狙っていますか？

加地　具体的な病名はないんですけど，感染症や潰瘍の場合は何かしら皮膚所見があるかもしれない。

岩田 ▶ そうかもしれませんね．この方の陰嚢は若干発赤しています．ただ皮疹というほどではない．むしろ何か熱で赤みを帯びているという感じです．その他の体の部位はどこにも皮膚所見はありません．潰瘍もなければ白苔もない．
阿部さん．

阿部 ▶ ぼくたちの班は炎症が起きているかどうかをみるために血液の検査をしたらどうかという話になりました．

岩田 ▶ はい，そうですね．熱が出て陰嚢が痛くて腫れているんだから，当然炎症が起きているのかどうかは気になりますよね．はい，この方の採血をしました．
白血球数が18,000．好中球優位です．赤血球には分画がありますね．好中球，リンパ球，好酸球，好塩基球などがありますけど，特に好中球が優位の白血球増加があって，強い炎症を示唆しています．
たとえばウイルス感染だと白血球はむしろ減ったり，あるいはリンパ球優位になったりする傾向があります．もっとも絶対的なものではありません．しかしながら，白血球が増えて，好中球優位，たとえば典型的な細菌感染ではそういう所見がみられることがしばしばあります．ですけど，午前中の敗血症の発表にもあったように，白血球が減る敗血症もありますから，あくまでも傾向です．
ヘモグロビンの値は正常です．血小板の値は48万，これは高い．先ほどは血小板減少が問題になりましたけど，血小板増多も問題になるんですね．血小板増増多は，一般的には一部の血小板増多性の血液疾患を除けば，ほとんどが強い炎症を示唆します．
それから肝機能は正常，クレアチニンにも特に異常はありません．腎機能そのものに問題はない．特にほかに電解質異常などはありません．CRPという炎症マーカーは29.9mg/dLで，著明に高値です．
ということで，阿部さん．以上の結果を受けてどうしましょう？

阿部 ▶ うーん……．

岩田 ▶ 検査をオーダーするときは，検査の結果が返ってくる前に，検査の結果がこうだったらこういうことを考えよう，ああだったらああいうことを考え

よう，と事前に想定しておくことが大事です。検査の結果が返ってきてから考え出すのは遅い。

"見通す"能力を鍛えよう

いいですか。検査をオーダーするときには結果を予測しておくか，いくつかのパターンを想定しておくことが大事です。患者さんはどんどん変化するし，先手を取って早めに診断しないと危ない病気もあります。先週の壊死性筋膜炎がそうですね。診断の遅れは患者さんの死につながることもあります。ですから常にわれわれは先手を取る必要がある。

一番大事なスピードは考えるスピードです。考えるスピードはどんどん早めることができる。検査は採血してから，機械に回して結果が出るまである程度の時間が必要です。検査のスピードを上げることはできない。手術の時間も急に早くすることはできません。

一番早くすることができるのは，思考のスピードです。思考のスピードには早い・遅いがあって，この差が実は医者の能力の差につながっていきます。常に先手を取って先の方まで考えて見通せている人は，診断にしても治療にしてもうまくいくことが多いですが，常に後手に回って，患者さんに何か起きてから「さあどうしよう」とやっている人は，いつまでたっても患者さんのケアがうまくなりません。できるだけ遠くまでみていることが大事です。

慶應大学の循環器の先生にぼくが尊敬する香坂 俊先生という人がいます。彼とは一緒に病院で研修していました。ニューヨークのルーズベルト病院。ジョン・レノンが撃たれて運ばれた病院ですね。それで一番有名というのもどうかなあと思うんですが（笑）

ぼくらは内科の研修医だったので，内科のすべてのアドミッションをとっていて，さまざまな主訴で患者さんが入院してきたとき，入院ノートをとるわけです。香坂 俊先生はその入院ノートをとっているときに，同時に退院サマリーを書いていたんですよ。

これ，すごいことです。つまりもう入院の時点で，正しい診断がわかっていて，検査の結果を予測していて，治療方針も決まっていて，経過と治療

の反応がこういうふうになるという予想を全部立てていて，この日に退院するというイメージがすでにできているんです．入院当日に退院サマリーを書くなんて，ものすごく先手取っているわけです．

これは高い臨床能力があるからできるんですよ．だって診断を間違えていて，治療が失敗ばっかりだったら，その退院サマリーを全部書き直さなきゃいけないんですからね（笑） ただの時間の無駄ですよね．

ぼくはサッカーが好きなんですけど，レベルの高いサッカー選手も3秒先，4秒先が，どういう状況になっているかを見通していますよね．昔キレキレだったころのロナウジーニョがそうでした．この辺にボールが来るだろうという予測能力が極めつけに高い．

香坂先生のような超天才的なドクターはそうそういませんけど，少なくとも検査してから考えるんじゃなくて，検査をオーダーする前にその結果を見通しておくことは非常に重要な習慣です．検査が返ってきてから考えるのでは遅すぎる．

だから「この検査やってみよう」だけじゃなくて，その検査を出したらどういう結果が返ってくるかというところまで，できるだけイメージしておく必要があります．患者さんをイメージする力は非常に重要です．

さて，どうでしょう．

阿部　感染症が強く疑われるので，どういう菌に感染しているか，どこから感染したかを同定する必要があると思います．

岩田　なぜ感染症だと思うんですか？

阿部　血液の検査で炎症反応があるので，その可能性が高いと思います．

岩田　ではなぜ抗生物質に反応しないんでしょう．

阿部　抗生物質に耐性があるんだと思います．

岩田　耐性菌だとしてなぜ患者さんは悪くならないんでしょう．抗生物質が効くのならなぜ治らないのか，抗生物質が効かないのならなぜ悪くならないのか．感染症は良くなり続けるか，悪くなり続けるかのどちらかである可能性が高いのに，なぜ定常状態のままなんでしょう．そこに不協和音がない

ですか？

阿部　それは……わかりません。

岩田　わからないね。そのわからない自覚が大事です。ここでダメな医者…というといけないな。残念な医者。そのほうがもっとかわいそうか。

（一同笑い）

💬 分からないときに抗菌薬を変えない！

失敗のパターンは抗生物質をコロコロ変えちゃうんですよ。フロモックス®が効かない，じゃあ次はクラビット®を使ってみよう，ダメならジェニナック®を使ってみようと，何も考えずに薬をコロコロ変えることを続けます。ものすごく多いです。

大事なのは薬をコロコロ変えていくことではなくて，立ち止まって考えることなんですよ。自分がわかっていないことを自覚することなんです。わかっていないのに薬をコロコロ変えるから，ますますわからなくなるんです。

そもそも患者さんに何が起こっているかわからないのに薬を出すって，おかしな医者だと思いませんか。ありえないでしょう。医者はその薬を出す理由を明確にすべきだと思いませんか？　ぼくはそう思いますよ。目的もなく患者に薬を入れることは患者さんに対して非常に失礼だし，リーズナブルじゃないと思います。

さてみなさん，どう考えますかね。この人，不思議ですよね。
もうひとつみなさんに確認しておきたいことがあります。陰嚢が腫れているというのは，どういうことなんでしょう。陰嚢そのものが腫れているわけじゃないですよね。陰嚢は伸び縮みしますから，引っ張られて膨らんでいるだけで，陰嚢の中にあるものが腫れているわけですよね。

じゃあその中のものとはいったいなんでしょうか。陰嚢の中には何がありますか？　という発想が必要ですよね。そして炎症があるんだから感染症かと思うわけだけど，抗生物質に反応しない。しかも反応しないにもかか

わらず患者さんは悪くなっていない。この矛盾を解くには，どういった仮説を立てれば正確な診断になるんでしょうか。

70代の男性で，アルジェリアに住んでいた既往のある公務員の男性が，熱があって左側の陰嚢が2週間腫れているんです。ここでみなさんは"自分が納得いかないリスト"をつくるべきなんです。自分がうまく消化できていないこと。消化できていないとこあると思うんですよ。全部消化しきっていたら，診断がついているはずだから。

訊きたいことある人いますか？ はいどうぞ。

木村　血液中の結核菌を示すマーカーを調べたい。

岩田　結核を示すマーカー？

木村　IGRAです。

岩田　いいですね，よく知っていますね。IGRA。「イグラ」と読むこともありますけど，Interferon-gamma Release Assay というものです。

💬 IGRAのメカニズムとピットフォール

結核は体中のどこにでも起きます。陰嚢のなかに結核ができることもあります。熱ももちろん出ますし，肉芽腫性の病変ですから腫れることもあります。そして日本はもともと結核のわりと多い国ですし，その発症は特に高齢者で多い。さらにいうと，アフリカはもっと結核が多いので，アフリカに在住していたということは，そこで結核菌に曝露してるリスクもあるわけです。そして結核は潜伏期が長いですから，何年という潜伏期を経て，加齢という免疫抑制状態で発症することがあります。

IGRAは結核の免疫記憶を検査するものです。結核菌に感染すると，われわれの結核菌に対するメモリーT細胞が選択されます。利根川 進先生[12]がノーベル賞を獲られたときの研究のように，われわれは免疫記憶のパ

---

12) 利根川 進〔人名〕（1939〜）：京都大学名誉博士。免疫グロブリンの遺伝子構造を解明した功績により，1987年に日本人として初のノーベル生理学・医学賞を受賞した。

ターンを全部セットで体の中に持っています。そして病原体がやってきても、それに対するメモリーT細胞が賦活化されるわけです。つまり元気になるわけです。「あ、こいつ覚えてるぞ」と惹起された免疫細胞が活動を開始する。

IGRAとは血液を取ってきて、これを試験管の中に入れます。その中でT細胞も入っているんだけど、そこに結核菌の抗原をぶち込むんですね。もし、この血液の中の結核に対するメモリーT細胞が刺激されたものであったら「あ、こいつ覚えてる！」とT細胞がInterferon-γをバーっと出すわけです。そのInterferon-γを検出するのが、Interferon-γ Release Assay、略してIGRAという検査です。

これは基本的には古典的なツベルクリン反応とまったく同じことをやっています。ツベルクリン反応は結核菌の抗原を、皮内に注射して48〜72時間待って、そこがプクーッて腫れるのをみるわけです。すなわちクームスの4型の遅延型過敏性、delayer hyper sensitivityをみているわけです。どちらも要は記憶しているT細胞の活動をみているわけです。だから古典的なツ反も、ハイテクなIGRAもまったく同じ検査をしているわけです。

問題は、**これらは結核菌に対する自分の免疫記憶を検査しているんです。したがって、その人が結核菌にかつて曝露されたかどうかを判定することができます。**ですから、強く陽性だったら、たとえばINH（イソニアジド）と呼ばれる抗結核薬を9カ月間飲んで「予防」ができるわけです。

逆に言えば、IGRAでその人が結核菌に曝露したかどうかを判定することはできても、いま出ている熱やいま腫れている陰嚢の原因が結核かどうかは教えてくれないということです。その人は結核菌に曝露しているけど、別の病気が起きているかもしれないじゃないですか。だからIGRAはいまの病気の診断そのものにはあまり役に立たない。

加えて、IGRAは自分のT細胞の機能でInterferon-γを作っているのを検出するものです。高齢になって結核を発症しやすくなるのはなぜか。自分の免疫機能が落ちてくるからです。肉芽腫はマクロファージが結核菌をキューって包み込むわけですが、免疫機能が落ちて、それが弱まるから結核を発症するわけです。つまり、免疫記憶が弱ったから結核を発症するんです。IGRAは免疫記憶の力を検出していますが、結核を発症するのは免

疫記憶が落ちている人なんです。
　ここに本質的な矛盾がある。**結核を発症した人ではIGRAは偽陰性になりやすいんです**。なぜなら，結核は免疫記憶の低下とともに発症し，その免疫記憶そのものを検査しているのがIGRAだからです。だから肺結核のように活動性の結核を診断するときに，IGRAのようなハイテク検査は実はあまり役に立たない。だから，ぼくは使いません。なぜならそれが陽性であっても，それがいま起こっている病気の原因だという断定はできないし，それが陰性であっても結核は否定できないからです。

　今のロジック理解できましたか？
　もちろんIGRAはただの血液検査ですから，補助診断としてやっちゃいけないとは言わない。でも陽性であっても陰性であっても判定は難しいわけです。したがって結核という病気を診断するためには，病変部位から結核菌を捕まえてくることしかない。肺結核なら喀痰から，胸膜炎だったら胸水もしくは胸膜から，腹膜炎だったら腹膜から，髄膜炎だったら髄液から結核菌を取り出して，培養検査や塗抹検査，遺伝子検査をするわけです。そして結核を診断するんです。血液検査はあくまでも補助診断の道具です。このことは知っておいてほしいです。
　つまり検査のメカニズムや何を検出しているのかを知ることは，非常に重要なんですね。それによって検査の長所や欠点もわかってきます。たとえば若くて元気で健康な看護師さんが結核の患者さんに曝露しちゃいました。そのときに結核が感染していないかを判定するときに，このIGRAはめちゃ役に立つんです。ここで陽性になれば，結核菌に曝露していただろうと予防的に抗結核薬を飲ませることができます。

　さて，尿中抗酸菌ですけど検査は陰性でした。培養も陰性でした。問題は陰嚢内の結核に対しては，尿の培養やPCR，塗抹はそんなに感度が高くないことです。なぜなら，精巣にしても精巣上体にしても，別に尿をつくっているわけではないためです。
　あえて言えば，精液の方がまだマシなのかな。それは試してみなかったけど……。そうか，精液の検査をするっていう手があったな，いま思いついたよ……。

結核とニューキノロン
―"とりあえず抗菌薬"はなぜダメなのか

結核を考えるのは非常にいいと思います。先ほど申し上げたとおり，結核はゆっくり型の感染症だから，良くも悪くもならないという理由の説明にはなります。ただし，ひとつだけ弱点があります。クラビット®（レボフロキサシン）です。これはニューキノロン系抗菌薬ですが，実は抗結核作用があります。したがって，クラビット®で結核のアクティビティがちょっと下がるので，炎症も少しは良くなるということが期待されてしまうわけです。

ニューキノロンは本来，結核薬として開発されたわけではありません。ニューキノロンとは，細菌のジャイレースやトポイソメラーゼという酵素をぶちこわして，遺伝子のグルグルしているところをブロックして殺すという抗生物質なんですけれど，たまたま結核菌にも効くわけです。

そのことは何を意味しているかというと，熱がバンバン出ていて結核が否定できない人に，むやみやたらにニューキノロン系の抗菌薬を出すと，診断がわからなくなっちゃうということです。結核の治療は最低半年くらいかかるんです。そして複数の抗結核薬で治療するんですよ。なのに1週間くらいキノロンだけを出しちゃうと，培養が偽陰性になったり，耐性化が進んだりしてぐちゃぐちゃになってしまいます。ですから**わけがわからないときにキノロンを出してはいけません**。

ちなみにこれはカルバペネム系の抗菌薬でも同じです。メロペネムやイミペネムも，抗結核作用があります。だからなんだかよくわからない熱に，カルバペネムやニューキノロンをボーンといくのはアホです。そしてそのなんだかよくわからない熱が，結核ではないという否定の宣言をするのはきわめて難しい。結核の診断って難しいんです。だからせめて結核の診断の邪魔をすべきではない。したがって，**とりあえず抗菌薬を投与しないこと**が大事です。これがこの世界のゲームのルール，鉄則です。

いいですか。みなさんは医学生のうちからとにかくこれは絶対やってはいけない，これは絶対踏んではいけないという「地雷」を覚えておく必要があります。その地雷のひとつが，「わけわかんないけど抗菌薬」です。こ

れはもう知性のある人間のやることではない。もうボロクソ言っていますけど（笑）

みなさんが患者さんだったら嫌でしょう？ これ何のだかよくわかんないけど，とりあえずこの薬を飲んどいてと言われたら絶対に嫌だと思いませんか？

もう5分だけ話し合ってみてください。この人にどうアプローチしたらいいのか。そしてみなさんはこの謎を解くことができるのか。どうぞ。

話し合い中

 岩田　はい，星野さん。

 星野　ぼくらの班ではさっきの血液検査の結果を聞いて，感染症でもCRPが上がると思うんですけど，精巣腫瘍の可能性を考えました。
精巣腫瘍に対しては，まず抗菌薬を使うというのが合理的であると書いてあったんですが。

岩田　ちょっと待った。それどこに書いてあった？

星野　ハリソンです。

岩田　精巣腫瘍に対して抗菌薬？

星野　あ，精巣腫瘍の前でした。疑われる前に抗菌薬……あ，すみません，ちょっと……。

岩田　精巣上体炎や精巣炎か腫瘍かどちらかわからないときには，まず抗菌薬で治療してみて，治るかどうかを確認したらいいんじゃないかということです。いきなり精巣生検をするより低侵襲だということでしょう。

星野　はい。それで次に超音波エコーを行ってみたいと考えました。

岩田　はい，いいと思います。ありがとうございました。
精巣腫瘍が鑑別に挙がりますね。精巣腫瘍で一番多いのはセミノーマというものですね。それから非セミノーマも鑑別に挙がります。

普通，セミノーマの発症はもっと若い20代ぐらいで発症することが多いので，70代は遅いかなという気もします。ぼくは腫瘍は専門じゃないので，自信を持って言えないんですが，非セミノーマはありかもしれないですね。それから転移性の腫瘍，メタも考えられますが，精巣はそんなに血流豊富ではないので，精巣にメタは比較的珍しいんじゃないかと思います。これもぼくは専門家じゃないけど，腫瘍のプロはもしかしてみたことあるとおっしゃる人はいるかもしれません。いずれにしても腫瘍を考えるのはいいと思います。

それから超音波検査というのもいいと思います。ただしこの方は超音波検査をして，CTもしたんですが，ただでかいものがそこにあるというだけで，あまりはっきりしたことはわかりませんでした。

では古井さん。どうぞ。

古井 ぼくらの班も精巣腫瘍を疑ったんですが，触診の際に，癌である場合は硬く感じられるのでにないかと思ったんで，それを知りたいです。

岩田 素晴らしいですね。この方は，触診上はけっこうでかいんですが，若干軟らかい感じ。ただし精巣の場合は，正常な精巣でもそうなんですが，硬いか軟らかいかをみようと思うと，けっこう強く握らなきゃいけなくて，そうすると痛いわけですよ。腫れているとさらに痛いわけで，実際に硬いか軟らかいかを触診で厳密にみるのは難しいところはあります。ただ石のように硬い感じではなかった。ほかは？

古井 これは……ありえなかったらうれしいんですけど。

岩田 うれしい。

古井 70代の男性で高齢の方なので，薬をちゃんと飲んでいるのかを訊きたい。

岩田 なるほど。抗生物質を出されたけど飲んでいなかったと。

古井 そうすると薬が効いていないことの説明はつくかなと。

岩田 でもその場合は悪くなることを想定してないといけないですね。

古井 あ，そうですね。

岩田　なぜ痛くて苦しくて，わざわざ病院にまでかかって薬を飲まないのか，というその心理的な理路もよく理解できないけど。まあ百歩譲って絶対飲みたくないといって飲まなかったとして，そうしたら今度は，症状は悪くなるんじゃないですかね。

なかなか難しいですね。自分の出した仮説は，必ず矛盾している点がないか，かみ合わないところはないか検証することが大事です。どうしても人間は自分の都合のいい仮説に対して，かみ合わないところを無視してしまう傾向にあります。

だからむしろ意識的に自分の仮説に対して，おかしいんじゃないかと強い疑いを持つことが大事です。自分の仮説を厳しく審査する。自分不信ですね。

自分大好きな人はあまりいい医者になれないんですよ。ちょっと自分キライ目のほうが，いい医者になる可能性が高いですね。「俺って最高」とか言っている人に，あまりいい医者はみたことない（笑）

杉山さん。

陰嚢腫大がみられた2週間前はポッといきなりだったのか，その前に何かしら前兆があったのか知りたいです。

岩田　特にきっかけはなかったです。少なくとも本人がおっしゃる限りにおいては。

💬 不明熱とは

さて，このように数週間も続いて，かつ診断がついていないものを，俗に不明熱といいます。Fever of unknown origin，略してFUOといいます。FUOの定義にはいろいろあるんですが，ざっくりいうと「頑張っても診断ができない熱」のことです。ただし「頑張っても」というのは，誰が頑張っているかによって違います。医者によってはあっさり診断できてしまうものも，別の医者にはまったく診断できないということはあります。だから非常に人為的な名称ですね。

FUOの原因は，大きく分けて4つに分けられます。①感染症，②悪性疾

患，③感染症以外の炎症性疾患（多くの場合は自己免疫疾患），④その他です。そしてFUOの患者さんをみるときは，必ずこの4つの可能性をすべて念頭において，アプローチしていくことが大事です。

そして診断がついてないのに，ざっくり抗菌薬やステロイドを投与したりすると，たいてい裏目に出ます。そういうことは絶対にしない。診断がつくことが治療をみつけるということです。診断＝治療方針です。

そして熱のfocusがはっきりしない不明熱と熱のfocusがはっきりしている不明熱とがあります。この人の場合は陰嚢というfocusが明確にあります。

しかしながら，繰り返しますが陰嚢そのものが腫れているわけではなくて，陰嚢の中が腫れているんです。その中が何なのかはわからないわけです。そこがポイントですね。そして陰嚢の中には普通は精巣と精巣上体があります。プロの先生は精巣上体炎だと言っていますが，この業界ではとにかく人のいうことは一切信じないというのが鉄則です。プロの先生が精巣上体炎と言っているからといって，本当に精巣上体炎と断定していいのかという疑いの目を持つことが大事です。

自分に対して疑い，他人に対して疑う。とにかく医学の世界は疑ってかかるのが大事です。ちなみに患者さんの言葉も疑ってかからなければなりません。ドクター・ハウス13)が言ったように，患者はうそをつくからです。英語で聞くと"Everybodey lies"と別に「患者は…」とは言ってないんですけどね。すべての人はうそをつきます。だからみなさんの言っていることもぼくは必ずしも信じていません。

（一同笑い）

サットンの法則と Tissue is the issue

岩田

ま，それはともかくとして（笑）

もうひとつ，サットンの法則（Sutton's Law）というものがあります。ある病気を診断したいときに，その病変部位のところにヒントがあるという

13）ドクター・ハウス：米国のテレビドラマ『Dr. HOUSE』の主人公。

意味です。サットンは大泥棒だそうで「どこに行けば泥棒できるの？」と訊くと「銀行に行けばいいんだ。そこに金があるからだ」と言ったという逸話があります。要するに病変があるところそのものに診断のヒントがあるということです。

そして，われわれの業界では「Tissue is the issue」という言い方があります。これは病理診断が最強の診断だということです。Tissueとは組織のことですね。組織こそが大事であり，画像を撮ってみたり触診してみたり，血液検査したりはするんだけど，最終的には病理診断がファイナルアンサーを与えてくれる可能性が高いという教えです。

ここまで話したところで，今日はおしまいにしたいと思います。

みなさんは今日の議論を踏まえた上で，YSQを考えて，明日発表してください。何か質問ありますか？

血液検査されたときに，腫瘍マーカーはあがっていませんでしたか？
β-hCG値やhCG値はどうでしょうか。

岩田　αフェトプロテインだけ測りました。それは陰性でした。

古井　わかりました。

岩田　ちなみに**腫瘍マーカーが癌の診断の役に立つことはほとんどありません**。その理由は感度と特異度の問題であるわけです。あとは予後設定ですかね。病気を診断できても患者の予後に影響しなければ意味がないというわけです。

たとえば，PSA。これは前立腺がんのマーカーでそれなりに高い感度を持っていますが，偽陰性の問題があって無意味な生検やその合併症のリスクがあります。また，診断を早期にしても，それが長命につながるという確たるエビデンスが乏しい。よって，PSAを前立腺癌のスクリーニングに使うべきかどうかについては，未だに専門家の間でももめています。

他の腫瘍マーカーについてはさらにそうで，臨床的な意味で，診断の役に立つものはほとんどありません。一般論でいうならば，悪性疾患を血液検査で診断するのは難しいと考えるべきでしょう。あとは，AFPくらいかなあ。

ほかに何かありますか？　どうぞ。

山田 ▶ CTは撮られましたか？

岩田 ▶ 撮りました。陰嚢のなかに，でっかい丸っこいマスがあって，それが何なのかはよくわからないという放射線科からの報告でした。

山田 ▶ それ以外，たとえば腎臓の大きさとかは？

岩田 ▶ 腎臓の大きさはまったく正常です。何を考えてその質問をしましたか？

山田 ▶ たとえば精巣静脈瘤とか。

岩田 ▶ いいですね。そういったものも考えなきゃいけませんね。血管性病変や精巣水腫，陰嚢内水腫，それから精巣捻転でもこういう腫瘤になることもあります。ただ病歴が全然合わないですよね。それから熱と炎症の説明ができない。ということで，静脈瘤，陰嚢水腫，精巣捻転は病歴からほぼアウトだと思う。画像で確認する必要はないと思いますね。

それでは明日，誰かが確定診断をつけてくれることを大いに期待しています。

ちなみにここまでの病歴で，7～8割は診断がついたと思ってください。最終的には病理で確認するんですけど，もうこの患者さんは8割ぐらいはたぶんこれだろうと診断がついています。ただあと20％は詰めなきゃいけない。非常に典型的な患者さんだと思います。ではまた明日。

4 The fourth day

Tue., May 16, 2017

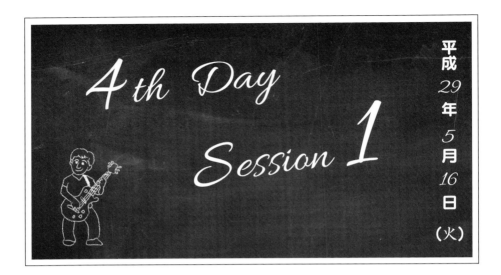

 さて，4日目です。もう峠は越えたので後は乗り切るだけです。みなさんのスキルも大分上がってきていると思いますから1日目に比べると，余裕でできるんじゃないかと思います。
中村さん。発表してください。

 私たちは「抗生物質を投与したのに改善も悪化もみられないのはなぜか」というテーマで調べてみました。
そもそも感染症でなければ抗生物質が効かないという考えをまず挙げました。
悪性腫瘍，例えば陰嚢が腫れている場合は精巣腫瘍の可能性があります。もう1つは感染症以外の炎症性疾患として自己免疫性疾患が挙げられます。これは全身性の疾患で片方の精巣だけが腫れるのは当てはまらないかなと思いました。そこで，感染症である可能性に最も注目したいかなと思いました。

岩　田　ちょっとそこの理路がよくわからない。感染症だと強く思った理由は何ですか。
何を根拠に悪性腫瘍ではない，あるいは自己免疫性疾患ではないと結論をつけたのですか？

中村　自己免疫性疾患の場合はもっと慢性的・長期的だと思うので，この患者さんの場合は2週間前からの発症ということだったので，自己免疫疾患の可能性は下がるかなと思いました。

岩田　なるほど。はい，続けて。

中村　そこで授業でも取り上げられた，結核，サルモネラ，ブルセラ病，バルトネラ感染症，リケッチアについて考えてみました。
　まず結核については，リンパ節の腫れがみられず，ニューキノロン系の抗生物質で良くも悪くもならなかったという点が当てはまりません。
　サルモネラもセフェム系とニューキノロン系が共に有効であるにも関わらず，良くならないことは当てはまりません。
　日本ではあまりみられませんが，特にアフリカの地域にみられるというブルセラ症についても考えました。これも陰嚢のみが腫れるというケースは珍しく，ニューキノロン系も有効でした。
　バルトネラ感染症についても，これは無治療で軽快するとありました。2週間経っても治っていないので，これも可能性が下がるのかなと思いました。

岩田　本当ですか？ バルトネラ感染症は無治療で軽快しますか？

中村　85～90％のものは治るとありました。

岩田　ちょっと確認しようか。何て書いてあった？
　バルトネラには，いろいろなものがありますよね。バルトネラは病気の名前ではなくて微生物の名前です。結核は病気の名前です。結核菌は病原体です。分けて考えましょうね。
　サルモネラも病気の名前ではなくて，それが腸炎と腸チフスのどちらを起こしているのかで違いますね。腸チフスは血管内感染ですね。
　バルトネラも*B. henselae*とか*B. quintana*とかいろいろな菌がいて，猫ひっかき病のようなリンパ節の腫れる病気もあれば，イチゴ状皮膚病変をつくるbacillary angicmatosisという血管の腫瘍みたいな病気を起こすものもあれば，心臓に感染することもあるわけです。したがって「バルトネラ感染症」と言うだけでは，いったい何の話をしているのかはっきりしないわけ

ですね。

このように病原体と病気の取り違えとは医者でもよくやる間違いです。「初期研修医の到達目標」というものを，昔，厚生労働省が書いていました。今も書いてあるのかなぁ。「初期研修医が経験すべき目標：MRSA」って書いてあってひっくり返りそうになりました。MRSAを経験するって，どういう経験だろう。なり切るんですかね？

（一同笑い）

岩田 ▶ どういうふうにして，MRSAを経験できるんですかね。厚生労働省の機関ですら，そんなへっぽこな間違いをするので病気と病原体の取り違えってよくあるんですね。
（本を読んで）ここには分母が「猫ひっかき病の場合は，未治療で後遺症なく軽快する」って書いてあるね。

中村 ▶ 猫ひっかき病とバルトネラ感染症を同じものだと思ってしまって。

岩田 ▶ 違うんですね。何％というときは必ず「分母」に注目してください。そういう癖をつけてくださいね。癖をつけないとすぐ間違えるからです。分子はそんなに注目しなくても普通は間違えないです。

💬 分母の誤りで何が起こるか

2009年にメキシコで今まで存在しなかった豚由来のインフルエンザが流行しました。当時，死亡率は5％と言われたんですね。5％というのはすごい数字ですね。20人がインフルエンザにかかると1人くらい死んじゃうんですよ。インフルエンザという病気がすごく流行しやすいことを考えると，これは由々しき事態です。毎年，何千万もの人がインフルエンザになっていますからね。

そして同じウイルスが北米，カナダとまわってきて，最終的に5月に神戸市にやってきました。神戸市は大パニックに陥りました。

神戸は一時期5月の半ばくらいにゴーストタウンみたいになってね。神戸に住んでいた人は覚えていますか？　みんな，マスクをしているんです

よ。ぼくは1人だけマスクしてなかったんですけど。お前，どんな異常者だって顔で見られるんですけど，街を歩くときにマスクなんかしてもしょうがないんですよ。でも，落語の『独眼國』（一眼国）じゃないけれど，コミュニティーみんなの目が1つの街では，目が2つあるのが異常となるんですね。それで，特に必要ないマスクを着けてなかったぼくだけが異端扱いされた（笑）

ま，それはいいんですが，とにかくこの「新型」インフルエンザが日本に入ってきたとき，インフルエンザの死亡率は5％もなかったのです。実際には0.000何％程度とほとんど死なない疾患になっていました。

さて，これは一体どうしてでしょうか？

ウイルス学者たちは遺伝子の変異があって病原性がなくなったんじゃないかみたいな議論もしていたんですけれど，そんなことは全くなかった。なぜメキシコで5％の死亡率だった病気が，日本で0.000何％になったのでしょうか？　日本の医療がものすごく優れていてハイテクだからでしょうか？　違いますね。

メキシコでも日本でも，インフルエンザはインフルエンザなんです。だからたいていは治っちゃうんです。しかしながら，メキシコの人たちは貧しかったり，病院へのアクセスが悪かったりして，インフルエンザにかかったくらいでは病院に行かない人も多かった。そして，重症化して入院しなければ生きていけないくらいになった人だけが，病院に来て，その人たちが分母としてカウントされてそのうちの何人かが亡くなってしまったので，死亡率が5％になったんです。

日本の場合はインフルエンザで大パニックが起きていまして，子どもが熱発したら，お母さんが30分以内に保育園からバーっと病院に連れて行ったりしてね。そういう例も全部分母として数えたんですよ。特に受診も入院も必要のない人たちが，みんな小児科や神戸大学病院にかかったんです。

神戸大学病院は「発熱外来」というものをつくりました。みんなでローテートして公平にインフルエンザを診ようという話になって，発熱患者さんを全部診るみたいなことをしたんですよ。そんなのは別に総合内科や感染症内科だけでやればいいじゃないかと思ったけど，責任の所在を曖昧に

するというのは神戸大学の得意とするところでして。

（一同笑い）

岩田　みんなで薄めたんですね。かわいそうなのは放射線科や皮膚科，眼科の先生で，聴診器なんて久しく持ったこともないですよね（笑）　だから，朝ミーティングをするときにいかに聴診器を使って医者っぽいふりをするかというレクチャーをするわけです。
「こうやって耳につけて，ぽん，ぽん，ぽんってやると，医者にみえますよ」って話をするわけですよ（笑）　放射線科の先生も「そうか，そうか」って言ってくれて。聴診技術なんて一朝一夕で身につくものじゃないですから，とりあえず医者っぽくふるまってくださいとレクチャーしたわけですね。

ちょっと余談になりますけれど，そのとき一番やばかったのはインフルエンザじゃない患者がまぎれ込むことです。
例えば，神戸大学病院にはSweet症候群という自己免疫疾患の人がまぎれ込んでいましたし，神戸中央市民病院では髄膜炎の患者さんがまぎれ込んでいました。
山のようなインフルエンザ患者が，本当は病院に来なくても放っておけば治る病気なのに，厚労省が煽ったせいで，神戸大学病院とか中央市民にやって来るわけです。その人たちのせいで薄まってしまって，本当にヤバイ病気で熱がある人を取りこぼすリスクが高かった。これが一番危険だったんですね。

何が言いたいかというと，分母は非常に重要なわけです。インフルエンザの死亡率を議論するときも，日本はすごく死亡率が低くて先進国のなかでも素晴らしいと医師会の偉い先生たちが自慢していましたけれど，それは誤謬です。
どこの国でもインフルエンザの予後はそんなに変わらなくて，ただカウントのしかたが違っていただけなんです。だから，みなさんも数字に騙されないことはすごく大事ですよ。何％というときに，分子で間違える人はほとんどいません。しかし分母で間違える人はすごく多いんです。分母の土台の基準が違えば，比較はできないんです。

つまり，メキシコのインフルエンザの死亡率と日本のインフルエンザの死亡率を，5％と0.000何％とで直接比較することは，超ナンセンスだということです。同じ土台・判断基準で決めた分母で計算しないと比較はできない。これは分数に限らず，比較はすべてそうですね。

原発事故で甲状腺癌は増えたのか

福島の原発事故の後で，福島県では小児の甲状腺癌が起きるといけないからと子ども全員をスクリーニングしたんですよ。そうすると甲状腺の結節がみつかるわけです。ある程度，癌もみつかるわけです。

ぼくは癌の専門家ではないですけど，小児の甲状腺癌は前立腺癌と一緒で予後が悪くないものも含まれていて，自然軽快して放っておけば治るものもあるわけですね。だから探せば見つかるわけです。ところが，ある統計学者が日本の甲状腺癌の発症率と福島でスクリーニングして見つけた甲状腺癌の有病率を比較して，福島の方がめっちゃ甲状腺癌が多いと煽ったんですね。そして「原発危ない，福島から逃げろ」みたいな話にもっていこうとした。

しかしながら，全員スクリーニングして見つけた有病率・Prevalenceと，受診した人だけ探して見つかった発症率・Incidenceを直接比較するのは，疫学的にはご法度なんですよ。違う土台，違う基準，受診した人で見つけた比率と全員探して見つけた数では，全員粗探しした数の方が多くなるに決まっているじゃないですか。

そして韓国はこの甲状腺癌のスクリーニングをルーチンでやると決めてしまって，ものすごくたくさんの甲状腺癌が増えたという話にもっていっちゃったんだけど，これは『The New England Journal of Medicine』で非常にバイアスが高いと批判されたわけです[1]。つまり癌は探せば見つかる，だからいいということにはならない。

昨日ちょっとお話しましたけれど，前立腺癌をPSAでみつけるというスクリーニングについては，今，揉めに揉めているんです。なぜなら，PSA

---

1) Ahn HS, Kim HJ, Welch HG Korea's Thyroid-Cancer "Epidemic"-Screening and Overdiagnosis. N Engl J Med. 2014；371（19）：1765-7

が上がる病気には慢性前立腺炎など他にもある。それに前立腺の生検は結構痛いし，勃起障害の合併症もある程度の確率で起きるわけです。だから，粗探しするとむしろ患者さんに不幸なことが起きることもある。だから，がん検診はリーズナブルにやらなければいけない。その患者さんに本当に利益があるかどうかを確約してやらなければいけない。単にそこに病気があるから探せばいいというものではないということです。いずれにしても分数，パーセンテージの扱いは非常に難しいので気をつけましょう。ごめんなさい。話がずれちゃったね。続きをどうぞ。

中村　リケッチアは，ツツガムシというダニみたいな虫に咬まれて罹る病気で，咬み跡と皮疹が80〜90％にみられます。今回は皮膚所見が特にみられなかったということなので，これも可能性は下がると思います。この病気は血小板が下がって，通常は白血球が正常から低い値であるということなので，これも合わないと思いました。

次にウイルス感染です。ウイルス感染ならばそもそも抗菌薬が効かないから辻褄が合うと思いました。

流行性耳下腺炎，ムンプスウイルスが精巣炎を起こしている可能性も考えましたが，耳下腺の腫脹がみられなかったということで，これもちょっと可能性は低い。

寄生虫の場合は好酸球が優位になることと，あと検査で否定されたため，これも可能性が低いと思いました。

そこで膿瘍を形成していて抗生物質が届かないために効いておらず，そのまま定常化しているということが考えました。調べてみた結果，*E.coli*や免疫が低下している患者に関しては，サルモネラ菌が陰嚢の膿瘍に関係しているということがわかってきました。

したがって上に挙げた可能性がすべて否定される場合，侵襲的ではありますが，なるべく陰嚢を切開して，この膿瘍の有無を確認して，培養で原因菌を特定すればいいと思います。以上です。

岩田　ありがとうございました。よく勉強してきましたね。よく勉強してきましたけど，ちょっとアプローチとしてはもったいないかなとも思いましたね。

熱でアプローチすると，鑑別疾患がめっちゃ多いんですよ。ハリソンで不

明熱のところの表に鑑別疾患はいくつ書いてありましたか？　127個くらい書いてあったでしょう。だから，熱でアプローチしてしらみつぶしに，この120いくつの病気を除外していくというのはかなり無茶ですよね。

昨日も言ったように，不明熱は大雑把に感染症，自己免疫疾患，悪性腫瘍，その他の4つのカテゴリーに分けられるわけだけど，感染症ひとつとってみても，不明熱の原因はものすごくたくさんあるのです。それをしらみつぶしにひとつひとつあたっていく方法は，あまり合理的ではない。われわれもそういうやり方はしないです。それをやっていたら，きりがないからです。

鑑別疾患はフォーカスから絞る

この患者さんのフォーカスは精巣ですね。厳密に言うと陰嚢の中なんですね。陰嚢の中に何か問題があると考えると，例えばサルモネラは陰嚢に病気を起こすことはほとんどないし，バルトネラやリケッチアも同様です。ということで，これは最初からアウトということになるわけです。ブルセラ症や結核は稀な精巣炎の原因としては考慮します。

ムンプスは確かに精巣炎を起こしますので，これは一考に価すると思います。ムンプスはおたふく風邪ですね。おたふく風邪は耳下腺を腫れるのが特徴で，わりとよくみます。特に日本はムンプスのワクチンがしっかり打たれていないので，成人でもなる人がいます。しかしながら，ムンプスはどちらかというと，子どもの病気で70代の高齢者がなるのは，ちょっと歳を取りすぎているなという印象はあります。しかしながら，鑑別としては挙げられます。

ちなみに，ムンプスウイルスは髄膜炎の原因としても知られていて，頭，精巣，耳下腺といろいろなところに病気を起こすことが特徴です。不妊の原因にもなりますので，今，ムンプスのワクチンを定期接種化するかどうか議論しているところです。

寄生虫で，陰嚢が腫れるもので一番有名なのはウエステルマン糸条虫です。いわゆる象皮症と呼ばれているものですね。これは西郷隆盛がなっていたといわれる陰嚢がタヌキの金玉みたいに，すごくでかくなる病気で

す。どちらかというと慢性疾患です。

日本ではこの糸条虫症という寄生虫症は根絶されていますが，アフリカで感染したという説はもちろん考えた方がいいかもしれません。ただ，3年前のアフリカ渡航歴が「現在の」熱性疾患に至るというのは若干無理があるかもしれません。

ちなみに寄生虫感染症の好酸球増加は，あまり感度が高くないので，それを根拠に除外するのはちょっと無理筋です。好酸球がすごく高ければ，寄生虫感染を疑うけれど，好酸球が高くないことを根拠に寄生虫を除外するのは無理がありますね。

ということで，膿瘍の仮説はわりとよくできているので，そこは上手くできていると思います。

一生懸命調べては来たのですけど，アプローチの順番としては，まず陰嚢から調べるべきでしたね。そのほうがおそらく効率的にアプローチできたと思います。

さあ，次に行きましょうか。田中さん。

田中

私たちは「不明熱の分類と今回の症例は何か？」をYSQに設定しました。まず不明熱の定義は「3週間を超える発熱や経過中38.3℃以上の熱も数回認められ，1週間の病院・検査にもかかわらず診断に至らない」というものです。今回の症例では，発熱も数回認められ，1週間の検索をしましたが診断に至らなかったため，不明熱に当てはまります。

不明熱の分類は①HIV関連不明熱，②好中球減少性不明熱，③院内不明熱，④古典的不明熱の4つがありました。

まず①HIV関連の不明熱は，HIV感染が原因となって起こる発熱で，今回は陰嚢腫大が主症状となっているので，HIVの可能性は低いと考えました。

②好中球減少性は，好中球が減少した患者に起こりやすく，細菌や真菌の局在的感染症，カテーテル感染，菌血症や肛門周囲の感染ということで，今回の症例では好中球が増加しているのでこれも違うと思います。

③院内不明熱は，院内で施された手技を契機に発症するもので，既往歴・病歴が合わないため，④古典的不明熱が今回の症例に当てはまると思いました。

不明熱に対しては，むやみな抗菌薬投与やショットガン的な行き当りばったりな経験的治療を避けるとありました。

先ほど先生がおっしゃったように，不明熱から病気を絞っていくのは確かに難しいんですけれど，今回私たちは結核じゃないかなと考えています。結核も古典的不明熱の真っ先に疑われるメジャーな病態の1つですので，今回も結核を鑑別する必要があると考えます。

今回の症例では，抗菌薬を投与しても病状に変化がなかったということ，3年前にアルジェリアに渡航したということ，肺外結核の約10～15％で生殖器を侵すことがあるということから，私たちは肺外結核による精巣上体炎が疑われると考えました。

尿中から好酸球が検出されなかったことと，結核に適応があるクラビット®の効果があまりみられなかったことが少し合わない点ですが，結核を完全否定するにまでは至らないと思います。

そこで尿などの臨床材料や病変組織の菌の検査をして，結核菌の存在を証明するしかないと思いました。まずは，他の疑わしい感染症などの疾患の除外に必要な検査を行いつつ，病原菌の同定を試行するべきだと考えました。以上です。

岩田 ▶ はい，ありがとうございました。なぜ結核だと思ったの？

田中 ▶ 「抗菌薬を投与しても病状に変化がなかった」ということで，そのなかの候補の1つに，先生が結核もあるとおっしゃっていたからです。

岩田 ▶ うん。結核は可能性の1つとして言ったけど，なぜ結核であるという結論に至るの？

田中 ▶ もともと抗菌薬があまり効かなかったということで，病気の状態としては精巣上体炎に近いんじゃないかなと思ったんですけれど。

岩田 ▶ なぜ？

田中 ▶ 陰嚢がすごく腫れていて，かつ排尿時痛もないため尿道の腫れでもないし，リンパ節腫脹もないし，でも炎症が起こっているということなので，精巣に近いところの炎症なんじゃないかなと思いました。

岩田　ちょっとわからない。発熱があって炎症があるのは理解できるけれど，なぜそれが精巣上体炎だと推測するに至るのか，その理路がよくわからない。

田中　……そうですね。考えられることとして精巣上体炎か，急性の精巣炎と最初は2つに絞ったんですけれど。

岩田　うん，それならわかるよ。精巣炎か精巣上体炎のどちらか。

田中　そう思ったんですけれど，調べると精巣炎はムンプスとかおたふく風邪によることが多いというのがありました。

岩田　本当ですか？

田中　調べた結果はそう書いてありました。

岩田　オッケー。じゃあこの発表にはいくつかの問題点があるんで確認しますね。
よく調べていると思いますよ。だけどよく調べることそのものは，ぼくは期待していません。みなさんは頭がいいし，勉強もできるので，調べれば情報を集めてくることはできると思っています。
しかしながら，情報を集めることを私は要求しているわけではありません。大事なのは患者さんに役に立つものを構築することです。それが医者の務めであって，物知りになることが医者の目標なのではありません。
したがってYSQを設定するときは，必ず患者さんに寄り添うことが大事になるわけですね。この患者さんが助かるためにはどうしたらいいか？　そういう発想が必要です。すごくいろいろな情報を得たけれど，この患者さんには役に立たなかったではダメなんですね。

💬 YSQの考えかた

そこで2点あります。まず，YSQの設定のしかたをリファインしましょう。
このグループのYSQである「不明熱の分類」は，患者さんには関係ないですよね。

例えば，院内FUOがあるとか，HIV関連のFUOがあるということは，情報としては面白いかもしれないけれど，この患者さんには何の関係もない話です。もちろん，HIV感染があれば別ですけれど，それを積極的に鑑別として狙っているわけではないですよね。だからこれは情報ではあるけど，患者さんの役に立つものではないわけです。それを調べても，物知りにはなれるけれど，医療としては上手くいっていない。つまり不明熱の分類法は何かというYSQ自体がもう1つなんですね。

次に理路です。この理路については，医学生は非常に弱いので，ぜひリファインしてください。例えば「精巣上体炎だと思う」と言うときには，なぜ精巣上体炎だと思うのかという根拠を明確にしなければなりません。そして，そのためにはなぜ精巣上体炎以外の可能性ではないのかということも，同時に検証しなければなりません。

これが，ライプニッツがモナドロジーのなかで言ったことですよね。AがAであるというからには，Aである根拠を並べるだけではなくて，なぜBでもCでもDでもEでもないのかということを言えなければいけないということです。

これは診断だけではなく，治療についても言えます。例えば「セフォペラゾン/スルバクタムを使う」と言ったときには，なぜセフォペラゾンでなければいけないか，なぜ他の抗菌薬ではダメなのか，なぜ抗菌薬以外ではダメなのかを全部詰めなければいけない。

したがって「結核だと思う」と言うからには，なぜ結核以外の病気ではないのかということも言えなければなりません。ただ単に「結核に矛盾しない」というだけでは，結核だという根拠にはならないからです。そして結核だという根拠が十分でない場合は，結核以外の可能性も等しく十分に検討しないと，この患者さんの病気は何かという問いには答えられないわけです。そのためには結核の可能性を吟味して，結核じゃない病気の可能性も等しく吟味して，そして見逃しがないようにしなければなりません。

医者にとって1番いけないのは，病気を見逃すことだからです。そして見逃さないためには方法論が必要です。場当たり的になんとなく検査して薬を出す。これでは構造的に見逃しをします。見逃すべくして見逃す医者になってはいけません。もちろん，医者は人間ですから間違えることはあり

ます。誤診もします。けれども，誤診をすべくして誤診をしてはいけないわけです。間違えるべくして間違えてはいけないのです。そして，**誤診をしないための最大の武器は鑑別疾患リストをきちんとつくることです。**
例えば，前の班の鑑別疾患リストのリケッチアやバルトネラは，鑑別疾患リストとしては適切ではありませんでした。なぜなら陰嚢腫大という患者さんの症状に寄り添っていなかったからです。

今の状態でみなさんが間違えることは少しも悪いことではありません。みなさんにとって必要なのは，どうやったら地雷を踏むかを今学んで，そして医者になったときに，地雷を踏まないことですから。失敗することそのものは何にも問題ないんですよ。医学生が失敗したって，人は死にません。でも医者が失敗すると，人が死ぬんです。

いいですか。われわれが失敗すると人を殺すことになります。みなさんが今どんなに失敗しても，岩田にどれだけ罵倒されても，「その窓から飛び降りろ」とか言われない限りは死なないんです。ぼくは言わないです（笑）そんなこと。だから，大いに失敗したらいい。

失敗することは，全然恥ずかしいことでも悪いことでもありません。なぜなら失敗は前進だからです。失敗によってこの経路でいくとうまくいかないということを学んでいるからです。したがって失敗とは前進ゼロなのではありません。立派な前進です。

実は失敗をたくさんしている人は，失敗に対する強度が高まっているので，より失敗しない方法について堅牢な方法論を確立しています。失敗したことのない奴が怖いんです。ときどき神戸大学の学生でも，6年生くらいまで人生で1度も失敗したことないみたいな人がいて，怖いです。非常に怖い。その人が30歳くらいになって，人生ではじめての失敗をしたときにどうなるかが怖い。だから今のうちにボコボコ失敗しておいてください。今だったら，ほとんど他人に迷惑はかかりません。ま，犯罪とかされると困りますけど。ときどきいるよね。

（一同笑い）

岩田　そういう失敗じゃなければ，いくら失敗してもいい。ここでみなさんに学んでほしいのは，こういう理路だと失敗するという失敗の構造を理解する

ことです。これは非常に大きな学びです。したがって，われわれは症例検討会をやるんです。M&Mといいます。

M＆Mのすすめ
―失敗から学ぶということ

岩田

M&Mとは，『KIOSK』とかで売っている丸いチョコレートですよ。あのカラフルなやつ。それをもじって，医学の世界では「M&Mカンファレンス」というものをやるんです。アメリカの病院では研修医たちが，患者さんが入院した後で，予期せぬ出来事で亡くなったり，重症化してICUに転送されたり，狙ったとおりの治療に至らなかった患者さんを全部集めて，Morbidity & Mortality conferenceをやります。

Morbidityとは，医学辞書を開くと奇妙奇天烈な日本語があててありますけれど，要するに，患者さんに重い障害が残るというような意味です。医学辞書には何か「有病率」って書いてあるけれど，ちょっと違いますね。辞書も疑う必要があります。辞書に書いてあるから正しいとは限らないんですね。Mortalityは死亡することですね。

患者さんは病気がよくなるために入院しているわけですが，残念なことに，病院に入院してかえって病状が悪くなったり，合併症が起きて亡くなったりする患者さんも少なくありません。

そういうことが発生したときに，「残念だったね」「しかたないね」で終わらせずに，なぜそういうことが起きたのか，なぜわれわれは計画どおりに医療が進められなかったのか，なぜこの患者さんは亡くなってしまったのか，なぜこの患者さんはICUに入ってしまったのかを後ろ向きに詳細に検討して，その原因を突き止めて，そして2度とそういうことが起きないように対策を立てる。これがM&Mです。

ぼくがアメリカで研修医をやっていたときにこれを毎月やっていました。非常にいいトレーニングになります。失敗のパターンを理解して，どうすれば失敗せずに，地雷を踏まずに，コケずに済むかという学びになるわけです。

2004年にぼくが日本に帰ってきて，亀田総合病院に勤めていたとき

「M&Mカンファレンスをやろう」と言ったら，病院長に反対されました。「日本ではM&Mは風土的になじまないから，やめておいた方がいいよ」と言われたんです。

ぼくはおかしいと思ったんですね。なぜ日本で失敗から学ぶことが風土的になじまないのか。確かにそうなんです。日本では自分以外の医者，特に他科の医者を責めることがよくないという風潮があって，何か問題があったとしてもそこは触れずに，そっと優しく黙っておいてあげることが優しい医者だと勘違いされるんです。でもそれは実はもっと残酷なことで，その人がどうして間違えたかをちゃんと教えてあげない限り，その人は構造的に同じ間違いを繰り返すんです。

ある病院で，化膿性関節炎の患者さんがいました。この方は関節リウマチ（Rheumatoid arthritis：RA）があって，そのために膝の人工関節置換をしていた人です。その人が「右膝が痛い」と整形外科を受診したんです。そこで整形外科医が関節穿刺をして関節液を採ると濁っていました。そしてこの整形外科医はそれを培養検査に出した後，RAの急性増悪かもしれないとこの患者さんを家に帰してしまいました。

次の日この患者さんは，熱が下がらないといってもう1回受診されて，経過観察のために病棟に入院しました。病院の婦長さんはヤバイと思ったそうです。意識状態も朦朧としていて，脈も速くて，熱も高い。血圧もちょっと低めになっている。だけど経過観察になってしまって，そのあとショックになって心停止してしまいました。

その話を聞いてぼくらは絶望的な思いになったんですね。なぜならRAの関節の腫れは，左右対称性に起きるのが典型的だからです。右膝だけ腫れるRAなんてあり得ないんです。そして急性で非対称性に関節が腫れる場合の可能性は，2つしかありません。1つめは痛風・偽痛風発作です。結晶ができて，それによって炎症が起きるパターン。そしてもう1つは感染症ですよ。化膿性関節炎（septic arthritis）です。

そしてこの方は人工関節置換をしていて，人工物にはばい菌がくっつきやすいので，ものすごく化膿性関節炎のリスクが高い人なんです。しかも，ステロイドまで飲んでいる。非常に免疫が弱っていて，局所にばい菌がつきやすい状態の人が，右膝が腫れていると言っていて，関節液を抜いたら

濁っていたんです。つまり炎症の存在が示唆されていた。なのに帰しちゃったんです。

RAの患者さんが「片方の関節が痛い」と言って来たら，絶対に感染症を疑わなければいけません。そして化膿性関節炎はメディカルエマージェンシー，緊急事態です。夜中の2時でも化膿性関節炎の可能性が高ければ，整形外科医を即座にコンサルトしろとぼくは教わりました。どんな時間であっても「化膿性関節炎を疑っているから来てください」と言われて，怒る整形外科医は1人もいません。なのに，その整形外科医はそれをみすみす見逃して帰してしまった。そして，それは取り返しのつかない失敗になりました。

もし裁判を起こされたら絶対に負けます。ぼくが原告側から意見文を求められたら，これは明らかな医療ミスだと結論をつけざるを得ません。

問題は，これをみて「あの先生，気の毒だったな」とそっとしてあげるが優しいのかということです。ちっとも優しくないですよ。そんな残酷な話はありません。「片方の関節が腫れている人をRAの増悪と考えちゃダメですよ」「人工物がついている人で関節が腫れたら絶対に感染症と思わなきゃダメですよ」「化膿性関節炎は緊急事態だから絶対に家に帰しちゃダメだ」と教えてあげなきゃいけない。逆に間違えているんならいいんですよ。化膿性関節炎だと思って入院させて，後で実は痛風発作だったら笑い話で済むんです。でも，逆の間違いは絶対に許されないんです。

そして，われわれの業界は取り返しのつく失敗と，取り返しのつかない失敗があります。取り返しのつかない失敗は戻ってこないんです。「出たボートは帰ってこない」(missed the boat) とぼくらはよく言います。

だから失敗から学ばなきゃいけないんです。そういうことをしないために。だから失敗について自覚的であればいいんです。失敗すること自体は問題ないんです。問題は自分が失敗したという自覚を持てずに，知らないことをわからない状態のままで宙ぶらりんにされて，ぬるま湯につけられることです。これまでは縦割りの医局制だったので，そうやって医局員をみんなでかばって，なかったことにしていたんです。今はなかったことにはできない。またすべきでもない。

みなさんがこのYSQをやっていて，ぼくが構造的に間違っていると指摘

をしたとき，みなさんはあまりいい気分はしないでしょう。みなさんはどちらかというと，叱られることより，褒められることの方が多いエリートの学生さんですから。しかしながらそういう経験も必要なんです。

また，そういう経験によってみなさんの精神的な剛性，レジリアンス（resilience）というものができてきます。レジリアンスとは，ちょっとやそっとのことでクヨクヨしないメンタルの強さのことです。ある程度のメンタルの強さはこの業界では大事です。ちょっと失敗したくらいのことで，クヨクヨしていたらこの業界はわたっていけません。

ぼくもしょっちゅう失敗していますから，失敗慣れしていて，ちょっとやそっとのことではビクともしないです。これくらいの鈍さが必要です。またそれくらい鈍くなければ，あれやこれやの不毛な会議には耐えられない。

（一同笑い）

岩田　はい，石川さん。

ぼくたちの班では，精巣に注目して今回の症例では患者の陰嚢が腫大していたという症状から精巣腫瘍を疑い，これについて検討する必要があると考えました。

臨床症状やリスク因子から精巣腫瘍が疑われる場合には，全例で迅速に高位精巣摘出術を行って，病理組織診断をすることが一般的です。これによってセミノーマと非セミノーマの区別やステージ分類を行って，術後の治療方針を決定することになっています。それ以外にも，病理組織診断のほかにも，αフェトプロテインという腫瘍マーカーによってセミノーマと非セミノーマを区別する方法があると知りました。

そこで，今回ぼくたちはこのαフェトプロテインという腫瘍マーカーが，どれくらい有用なのかをPubmedで検索して調べてみました。

その結果，非セミノーマにおいて852例中596例，70％がαフェトプロテインが陽性となっていると知り[2]，このαフェトプロテインが有効である

---

2) Germà-Lluch JR, Garcia del Muro X, Maroto P et al. Clinical pattern and therapeutic results achieved in 1490 patients with germ-cell tumours of the testis：the experience of the Spanish Germ-Cell Cancer Group（GG）. Eur Urol. 2002；42：553-62

と判断したため，今回の症例では陰性となっていることから，セミノーマの可能性の方が比較的高いと考えました。

次に精巣腫瘍の臨床症状ですが，これは教科書で調べてみた結果，通常，無痛性の陰囊腫大があるということが書いてありました。

最後に危険因子では，年齢は25～35歳に大きなピークがあり，80歳以降にも小さなピークがある。人種について，黒人およびその他の非白人種族は，白人と比べて精巣癌の割合が非常に低い。しかし人種に関わる遺伝，生活習慣，環境などの影響もあり得るということでした[3]。

そして，またほかの因子として，対側の精巣腫瘍の既往と停留精巣がありますが，対側の精巣腫瘍は対照例と比較して25倍の相対危険度，停留精巣は対照例と比較して48倍の相対危険度があります[4]。

これらの事実から今回の症例について分析したところ，今回の患者は痛みがある精巣腫大をきたしていて，精巣腫瘍の典型的な臨床症状とは合致しません。また70代で既往歴がないことから，リスク因子にも当てはまらないと考えるため，今の情報では今回の患者が精巣腫瘍である可能性は低いと考えました。以上です。

岩田　はい。ありがとうございます。一般的に精巣腫瘍は若い人の病気ですね。80歳以降にも小さなピークがあるのは，ぼくもはじめて知ったんですけれど，一般的には若い人の病気です。まあ癌としてはちょっと異例といえますね。

ちなみに70％が陽性，つまり感度が70％というのは一般的には低い数字だと考えます。低い感度の検査結果を除外の基準にしてはいけない。

昨日，αフェトプロテインをスクリーニングに使ったという話をしましたが，あとで調べて実はそれ間違いだということに気がつきました。訂正しておきます。

UptoDate®です。Screening Testというところがあって，バイオマーカーというのが書いてあるんですけれど，ここにちゃんと書いてあるんです

---

3) Garner MJ, Turner MC, Ghadirian P et al. Epidemiology of testicular cancer: an overview. Int J Cancer. 2005 ; 116 : 331-9
4) Dieckmann KP Pichlmeier U. Clinical epidemiology of testicular germ cell tumors. World J Urol. 2004 ; 22 : 2-14

ね[5]。

> No biomarkers for testicular cancer have been used as screening tests.

岩田 スクリーニングとして使えるバイオマーカーは1つも存在しないということですね。

αフェトプロテインは，肝細胞癌のスクリーニングにはある程度は役に立つらしいんですけれど，同じくαフェトプロテインが上がる精巣腫瘍では，スクリーニングでは使えないんです。その理由は，先ほど申し上げたように感度が低いからです。

これは感度の低い検査でスクリーニングをしてはいけないという原則に則っていて，これは同じように昨日言及があったβhCGについても，感度は80〜85％です。それではスクリーニングとしては低すぎますので，見逃しのリスクがあります。7人に1人とか，5人に1人くらい見逃しますね。ですからバイオマーカーを使ってスクリーニングをかけてはいけないということがわかりました。

Upto Date®で調べれば，そういうことがわかるんですね。

ちょっと休憩しましょう。

 休憩

---

5) http://cursoenarm.net/UPTODATE/contents/mobipreview.htm?39/37/40541?source=HISTORY

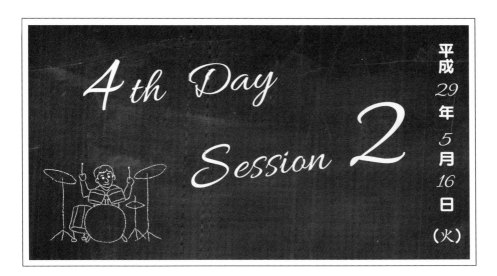

 岩田: はい,再開します。今井さん。

 今井: ぼくたちの班は,有痛生の陰嚢腫大の鑑別について調べました。陰嚢腫大とその痛みが本症例の注目すべき点だと思われたため,陰嚢腫大をきたす疾患,特に有痛性のものに関して調べました。

以下の4つがあげられます。①精巣上体炎は,好発年齢が60歳以上。特徴として片側性で疼痛・腫脹・精巣上体の圧痛,発熱,炎症所見があります。ここまでは本症例で認められたかなと思います。高齢男性は尿路の病原体感染による発症が多く,通常尿道炎は認めず,細菌尿を認めるとありました。

②精巣捻転症は,好発年齢が10〜20歳代。激しい陰部疼痛にはじまり,陰部内容が腫脹してきます。精巣を挙上すると疼痛増強をきたすプレーン徴候が認められます。診察では,Doppler検査,テクネチウムのスキャン,シンチグラフィで血流欠損を認めます。

③精巣炎は好発年齢が成人で,流行性耳下腺炎に続発して起こることが多いようです。耳下腺炎の発症後数日で発症することが多く,耳下腺炎に罹患した成人男性の約30％で起こるそうです。約2/3が片側性で,残りは両側性です。

④尿道破裂による2次的陰囊内尿浸潤または血腫です。原因は陰部への外傷が挙げられます。

以上の疾患を鑑別に挙げられますが，本症例と比較してみますと，①の精巣上体炎がもっとも類似性が高いと思います。しかし，精巣上体炎の基本治療は抗菌薬の投与になり，今回投薬を行っても症状が軽快していないことを考慮すると，精巣上体炎の原因菌のなかでも結核が疑われるというかなりアバウトな結論になりました。以上です。

岩田 はい，ありがとうございました。

尿道破裂による2次的な疾患はみたことがないですけれど，尿道破裂そのものはわりとよくみるんです。尿道が尿カテーテルで裂けちゃうというのはよくあります。しかし，それが精巣にいくというのはみたことがないですね。

精巣捻転は本当に怖い病気で，絶対見逃さないようにしてください。しばしば腹痛を主訴にやって来ます。特に男の子ですね。おちんちんをちゃんと診ないと危ない。よく見逃されています。

次は手塚さん。

ぼくたちの班のYSQは「主治医がこの症例で精巣上体炎と判断したことに問題はなかったか？」です。精巣上体炎と判断に至ったプロセスについて，ほかに疑うべき疾患や鑑別，なぜ精巣上体炎にこの先生が判断に至り，それが後から考えて正しかったのか，問題がなかったのかを調べました。

結論からいうと後にいう検査などをすべて行っていれば，この時点で精巣上体炎だと判断したことは問題ではないと，ぼくらの班では考えました。

まず精巣上体炎を疑った場合に鑑別に挙げるべき疾患は精巣捻転，ムンプス精巣炎，精巣上体結核，精巣静脈瘤の4つがあります。

精巣捻転は急激に発症して，時間とともに腫脹が出現します。発症後3時間以上経過すると，精巣は不可逆的な壊死に陥るため，早期の診断が重要です。

ムンプス精巣炎は先ほど先生もおっしゃっていましたけれども，小児に多いことと耳下腺炎の先行がこの患者さんではみられないので，その可能性は低いと思います。

精巣上体結核では，疼痛は軽度で発熱はないとされます。抗菌薬は無効です。通常は片側性で緩徐な発症です。これもすごく可能性は低いと思われますが，絶対ないとはいい切れないということがわかりました。

精巣静脈瘤では，自覚症状はないことが多く，触診で精索の腫脹を認めます。バルサルバ徴候陽性でドプラー超音波検査で精索静脈内の血流の逆行がみられます。

ここでその検査などを全て行っていれば問題ではないと言ったのは，ドプラー超音波検査とか，バルサルバ徴候といった精巣静脈瘤を疑ったときにするべき検査のことです。

このYSQを調べるなかで，ぼくらのなかで生まれた疑問というのがありました。抗菌薬を投与しても良くも悪くもならなかった場合は，ぼくは個人的に結核ではないかと疑いました。そういうときに，先生が昨日，診断ができないのに，薬をバンバン出すのはいけないということでしたが，その調べたなかではエンピリック治療というものがあって，エンピリック治療とは菌が同定できなくても幅広く効く抗菌薬を一時的な最初の段階で投与する治療が行われると解釈したんですけれど，その意味ではこのクラビット®の投与は，一理あったのではないかと思いました。

以上です。

 岩田　はい。ありがとうございます。

💬 エンピリック治療とは

岩田

エンピリックもしくはエンピリカルな治療とは原因微生物が特定されていないときに，原因微生物を想定して抗菌薬を使って治療することです。病気の診断がついていないときに，抗菌薬を投与するのはエンピリカルな治療ではありません。

例えば肺炎があります。喀痰検査を出しました。検査が戻ってくるまでに3日かかります。この3日間待っている間，患者さんがどんどん悪くなっていくのは許容できません。そこで差し当たり肺炎の可能性で1番高い菌を抗菌薬でまずカバーしておいて，検査が戻ってきてから，抗菌薬を調節する。あくまでも感染症という診断があることが前提です。診断がなくて

表1 不明熱の原因（学生調べ）

> ① 感染症
>   結核，サルモネラ症，ブルセラ症，リケッチア感染症，アスペルギルス症，カンジダ症，トリパノソーマ症，心内膜炎，憩室炎，椎骨骨髄炎
> ② 腫瘍
>   アミロイドーシス，白血病，Hodgkinリンパ腫，多発性骨髄腫，ほとんどの固形腫瘍，血管筋脂肪腫
> ③ 非感染性炎症性疾患
>   自己免疫性疾患，血管炎，サルコイドーシス
> ④ その他
>   脳腫瘍，副腎不全，動脈瘤，大動脈解離

（ハリソン内科学 第5版，140-6，1140-60より一部抜粋）

エンピリカルな抗菌薬治療というのは論外です。そこは区別しましょう。

アプローチとしては面白いですね。さっき言ったように，網羅的に可能性を列挙して，それがプラスかマイナスかを議論していくことですね。精巣捻転はもう経過からいってあり得ない。放っておいたら陰嚢がどんどん腐っていきますからね。ムンプスもなさそう。結核の可能性は残る。あと精巣静脈瘤はずっと熱が続いている点，炎症マークが高いということは全くかみ合わないので，おそらく精巣静脈瘤ではなさそうだということになります。

問題はこれで本当に網羅的に鑑別を挙げているのかというところでしょう。

💬 鑑別診断リストを つくるためのアプローチ

では，原田さん。

ぼくたちの班のYSQは「発熱の原因は何だったのか」です。昨日先生がおっしゃっていたように，不明熱の原因は大きく分けて①感染症，②腫瘍，③自己免疫性疾患，④その他に大きく分けることができます（**表1**）。そのうち，ぼくたちはこの患者さんには発熱のほかに陰嚢腫大しかみられず，特徴的な全身所見がないために感染症に絞りました。

岩田▶ ん？ちょっとわからないんだけど，なぜ感染症だと思ったの？

原田▶ えっと好中球の増加だとか……

岩田▶ 好中球が増加していると感染症なの？

原田▶ ……。

岩田▶ そろそろ慣れてきたと思いますけど，ぼくはみなさんの判断の根拠が聞きたいわけです。みなさんが正しいか間違っているかは，それほど重要ではありません。正しく推測しているかどうかが大事なんですね。
じゃあ，好中球が高い患者がいたら，それは感染症と考えていいのかどうか？ 答えはNOです。炎症性疾患ではすべて好中球が上がる可能性があります。逆に好中球が上がっていなくても感染症のこともあります。
ということで，そういう再現性に乏しい所見を根拠にナントカ病だとかナントカ病じゃないと言うのは危険なんですね。これ誤診のリスクの元になります。好中球は非常にNon-supecificなfindingで，示唆的ではあるけれど決定的ではありません。
もう1つ。発表の途中で申し訳ないけど，ハリソンのtable26-2をみてください。みなさんの手元にあるハリソンのtable26-2。
原田さんたちの不明熱の原因（表1）は，ハリソンを参照しているじゃないですか。でもハリソンはもっとたくさんの病気を鑑別に挙げているでしょう。どうやってこれに絞ったのかな？

原田▶ このうち病態が急激に進行しないような病気に絞りました。

岩田▶ 本当かな？ 例えばほとんどの固形腫瘍が不明熱の原因であると書いてあるけれど，なぜそのなかで脳腫瘍だけを急激に進行しない腫瘍の鑑別に書いておくの？ そもそも②にほとんどの固形腫瘍と書いてあって，④にも脳腫瘍と書いてあるのは矛盾していませんか？
あと大動脈解離はどんどん進行していく病気だと思うんですけれど，変化のない大動脈解離は珍しいんじゃないですか。
ハリソンのtable26-2をみてください。ものすごくたくさんの病気が書いてあるでしょう？ ここからこの表に落とし込むのは，相当すごい労力を必要とすると思うんですけど，どうですか？ 何を根拠にこの表をつくっ

たの？

原田　最初から不明熱の鑑別を全部書き上げるつもりはなくて，大きく①〜④に分けて，そのうち③と④は，最初から否定しようと思っていました．

岩田　なぜ？

原田　③や④は，左陰嚢腫大と連動しないような病気だからです．

岩田　そうなの？

原田　自己免疫疾患は全身性かなと思いました．

岩田　それをいうなら②の多発性骨髄腫は陰嚢腫大を起こしますか？

原田　だから②も否定的です．

岩田　じゃあ①にある憩室炎は，なぜ陰嚢腫大を起こすの？ トリパノソーマ症は，なぜ陰嚢腫大を起こすの？
多発性骨髄腫が陰嚢腫大を起こさないという根拠で②が否定的だというのなら，憩室炎もトリパノソーマ症も心内膜炎も椎骨骨髄炎もすべて陰嚢腫大を起こさないから，感染症もアウトなんじゃないですか？

原田　陰嚢腫大という所見から②〜④は違って，感染症のうちで陰嚢腫大を起こすものが，いくつかあると考えています．

岩田　うん．じゃあ最初の質問に戻ると，ハリソンの数ある不明熱の原因から，これだけ短いリストに絞りこんだのはどういう根拠からですか？

原田　感染症の中から急激に病態が変化しない病気を中心に絞りました．

岩田　そんなことないですよ．例えばハリソンの表にあるQ fever（Q熱）は，コクシエラの感染症で病態は急に変化しないものですが，鑑別に入っていないですね．住血吸虫症（Schistosomiasis）も，急には病態が動かないかもしれません．C型肝炎も慢性化したら急には動かないかもしれませんよ．こぼれているものがいっぱいあるんじゃないですか？
非感染症であれば陰嚢腫大を起こさないというのも本当にそうですか？
例えば固形腫瘍が陰嚢内にあれば陰嚢腫大を起こすんじゃないですか？

この段階で感染症を疑うと絞り込むのはちょっと早すぎるんじゃないですか？

原田 ……。

岩田 このハリソンのtableから絞込みにいくのは，きわめて無理筋ですよ。みなさんは病気のことを全然知らないし，ひとつひとつの病気について全部調べて陰嚢腫大を起こすか起こさないかをチェックしていたら，たぶん1秒たりとも寝る時間はなかったでしょう。

だからこのアプローチではうまくいかないということがわかっただけでも，十分な学習だと思います。それがこのレポートの1番の意味なんじゃないですかね。

はい，いいですよ。ご苦労様でした。松本さん。

私たちは，結核性精巣上体炎の疑いのあるこの患者に「なぜレボフロキサシンが効かなかったのか？」について調べました。

まずこの患者さんは，高齢で3年前にアルジェリア渡航歴があり，陰嚢の疼痛を伴う少し柔らかい腫脹，好中球優位の白血球増加がみられ，症状が改善も悪化もしないということから，結核性精巣上体炎ではないかと考えました。

そのときに，結核に効くレボフロキサシンを投与したのにも関わらず症状の改善がみられなかったため，その理由を考察してみました。

まず結核の治療は第1選択薬として，イソニアジド，リファンピシン，ピラジナミド，エタンブトールもしくはストレプトマイシンの4剤併用投与を2カ月間して，その後イソニアジド，リファンピシン2剤併用を4カ月間行います。多剤耐性結核や副作用のために第1選択薬が使えない場合は第2選択薬を用います。日本ではレボフロキサシンが副作用が少なく，抗菌力が強いため，有効な第2選択薬とされています。

薬物治療の注意点として，単独使用すると感受性菌は急速に殺菌されて，増殖停止しますが，耐性菌が増殖して置き換わるため，治療の前には必ず感受性検査を行い，さらに多剤併用をする必要があります。また不完全な化学療法は多剤耐性結核菌を増加させる原因となるため，DOTS（direct observed treatment, short-course：直接監視下短期化学療法）に即して完

全に治癒することが必要です。

考察です。レボフロキサシンは様々な感染症に幅広く使用されるため，結核とわからないうちに単剤で長期投与されやすく，経口摂取のため安易に使用されやすい傾向にあります。アルジェリアでは日本よりもレボフロキサン耐性結核菌が発生しやすい環境にあるので，今回適切ではないレボフロキサシンを使ったことによって，耐性菌になったとも考えました。また結核自体も途上国に多い疾患です。

結核完治には少なくとも多剤併用で半年かかるため，1週間しか単剤使用していないために効果がみられなかった可能性とアルジェリアでレボフロキサシンに耐性を持つ結核菌に感染した可能性も考えられます。以上です。

岩田　はい，ありがとうございました。アプローチとしては面白いですね。なぜそうなのか？　という謎からアプローチするという，そのアプローチの方法が非常にまっとうだと思いますね。こう理路をつめていって，演繹法的に考察をつめていくことは正しいと思います。

ただ「アルジェリアに耐性結核が多いのではないか？」という仮説を立てたのなら，できればそれを検証してほしかったですね。あるかな？　そんなデータ。

今，探してみましたけれど，すぐには見つからないですね。後でちょっと探してみましょうね。じゃあ，似たようなテーマのもう1人。

山田さん。お願いします。

山田　ぼくたちの班では，陰嚢が腫れている所見の鑑別として，精巣上体炎や精巣腫瘍が挙がりました。しかし，腫脹が痛みを伴っていること，好中球優位・白血球上昇，血小板の上昇・CRPが著しく上昇していることを踏まえて，細菌感染による炎症の可能性が高いと考えました。では「抗生物質を投与していたにも関わらず，なぜ症状が改善しなかったのか？」という疑問が生じました。

はじめに精巣上体炎の起炎菌は35歳未満では性感染症の延長として，淋菌，クラミジアが多いことがわかりました。そして35歳以上では，尿路感染症の合併症として大腸菌，緑膿菌によるものが多いとわかりました。また，流行地では結核菌の可能性もあるということでした。

次に，実際に処方していた抗生物質について調べてみました。
セフカペン・ピボキシルは第3世代のセフェム系抗生物質で，細菌の細胞壁合成に作用する酵素であるPBPを阻害します。この薬の特徴として淋菌，大腸菌などのグラム陰性菌に強く作用しますが，同じくグラム陰性菌である緑膿菌には自然耐性を示すために効果がありません。また吸収率がかなり悪く，30％とのことでした。
次にレボフロキサシンはニューキノロン系抗生物質で，細胞のDNA複製に関わる酵素を阻害するものです。こちらは抗菌スペクトルが非常に広く，グラム陽性菌，緑膿菌を含むグラム陰性菌，クラミジア属に有効であります。さらに結核菌などの抗酸菌にも効果があります。
ただし結核に使用する際は，他の抗結核薬と併用するのが原則で，単剤では結核の活性を抑えることはできても治癒には至らないとのことでした。
次に菌の耐性についてです。特にレボフロキサシンは幅広い感染症に使われているため，淋菌やクラミジアで耐性菌が増えているそうです。結核菌では抗結核薬のリファンピシン，イソニアジドに耐性を持つものを「多剤耐性結核」と呼び，これに加えてクラビット®などのニューキノロン系抗生物質などに耐性のあるものを「超多剤耐性結核菌」といいます。
以上を踏まえて，患者の年齢が70代ということや，DNA検査の結果を考慮して，淋菌・クラミジア感染の可能性はきわめて低いと判断しました。緑膿菌にはレボフロキサシンが有効であり，大腸菌にはセフカペン・ピボキシルが強く作用するため，これらが起炎菌である場合，症状は改善するはずですが，セフカペン・ピボキシルは吸収率が悪いため，服用量が少ないと効果が見込めないのではないかと考えました。
結核菌に対してはクラビット®が効果をもつということでしたが，今回は他の抗結核薬を併用していたわけではないので効果が上がらなかったのではないか。あるいは菌が耐性を持っていたのではないかと考えました。結核菌が起炎菌であるとすれば，症状が改善も悪化もしていない現象の説明がつくのではないかと考えました。
以上です。

岩田 はい，ありがとうございました。WHOのサイトによると，ニューキノロンの耐性はわからなかったですけど，アルジェリアでは多剤耐性結核は比

較的多いそうです。

多剤耐性結核は，ちょっとややこしいことを言うと，リファンピシンとイソニアジド両方に耐性を持つ結核菌のことを多剤耐性結核（multidrug resistance tuberculosis：MDRTB）です。ということで，ほかの耐性菌も多いかもしれないなという類推はできるかな。

セフカペン・ピボキシル，フロモックス®という薬は，消化管からの吸収が悪いので感染部位に到達しないということが，最近よくいわれています。

だから，若手の感染症ドクターはフロモックス®とかメイアクト®のDU drugといっています。「Daitai Unko」だそうです。

（一同笑い）

岩田　では，竹内さん。

竹内　私たちの班は感染症以外の炎症からアプローチを考えてみました。そこで結節性多発動脈炎（polyarteritis nodosa：PAN）について検討してみました。

PANは全身の血管炎であるため，症状は多彩で，炎症による全身症状と罹患臓器の炎症および虚血，梗塞による臓器障害の症状が組み合わさって出現するのが一般的です。またPANにおける臓器損傷に関連した臨床症状として，精巣上体の疼痛が25％にみられるということでした。

検査所見は，白血球増多（好中球主体），血小板増多がみられ，好酸菌増多は少なく，CRPは著名に亢進します。腎障害の程度に応じてBUNやクレアチニンが上昇。尿所見として，蛋白尿，沈査で赤血球を認めることがあるそうです。

今回の患者さんと合致する点は，発熱38〜39℃の熱が続くこと，睾丸痛はこれも海外ではしばしばみられるらしいのですが，日本では稀とのことです。また白血球増多，血小板増多，CRPなどの炎症所見が合致すると考えました。

逆に合致しない所見も多くあり，腎障害がないこと，皮膚症状が顕著でないこと，関節・筋肉症状がないこと，貧血がみられない点です。

これらの結果から考察したところ，PANによる睾丸痛は日本では稀であるが，鑑別診断として考慮すべきと思います．合致しない所見も感度が高いわけではなく，レアケースが存在するのでPANを否定することはできないと考えました．

また今回，2週間悪化しなかったことについては，PANが初期段階であったため，全身症状としての悪化がみられなかったとも考えられます．しかし頻度50％の所見の腎障害と皮膚症状がみられなかったことと，80％以上にみられる関節，筋肉症状がないことから，本症例でのPANの可能性は低いと思いました．

これを確定するには組織所見で判断しなければなりません．以上です．

岩田 はい，ありがとうございました．精巣上体の痛みですか？ 精巣の痛みですか？

竹内 精巣上体の痛みです．

岩田 でも睾丸痛と言っていたよ．睾丸は精巣のことですからね．

竹内 「精巣上体の疼痛が25％にみられる」と書いてありました．

岩田 それはどこに書いてあったの？

竹内 血管炎症候群の診療ガイドラインです[5]．

岩田 そこに日本人で精巣痛は稀って書いてあったの？

竹内 はい．

岩田 うーん．ほんまかなぁ．
Uptodate®にはOrchitisと書いてありますね．このOrchitisは精巣炎のことです．testicular tenderness，testisは精巣のことですから，基本的に精巣上体ではないと思いますよ．もちろん，精巣上体にくっついているから，炎症は波及すると思うんですけど，一般的に結節性多発動脈炎は精巣痛だと思いますね．

---

5) 尾崎承一，安藤太三，居石克夫ほか．循環器病の診断と治療に関するガイドライン（2006-2007年度合同研究班報告）血管炎症候群の診療ガイドライン．Circ J 2008；72：1260-75

あと日本人で精巣痛が稀というのは，ぼくはデータをみたことがないけれど。しょっちゅうみるけどね。最初に申し上げたとおり，日本のガイドラインは玉石混淆です。そのガイドラインは知らないですけど。ちょっとどうかなぁと個人的には思います。もし反論するデータがあったらください。

あとは先ほど申し上げたとおり，感度が50％の検査は除外するのにまったく役に立ちません。PANの腎臓障害は特徴的ですから非常に有名ですけれど，逆にいうと半分くらいの人にしかみられないので，決して除外の根拠にはできません。つまり特徴的だけど除外はできないというわけです。

はい，ありがとうございました。では，片山さん。

片山

はい，私たちのYSQは「陰嚢腫大の原因は何か」です。基本に立ち返って，「VINDICATE＋P」から陰嚢腫大の熱で「抗菌薬の効かない＋2週間」を考慮しました。

まずNeoplasmを考えました。精巣腫瘍の種類がセミノーマと精母細胞性セミノーマ，胎児性癌，卵黄嚢腫瘍，精巣上体悪性腫瘍，精巣鞘膜悪性腫瘍，ライディッヒ細胞腫，セルトリ細胞腫がありますが，好発年齢はそれぞれ違い，患者さんが70歳ということで当てはまるのは，精巣鞘膜悪性腫瘍やセミノーマが近いかなと思いました。ただし他にも症状では，触診で柔らかかったり，既往歴もなく，精巣腫瘍では有痛するものは少ないということで，否定的要素はわりと多いと思いました。ただ抗菌薬が効かないことの説明はできると思いました。

次にInfectionに関するのが，2つ鑑別にあがりました。ムンプス精巣炎と精巣上体結核です。

ムンプス精巣炎は，ムンプスに罹患した成人男性の約1/4に発症し，陰嚢の内容の腫脹と疼痛がみられます。通常は耳下腺炎の発症数日後に発症します。抗菌薬が効かないことや熱，有痛性の陰嚢腫大は説明がつくんですけれど，耳下腺炎がみられないということなので，あまり当てはまらない。もう1つは精巣上体結核で，結核の既往があることが多いです。通常，片側性の緩徐な進行で疼痛は軽微なことが多いです。触診で痛いというのは

合っているんですけれど，精巣上体結核はわりと熱は伴うことが少ないということなので，少し可能性は下がると思います。ただ他の班の発表を聞いていてあり得ると，今はちょっと考えなおしているところです。

最後にVascularに関連するもので，結節性多発動脈炎（PAN）を考えました。小型および中型の筋型動脈の壊死性血管炎が多臓器に発現するもので，精巣上体や精巣の血管炎も高率に認められるが，稀に精巣痛や陰嚢腫大を呈すると報告しているものがあります。精巣痛のみで発生することが稀ということと，体重減少といった全身症状がみられない点が合わないと考えられました。

最後に本疾患の陰嚢腫大の本態は，腫瘍や結核はどちらかというとないと考えていて，ムンプスとPANに関しては完全に否定する要素がみつからなかったという結論に達しました。以上です。

岩田 はい，ありがとうございました。

病気をinclusion, exclusionする，つまり取り入れたり，除外したりする根拠がみなさんまだ弱いですね。先ほどもいったように，感度の低い所見を根拠にして病気を除外してはいけません。

例えば結核では高い熱が出ないことが多いといいますが，その多いというのが99％出ないというのなら根拠としては強いけれど，半分くらいは出ないということになると，2人に1人は見逃すことになるので除外の根拠にはなりません。さっきPANで腎障害というのもありましたけど，それも除外の根拠にはならないですね。だから，除外の根拠としていい情報なのかどうかは大事ですね。

さっきの血管炎症候群の診療ガイドラインをネットで調べて読んでみたんですけれど……引用文献ゼロのすごいガイドラインでしたね（笑）　ダイジェスト版だからなのかなあ[6]。いくらダイジェストでも，引用文献はちゃんと出してほしかった。

ぼくもPANは何百例も診ているわけではじゃないから，そんなに偉そうなことはいえないですけど，少なくともそんなに珍しくはないですね。

はい，近藤さん。

---

6) http://www.j-circ.or.jp/guideline/pdf/JCS2008_ozaki_d.pdf

近藤　私たちの班は「非感染性炎症性疾患で，不明熱をきたすものには何があるのか？」をYSQとしました。

本症例では，抗菌薬が効かなかったこと，また血液検査で炎症所見がみられたため，感染症以外の炎症性疾患を鑑別に挙げるべきと考えました。

感染症以外の不明熱の原因のうち陰嚢痛をきたすものは，ベーチェット病，結節性多発動脈炎，サルコイドーシスでした。

それぞれの疾患をみてみると，ベーチェット病では，口腔粘膜の再発性アフタ性潰瘍，皮膚病変，眼病変，外陰部潰瘍（男性では陰嚢・陰茎）が4主症状。低頻度の副症状として，変形や硬直を伴わない関節炎，副睾丸炎，消化器病変，血管病変，中枢神経症状。このうち副睾丸炎は，一過性・再発性の腫脹・圧痛で，ベーチェット病に特異性が高いということがわかりました。

サルコイドーシスでは，呼吸器・眼・心臓・皮膚・その他の所見や組織診断で非壊死性の類上皮細胞肉芽腫がみられます。

結節性多発動脈炎では，発熱・体重減少・高血圧の全身症状と腎障害，中枢神経症状，心症状，呼吸器症状，消化器症状，末梢神経症状，皮膚症状，関節筋肉症状，そのほかの臓器症状がみられるとありました。また外国では睾丸痛がしばしばみられます。

今回の症例では，まずベーチェット病に関しては4主症状がいずれもみられないことから可能性はかなり低くなると考えます。また，サルコイドーシスも特徴的な所見と今回の症例は離れているので，可能性は低いと考えました。

残りの結節性多発動脈炎はしばしば睾丸痛がみられ，38〜39℃の熱が続くことが多いため，本症例はこの3つのなかでは結節性多発動脈炎の可能性が最も高いと考えました。以上です。

岩田　はい，ありがとうございました。結論からいうと彼女の発表が正解です。

生検前にどこまで詰められるか

ぼくは最初「70歳の精巣上体炎の方なんだけど，治らないから診てくれ」と相談されたんですね。でもそもそも70代で精巣上体炎は比較的稀で，しかも治らないというのはおかしいなと思って診に行きました。すると陰囊がバンバンに腫れているわけです。これだけ陰嚢が腫れていたら，精巣上体か精巣か区別するのは無理だなと思いました。実際に画像を見ても両者の区別は困難でした。

おそらく淋菌・クラミジアをはじめ，抗菌薬で治るような一般的な細菌感染症はなさそうだと思ったんですね。他の所見を診てみると，皮膚，関節，目，胸の所見は全く何もない。

そうするとさっき出てきたベーチェット病はなさそうだ，ムンプスも全然合わない。腫瘍については熱と炎症マーカーが非常に強いことと，2週間ずっと定常状態というのは，腫瘍にしては早すぎるし，またアグレッシブな腫瘍にしては動かな過ぎると，どっちに転んでも合わないということで腫瘍の可能性はゼロではないにしても，リストの中では下がると考えました。

そうすると血管炎症候群，PANがいの一番に考えられて，おそらく除外診断としてはサルコイドーシスや結核。これらは病理をとってみないとわからない。そして精巣摘出術をしていただいて，それを病理に送って血管の周辺の好中球の浸潤が見つかり，確定診断はPAN。ステロイドで治療されたという症例です。

生検する前にそこまで理論を固めておいて，サットンの法則で病理をとるんですけれど，どの疾患がらしくない，どの疾患がらしいというところをいかに詰めていくかがキモです。

PANは診断が難しい病気で，プロの医者でもなかなか診断できません。したがってみなさんの中でちゃんと正解にたどり着いたグループがいくつかあった，あるいは鑑別にちゃんと入れることができたことは非常に素晴らしいと思います。自分を褒めてあげてください。

ではお昼休憩にします。今日の症例は英語でプレゼンします。できれば英

語でコメントしてくださいね。
ではまた午後に会いましょう。

 休憩

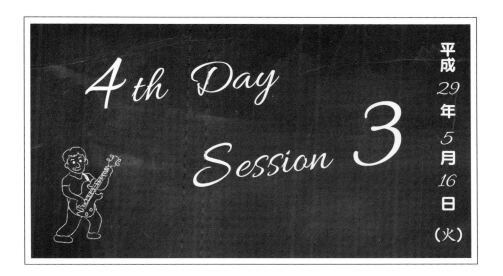

先ほどの話の続きです。日本人の病気については日本の文献を探さないといけません。膠原病については（元）国立国際医療研究センターの三森先生が書いた「膠原病診療ノート」[7]が，1番クオリティが高いとぼくは思っています。第1〜3版まで全部持っているんですけれど，これを読むと特に日本人で精巣病変がとりわけ少ないとか稀だとかは書いていません。
精巣上体，精巣，両方とも炎症を起こすことはあるらしんですけど，特にそういう事実はないような気がします。反証がなければ。というのをさっき調べました。

では今日の症例いきます。今イギリスからの留学生がこのセッションを聞きにきたらしいので，神戸大学の医学生の英語力の違いというのをみせつけてやってください（笑）

---

7) 三森明夫．膠原病診療ノート—症例の分析 文献の考察 実践への手引き 第3版，日本医事新報社，2013

20歳男性，
2日間の悪心と嘔吐

いきますよ，いいですか？

> There is a 20-year-old man who came to the emergency room with a complaint of nausea and vomiting, lasting for 2 days.

 20歳男性が救急センターへ搬送されました。主訴は2日間続く悪心と嘔吐です[8]。

岩 田　意味がわからなかった人？「twenty」が20ってことはわかる？

（一同笑い）

岩 田　Please discuss this case and develop a potential hypothesis, and evaluate this patient for further, to reach the final diagnosis.

 では，この症例についてグループで相談しながら仮説を立てて，患者を評価して，そして診断に近づきましょう。

話し合い中

岩 田　はい。じゃあ，ストップしてください。大谷さん。

腹痛と下痢はありますか？

岩 田　あ，日本語でいきますか（笑）
腹痛と下痢はありません。There is no abdominal pain or diarrhea.
abdominal pain と diarrhea くらいはさすがにわかるんじゃない？　ほかは？

大 谷　Do you have …

岩 田　Me?

8）編注：以下，本書では和訳をつけています。

(一同笑い)

大谷 ▶ えっと……Does he have a fever?
> 発熱はしていますか？

岩田 ▶ No, actually not. Good question. What are you thinking of?
> 実は発熱はしていません。いい質問ですね。何を考えてその質問したの？

大谷 ▶ I think he was infected.
> 感染症かなと思いました。

岩田 ▶ Why?
> なぜ？

大谷 ▶ Because symptom is acute.
> 急性発症だからです。

岩田 ▶ Very good. That's a good point.
So the lack of abdominal pain and diarrhea, what does it suggest? So, acute onset might be a suggestion of infection. Now, with no abdominal pain, there's no diarrhea. What does this suggest?
> そうだね。いい指摘です。腹痛も下痢もないことからどのようなことが考えられますか？ 急性発症は感染症を疑う必要があります。でも，腹痛も下痢もみられない。ということはどういうことですか？

大谷 ▶ ……。

岩田 ▶ When you ask questions such as "Does he have abdominal pain?", "Does he have diarrhea?"— when you ask these questions, you have to anticipate answers such as YES or NO.
> 腹痛や下痢の症状の有無を確認するときは，それぞれの答えについて想定しておかなければなりません。

And think beforehand. Whether it's YES, what does this suggest? When the answer was NO, again, what does it suggest? So you have to predict beforehand, before you ask questions, the consequence of the answer that the patient answered or I asked.

If you keep asking yes-no questions hear, answers would be very simple. You can easily predict which one to come. And depending on the answer… if there is no abdominal pain, what does it suggest? If there WAS abdominal pain, what does it suggest? The same for diarrhea.
So what do you think?

> あらかじめ考えなければいけません。ある場合はそれが何を示唆するのか。ない場合も，それが何を示唆するかを予測したうえで，質問をしてその答えを訊くということです。イエス・ノークエスチョンの答えは二者択一です。つまり，その答え次第でどちらに進めばいいかは，簡単に予測しておくことができるはずです。この場合は腹痛がないのだから，これはどういう意味ですか？ 下痢もないということはどういう意味ですか？

大谷　I thought he had food poisoning.

> 食中毒だと思います。

岩田　You thought he had food poisoning, and you think what next?

> 食中毒だとしたら，次に何を考えますか？

大谷　……。

岩田　OK, food poisoning is a good one. And there are food poisonings where there is no abdominal pain or diarrhea. So the vomiting-predominant food poisoning is a possibility. There are several categories of food poisonings.
By the way, do you know the definition of food poisoning? What is the definition of food poisoning? In fact, there is no definite definition of food poisoning in Japan.

> うん。食中毒は鑑別の1つですね。食中毒なら，嘔吐をしていても腹痛や下痢は伴わない場合がありますから。食中毒はいくつかに分類されます。
> ときに食中毒の定義は知ってる？ どういう定義だっけ？ 実は日本では食中毒の明確な定義は存在しません。

💬 食中毒とは何か

日本では食中毒の明確な定義はなされていないんですね。食中毒は食品衛生法で報告義務がある現象ですけれども，その「食中毒とは何か」という

定義については，実は農林水産省も保健所も明確には示していないんです。

In general, what the Japanese government suggests is that food poisoning implies that many people get the disease, not necessarily the infection.
For example, say, you may have mushroom poisoning. That could be categorized as a food poisoning sometimes. It's not necessarily infectious diseases but anyway whenever you talk about food poisoning in Japan, it implies something that many people got affected.

> 一般に，厚労省では食中毒を集団で発生した場合を対象にしていて，それは感染症とは限りません。たとえばキノコ中毒。これは食中毒と考えられることもある。感染症でない場合でも，日本では集団発生すれば食中毒と呼ばれます。

だから保健所で，食品衛生法で管轄する場合の食中毒は，集団発生が前提になっています。そうとは定義はされていないですよ。決まってないんだけど，一応そういうものが，内因されているわけです。みんなはたくさんの患者さんが出ているものを食中毒と呼ぶんだと思っているわけです。食品由来のもので，1人しか病気になった人がいないときは，食中毒とはあまりみなさないわけですね。そういう決まりがあるわけではないけれどみなさない。忖度するわけです（笑）
なぜかというと，特に深い理由はないんだけれど，例えば特殊な患者さんだけが病気になるケースもあるわけです。

There are some cases, rarely but only one person with certain underlying conditions get disease and whereas most people don't, such as Listeriosis. Listeriosis is one of the foodborne infectious diseases.
Listeria monocytogenes is Gram-positive rod, which is implicated in a certain diseases with food, particularly, uncooked, unpasteurized cheese.

> たとえば，リステリア症は特定の基礎疾患がある人だけが発症して，そのほかのほとんどの人は発症しません。リステリア症は食べ物による感染症のひとつですね。*Listeria monocytogenes* はグラム陽性桿菌で，未調理の食べ物や低温殺菌されていないチーズを食べたときに感染することがあります。

乳製品ですね。リステリアはグラム陽性桿菌ですが，pasteurization 低温

殺菌をしていないチーズ，あるいは牛乳や乳製品，もしくは生ハムですね。こういったものを汚染して，食中毒を起こすことがあります。また腸炎だけではなくて髄膜炎を起こすこともあって，結構怖い。ただし，誰でもがなるわけではない。

Most people don't get Listeriosis, but certain people particularly who are pregnant and those who have HIV infection, do get Listeriosis.

> 多くの人はリステリア症にはなりません。特に罹りやすい人は，妊婦やHIV感染症です。

だから妊婦さん，HIV感染症，その他免疫抑制剤を飲んでいる人，新生児，高齢者，こういった人たちがリステリア感染症になりやすいんですね。しかしながら，ほとんどの人はリステリアのリスクを持っていないので，生ハムを食べても，チーズを食べてもリステリア症にはならないんです。

リステリアの感染は日本では結構起きていて，その症例のデータベースはあるわけですけれど，食中毒としてのリステリアの報告はゼロだといわれています。つまりリステリア感染症は発生しているけれど，食中毒はゼロということです。つまり，そのことが集団発生しないと食中毒とみなされないことを示唆しているわけです。

というわけで食中毒 food poisoning の定義は明確ではないんですけれど，いずれにしてもわれわれが医学のタームでいうときは，何かを食べて病気になるのは全部 food poisoning とみなすわけですね，おおよそ。

なぜなら，われわれ臨床屋は，個々の患者さんを相手にしていて，集団発生しているかどうかにはあまり関心がないからです。それは行政の関心です。

In food poisonings, certain food poisonings are caused by toxins. And those toxins can be produced by bacteria such as *Staphylococcus aureus*, *Clostridium perfringens*, *Bacillus cereus*, and these food poisonings are characterized by the very early onset, like 1-2 hours after eating because toxins are preformed so the onset is very rapid.

食中毒のいくつかは，ばい菌がつくる毒が原因になります。これは黄色ブ

ドウ球菌（*Staphylococcus aureus*），セレウス菌（*Bacillus cereus*），ウエルシュ菌（*Clostridium perfringens*），こういったものが毒をつくっています。もともとできている毒を食べるために，オンセットが非常に早いことが特徴です。炒飯を食べて，その1時間後にげーって吐くみたいなものが，toxinによる食中毒の特徴です。この場合は大体48時間くらいで自然に治っちゃいます。

細菌そのものが原因ではないので，細菌を殺しても治らないし，毒が消えれば勝手に治っちゃいます。したがって抗生物質は使う必要はありません。Self-limiting-勝手に治る病気ですね。

So because of pre-formed toxins, killing bacteria by antibiotics would not treat the disease.

So you don't have to use antibiotics to treat a food poisoning caused by a toxin. So you just observe, give fluid, give electrolytes and the symptoms go away within 48-72 hours spontaneously, with or without treatment.

> **ポイント** 毒素が原因の場合は，細菌を殺すことは治療にはなりません。したがって細菌の毒素による食中毒では抗生物質は使いません。経過観察のうえ，水・電解質を輸液すれば，症状は48〜72時間以内に自然に消えます。

Certain food poisonings are caused by bacterial infections, such as *Salmonella*, *Campylobacter*, *Shigella*, *Yersinia* and *Listeria* as I mentioned.

For these are infections you need certain latent period for 2 to 3 days before the onset.

This information is very important because you have to ask question what kind of food this patient ate for detecting food poisonings.

サルモネラ，カンピコバクター，エルシニア，赤痢。こういったものは潜伏期が必要になるんですね。感染が成立して，増殖して，炎症を起こす。したがって食べて1時間後に発症するなんて絶対に起きないんです。必ず24時間以上かかります。それが手がかりなんですね。

ときに食事と病気との関係を訊くときにどうやって問診するかわかりますか？

最近，生もの食べた？　何食べた？　えっ，わかるの！？　素晴らしい記

憶力ですね。

一昨日何を食べたか訊かれて，即答出来る人は少ないですよ。即答できる人は，食べ物に異様に執着心があるフランス人かいつも同じもの食べているイギリス人かのどちらかです。

（一同笑い）

（留学生に）ジョークだからね。

💬 食歴を訊くコツ

So when you take a history of the food ingestions, usually you go backward from the latest one to the old one. So, what did you eat for lunch, you ask, then breakfast, then dinner the night before, and lunch, and breakfast and so on.

このように食歴の場合は近いところから遠いところにだんだん訊いていくと，正確に得られやすい。それもどこで食べたか，何を食べたか，誰と食べたか，一緒に食べた人は今，症状があるか。そういうことを訊いていくと，原因の食べ物は見つけやすい。

昔は「3日前に鳥刺を食べました，友達と5人で飲み会をしました。その友達？ いえ知りません。会ってません」みたいな感じでそこで話が止まってしまうことが多かったんですけど，今みんな携帯で電話したり，『LINE』がありますから，それで訊くわけですね。「お前ら，元気か？」みたいな（笑） それで調子が悪かったら，その鳥刺が原因とほぼ決まります。携帯電話は非常に便利ですね。このようにいろいろな情報を駆使して病歴をとっていきます。

最初に申し上げたように病歴はどんな検査をしても得られません。例えば，友だちに症状があるかどうかは，MRIを撮っても血液検査をしても絶対にわからない。そういった情報は話を聴くしかない。そのためにはスキルが必要です。ただ質問すればいいってものではない。

「10日前のお昼に何食べた？」という訊き方しても普通はいい答えは返っ

てこないから，工夫が必要なんですね．いずれにしても食中毒はこのようにアプローチしていきます．腹痛も下痢もない食中毒はあるといえばある．その代わり可能性はぐっと下がりますね．

もう少し訊こうかな．佐々木さん．

患者さんの既往歴を教えてください．

岩田　英語でしゃべりましょうか？　挑戦することが大事．

佐々木　Does he have any diseases before he comes to the hospital?

　　　　患者さんは以前に何か病気にかかっていましたか？

岩田　Very good question. He has medical conditions, actually.

　　　　いい質問ですね．確かにこの患者さんには病歴があります．

> He is 20-year-old, and he has had HIV infections, human immunodeficiency virus infection. And he had been followed by our infectious diseases department as outpatient department. He has no other past medical history, including opportunistic infections.

　　　　20歳男性．HIV感染症に罹患しています．そして治療のため，当院へ紹介後，通院していました．その他には日和見感染などの病歴はありません．

岩田　わからなかった人いる？　みんなわかったかな．

> Let me give you a little bit more information about his past medical history. So he had been followed by our infectious diseases department and he was treated with antiretroviral medications. His baseline CD4 positive T-lymphocyte count was 456/μL, and the after initiation of antiretroviral therapy, his viral load decreased to undetectable level.

　　　　病歴について，もう少し説明しましょう．当院に紹介された後，抗レトロウイルス薬を投与しました．当初のCD4陽性Tリンパ球数は456/μLでしたが，投与開始後はウイルス価が検出限界以下へ低下しました．

HIV感染は，ヒト免疫不全ウイルス（human immunodeficiency virus：HIV）による感染症です．多くの場合は性感染症（sexually transmitted disease）です．日本で一番多いのはMSM（men who have sex with men）

と呼ばれる人，いわゆる男性同性愛者です。この患者さんが大多数で8〜9割はそうだと思われます。

俗にLGBTと呼ばれているグループがいます。これはレズビアン，ゲイ，バイセクシュアル，トランスジェンダーでLGBT。これは資料にもよりますけれど，日本人の2〜3％ぐらいはLGBTです。だから，たぶんみなさんのなかにもいると思います。マイノリティといえばマイノリティですけれど，多いといえば多いわけですね。

特にMSMの人は，HIV感染のリスクが高い。この20歳の男性もHIV陽性で，われわれの外来でみていたということです。そして治療を受けていましたが，ある日ある時，急に悪心，嘔吐によって救急外来を受診されたということです。

何か質問ありますか？ もう一度ディスカッションしてください。

このまま普通に英語でコミュニケーションを続けてもいい？ 英語でやっても大丈夫って人。英語と日本語ちゃんぽんだったらいいって人。日本語だけでやらなきゃ許さないって人。あと他の言語ならいいって人。

（一同笑い）

岩田　スペイン語だったらいいって人（笑）　みなさんの多くはそんなに英語が得意じゃないことは認識しています。しかしながら，それでは医者としては生きてはいけないこともよく認識しています。

だから，現状を変えるためにあえて英語でチャレンジしてもらおうと思っています。全部英語でやると，さすがに辛そうなので，日本語もちゃんぽんにしようかなと思っています。

💬 医師に英語力が必要なワケ

この前も申し上げたように，医学情報のほとんどは英語でできています。したがって，英語でアクセスできないということは，医学情報のほとんどにアクセスできないことを意味しています。つまり，それはみなさんが情報から取り残される情報難民・ガラパゴスになってしまうことを意味しています。これではダメですね。特に日本でつくられている医学情報は，海

外の目からみると，実は時代遅れになっていたり，検討違いになっていたりすることもままあるわけです。

例えば診療ガイドラインを検証するには，第三者の目からみた検証が必要になります。トライアンギュレーションといいましたね。もちろん日本でつくられたガイドラインでもしっかりしたものもあります。しかしながら，日本でつくられたガイドラインでもしっかりしているかどうかを検証するためには，やっぱり外の目からの検証が必要なので，内的に他のリファレンスなしで，ちゃんとしているかどうかを確認する方法はないわけですよ。だから，日本にある資料が妥当なものであるにしても，そうでないにしても，それを確認するためには第三者の目がどうしても必要なんです。みなさんがフランス語，スペイン語，イタリア語，ロシア語に堪能でない限りは，やっぱり英語で確認する以外にない。

みなさんは，この神戸大学に入学したときには，相当の英語力があったはずでしょう。受験を突破してきたくらいだから。英語の受験はすっ飛ばしたり，友達にやってもらった人はいないよね？　だから，みなさんが受験したときは，ボキャブラリーもあったし，文法能力もあった。リスニングの能力，スピーキングの能力はそんなにボロボロではなかったはず。少なくともかなり優秀な方をいっていたはずです。今はどうですか？　今のみなさんの英語力はどれくらいですか？

前にも言ったけれど，一般的に人間の知性は訓練しなければ衰えていきます。ぼくも人のことを言えた義理じゃないんだけれど，ぼくは2003〜2004年まで中国の北京に住んでいて，向こうで診療していました。帰国してからも，ジョギングをしながら中国語の講座とか聞いているわけですよ。だけど，聞き流ししているだけで，きちんとインテンシブに勉強していない。今，中国語の能力はヤバいですね。聞いてもよくわからないし，しゃべれない。

実はぼくは国際診療部長なので，外国の患者さんの通訳が必要とかで，助けてくださいって電話がかかってくるんです。で，「岩田先生，中国に行ったでしょう。翻訳してくださいよ」とか言われて行くんだけど，言ってることがよくわからない。「対不起（ドゥイブーチー），対不起（ドゥイブーチー）」って謝るんですけどね。やっぱり，やらないと力は落ちるわ

けです。

これは語学に限ったことではなくて，スポーツでもそうだし，音楽でもそうです。アルゲリッチみたいな超スーパーピアニストだって，毎日練習しないと実力は保てないんです。アルゲリッチが保てないんだから，われわれみたいな凡人はさらに保てない。

みなさんのなかには，もしかしたら語学のスーパー天才がいて，勉強なんかしなくても英語力を保っているという人が1人くらいはいるかもしれないけど，ほとんどの人は凡才に毛がはえたくらいの秀才でしょう？（笑）だから勉強しなかったら，力は落ちるんです。絶対に。問題はその力では，医学の世界では生きていけないということです。昔だったらいけたかもしれないけれど，今は無理だということ。それからみなさんには，やればできるだけのポテンシャルがあるということです。

18～20歳をみなさんの人生のピークにしないでください。人生って長いんです。みなさんの時代なら，90～100歳まで生きる人がほとんでしょう。その人生のなかで，20歳が自分のピークって悲しくないですか？

「昔はよかったなあ」って80年も言い続けるんですよ。悲しすぎませんか？ むしろ40～50，60歳くらいが自分たちの人生のピークで栄華をつかんでウハウハ言っている方が……まあウハウハ言う必要はないけれど（笑） いいと思いませんか。

もちろんテクノロジーは進歩しますよ。AIで語学の補助はできるようになるし，翻訳のサービスもしてくれるようにはなるかもしれない。それでも，やっぱり細かな英語へのアクセスができるとできないとでは，大きな違いがあるんです。

今朝，ぼくはケースレポートを出していたんですけれど，返事がくるわけです。これとこれとこれをやったら，アクセプトして掲載してあげるよというメールです。それが何をいっているのかが即座にわかって，すぐにレスポンスして出したんです。みなさんの昼の休憩時間に再投稿しました。でも，言っている意味がわからなかったら，辞書を引いてもう1回調べて，3～4日すぐに経ってしまいます。そのレスポンスの悪さで面倒くさくなってしまって，結局，症例報告がおじゃんになってしまうなんてことはよくある話なんです。打てば響くような即時性を持っていることはすご

く大事なことです。テクノロジーが進歩しているからいいんだってことにはならないんです。

ところでこの間発見したんですけれどね。「I can't agree more」って言い方があります。「I can't agree more」はめっちゃ大賛成って意味ですよ。でもGoogleに翻訳させると「もっと同意できません」って訳しちゃいます。

（一同笑い）

岩田　今ので笑えない人は，相当勉強しないとダメですよ。
　　　それはともかく，Google翻訳とかで便利にはなったんだけど，結構primitiveなところでしくじっているわけですね。
　　　まだまだ機械に全部まかせられる時代ではありません。今は翻訳サービスといって，「ネイティブが論文を翻訳して直してあげますよ」とか，「あなたの代わりに論文をつくってあげますよ」とか，そういうことを言ってくるサービスがあって，それで5万円，10万円をかすめとる，あこぎな商売をやっています。
　　　そういうものは補助的に使うのはかまわないけれど，やっぱりタイムラグもあるし，結局発表したり質問に答えたりするときには，力がないと非常に苦痛です。だから，結局アウトプットがだんだん出なくなるんです。面倒くさくて苦しいことはみんなやりたくないですから。面倒くさくて苦しくないようにするためには，苦労しなければいけないんです。

楽するためには苦労せよ

いいですか。みなさんは楽をするためには努力をしなければならないんです。努力した人だけが楽をできるんです。スムーズにスラスラと英語を読んだり，書いたりできるようになるためには，一生懸命歯をくいしばって努力をしなければいけないんです。この矛盾に耐えなければいけない。**成熟している大人とは矛盾に耐える存在です**。フロイトさん[9]もそう言って

9）　ジークムント・フロイト〔人名〕（1856-1939）：オーストリアの精神医学者。精神分析学を創始し，精神療法の確立に貢献した。

います。そこを乗り越えない限りみなさんに未来はないんです。頑張るのは今しかありません。昔，どっかの塾の先生が言ったでしょう？　いつやるの？　今でしょ（笑）

いいですか。18歳のときから，ずっとさぼっていた人は英語力がずたずたに落ちていて，今，中学生くらいのconversationしかできなくなっています。でもまだ間に合います。今なら4〜5年間がんばるだけで，十分に元の自分，あるいはそれ以上の自分になれるでしょう。昔の栄光を取り戻せる可能性が（「栄光」があれば，の話ですが）十分にあるし，昔以上の力を手に入れることもできるでしょう。

が，ここでずっとさぼっていて，そのまま医者になってしまうと，英語の勉強を空いている余暇の時間にやるなんて，気力は絶対に起こらなくなります。今やらなければ。朝から晩まで忙しい仕事をして外来をやって，検査をして，オペをして，病棟回診をして，急変に対応して，その後にさて英語の勉強しようなんて気力はわいてきませんよ。そのときに後悔しても遅いんです。みなさんの諸先輩たちはみんな後悔しています。

もちろん，能力や才能のない人が一生懸命頑張っても英語ができないことはあります。そういう人はしかたがない。でもみなさんは能力も才能もあるんですよ。しかも今は暇すらある。ということは，英語の勉強をきっちりやるのは今しかないんですよ。

今，みなさんわりと暇でしょう？　そして，そこにいる留学生のような人と丁々発止の勝負をするんです。インテリジェンスだったらイギリス人とわたりあったって，日本人はそんなに遜色ないですよ。

みなさんは知っていますか？　今日本から出されている科学論文の数はどんどん減っています。医学の領域もそうです。臨床論文なんてガタ減りですよ。Productが出せなくなっているんです。日本人はこんなに勤勉で一生懸命頑張って仕事をしているにも関わらず生産性がなくなっている。

今，先進国で1番生産性がないのは日本だといわれています。なぜ，そんなにわれわれはproductiveではなくなってしまったんでしょうか。そのことをよく考えてみてください。そしてみなさんの世代でもっとproductiveがなくなってしまうのは，悲しくないですか。

みなさんは神戸大学の"Best ever"な世代です。ぼくはここに来てからも

う10年目で,毎年毎年思うけれど,みなさんの学年が1番優秀です。去年の4年生より,今の4年生の方が優秀です。10年前に比べると圧倒的に優秀です。そして,みなさんより5年下の学生はもっと優秀なんでしょう。理由は簡単です。神戸大学も変わっているからです。われわれ教員もそこまでひどい馬鹿ではないのです。……まあまあ,程々には馬鹿ですけれど。

(一同笑い)

岩田　今のままじゃダメだと,みんな思っているんです。だから,医学部教育をこれまで一生懸命10年間かけて変えてきたんです。そして,カリキュラムが変わってその恩恵を受けて,みなさんのポテンシャルは,10年前の神戸大学の4年生のときに比べて,格段によくなっている。それは間違いない。だから,みなさんは史上最強の神戸大学の医学生です。今のところ。ただし,今のままでいれば,みなさんの後輩に追い抜かれます。

ちょっと無駄話が過ぎましたけど。やる気が出てきましたか？　それとも,もうええわという気になりましたか？

(一同笑い)

岩田　じゃあ,話し合ってみてください。HIV陽性の20歳の男の子。吐いています。どうしましょうか。

話し合い中

岩田　井上さん？

井上　Does he have headache?
　　　頭痛はありますか？

岩田　Very good question. He doesn't. He denies any headache. He denies any fever. He denies any seizure. He denies any paralysis. He denies any other neurological symptoms.

いい質問ですね。頭痛はなし。発熱もなし。痙攣もなし。麻痺もなし。そのほかの神経症状もありません。

そうですね。吐いている人をみたら，腹痛，下痢のほかに頭痛あるいは神経症状がないかを訊くことは鉄則ですよね。

Do you have any questions?

井上 Thank you.

（一同笑い）

 You are welcome.
じゃあ，ちょっとここで休憩しましょう。10分後に。

☕ 休憩

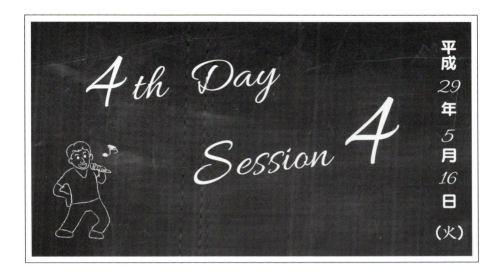

 岩田   それでは再開しますよ。井上さん，どうぞ。

 井上   Does he have mental problems?
   精神的な問題はありますか？

岩田   Mental Problem? What do you mean by that?
   精神的な問題？ それはどういう意味？

井上   I think he may vomit, if he has mental problem……．
   精神的な問題があれば，嘔吐するかもと思って。

岩田   Why do you think he might have mental problem?
   精神的な問題があると考える理由は？

井上   ストレスで吐くこともあると思ったんですけれど。

岩田   何語で喋ってるんですか？（笑） 続かないね。

井上   Does he have stress?
   ストレスはありますか？

岩田 ▶ I think almost everybody has stress.

　　　ストレスは誰にでもあるんじゃないかな。

（一同笑い）

岩田 ▶ Including you. You are under stress right now.
But, think about it. If you are under stress, do you vomit? In most cases, not.

　　　きみもね。今がまさにそうでしょう。
　　　よく考えてごらん。ストレスがあったら嘔吐しますか？ ほとんどしませんね。

井上 ▶ But in a serious case, I may vomit…….

　　　すごくきつければ，吐くかもしれません……。

岩田 ▶ Please don't now.

　　　頼むから今は止めてくれよ。

（一同笑い）

💬 嘔吐に関連する精神科疾患

What kind of mental illness would induce vomiting?

　　　どんな精神障害なら嘔吐を起こしますか？

井上 ▶ I don't know.

岩田 ▶ You don't know. OK, very good.
I think it is good idea to think of psychiatric illness, as one of the potential disorders to explain nausea and vomiting. So, anybody knows the disease which may involve nausea and vomiting among psychiatric illnesses?
A classic one is anorexia nervosa

　　　わかりました。いいですよ。精神科疾患を想定することはいいと思います。悪心と嘔吐の原因として精神科疾患も可能性がありますね。どんな精神疾患があるか知っている人はいますか？
　　　古典的には神経性食思不振症があります。

Anorexia nervosa（神経性食思不振症），bulimia（過食症）もそうですね。Body habitus ですね。自分の体格や体重に対する歪んだ認知，歪んだ認識が繰り返し食べて，吐く行動に結びつくんですね。

But in anorexia nervosa or bulimia, where people tend to vomit, as self-induced vomiting. You don't go to an emergency room because of complaint of vomiting. Because it was you who induced vomiting. So that is not a good explanation for the current case.

> でも，神経性食思不振症や過食症の嘔吐は自己誘発性です。自分の意思で吐いて救急センターへ行きますか？ したがってこれでは説明がつかない。

Likewise depression, which is a major psychiatric disorder, could not lead to vomiting by itself. Anxiety disorder might be a cause of vomiting sometimes.
Particularly, when you are in a panic, when you have a panic attack, you have a hyperventilation, you might vomit. That's a good explanation.
But why does he develop anxiety disorder and panic attack all of a sudden at the age of 20. That is a little bit of a surprise because he doesn't have any past medical history of anxiety disorder.

> 同様に，精神障害のひとつであるうつ病もそれだけでは嘔吐は誘発しません。不安障害があれば嘔吐を伴うことがある。たとえば，パニック発作で過換気症候群を起こして嘔吐する。これならありうる。
> でも考えてごらん。20 歳の男性が不安障害で急にパニックを起こす理由って何ですか？ 不安障害の病歴はなかったはずです。

急に不安障害を発症するのはちょっとおかしいですよね。この患者さんはこれまでわれわれの外来でフォローしていたわけです。その間にそういうことに全然気がつかない，われわれがボンクラだった可能性はもちろんありますけれど，どうも解せない。
他にも統合失調症とか，personality disorder とかいろいろな精神科疾患がありますけど，急に救急外来に嘔吐という主訴で来たとき，精神科疾患だけで説明するのはちょっと苦しいかもしれない。あえていうならば，不安障害が鑑別かな。いずれにしても，そういったいろいろな疾患を考えるというのは非常に重要です。

森　Does he "has" any other symptoms?

岩田　Does he "have" ですよ。中学校の英文法を忘れちゃいましたね。いや，これは別に彼を笑うんじゃなくて，みんなそうなんですよ。

うちの医局員は外国からの留学生が来ている間，大体1カ月の回診を英語でやるんですよ。そのときにね，heとsheを間違えるんですよ。heとsheを間違えるって中学生でもやらないでしょう。でも間違えるんですよ。これはpracticeしていないからなんですね。年に1回か2回，留学生が来たときにあわてて英語を勉強するから，そういう目に遭う。普段から英語を勉強しとけって言っているのに，勉強しないんですね。

ごめん，もう1回。Say it again? Does he have?

森　any other symptoms?

他に症状はありますか？

岩田　OK, such as? Actually he doesn't have anything else, only nausea and vomiting. He also denies any weight loss.

例えば？ 悪心と嘔吐以外は全然ありません。体重減少もありません。

岩田　deny, 否定する。"He denies"は英語のプレゼンテーションによく使いますからね。

Review of systemを教わりましたね。頭のてっぺんからつま先まで，いろいろな症状がないかどうかを確認する，

He denies any fever, he denies any weight loss, he denies headache, no seizure, no abdominal pain, no diarrhea, no skin rash, no lymphadenopathy, no arthralgia, no arthritis.

発熱や体重減少はありません。頭痛，痙攣，腹痛，下痢，皮疹，リンパ節腫脹，関節痛，関節炎もありません。

岩田　arthralgia, これは痛みという意味ですね。関節痛は主観的には痛いんだけど，客観的に所見がないことをいいます。腫れているとか，触って痛い，可動域が減少しているということはない。

それから-itisがつくと，炎症という意味になると言いましたね。arthritisで関節炎，これは主観的にも痛いし，多角的に腫れたり，赤かったり，熱かったり，水がたまっていたり，あるいは可動域が低減します。

そして応用編で，arthroscopy，これは関節鏡。-scopがつくとナントカ鏡です。先日，われわれが議論した胆摘は，laparoscopic, cholecystectomyという手術がありましたね。laparoscopic, laparo-はお腹のこと，laparoscopic，腹腔鏡ですね。

cholecystectomy, cholecys-が，別名gallbladderと言いますけれど，胆嚢です。-tectomyは「切除する」という意味です。例えば，虫垂切除はappendectomyですね。appendixを摘出するからappendectomy。

このように，全部つながっていくので，1個1個の単語をバラバラに覚えるのは面倒くさいし，みなさんの記憶力は既に18歳のときより衰えていますので，効率よく勉強する必要があります。

さて，こういったものは一切ありませんでした。Does it help you?

> 森　No.

> 岩田　It doesn't. So, anything else you want to ask me?
>> そうか。なら他に訊きたいことは？

> 森　Did his blood pressure measured?
>> 血圧は測りましたか？

> 岩田　His blood pressure was measured, you mean? OK. Good point, his vital signs you want to know. So on physical exam.
>> 血圧測定，いいですね。バイタルサインが知りたいなら身体診察をしましょう。

💬 バイタルサインの評価

> He appeared anxious.
>> 不安そうでした。

So this is called general impression. So first, when you see a patient, you want to know the general impression of the patient. In other words, I talked about "Gestalt", the German word, yesterday.

> これを「ジェネラル・インプレッション」といいます。はじめにジェネラル・インプレッションを確かめます。つまり昨日話した，ドイツ語でいうところの「ゲシュタルト」ですね。

> The blood pressure was 116 over 70 mmHg.

> 血圧は116/70 mmHgでした。

数字の聞き取りが苦手な日本人は多いですから，数字に慣れてください。医学の世界は数字ばかりですからね。

116/70，血圧をいうときこのスラッシュは「オーバー」といいます。Systolic blood pressure over diastolic blood pressure, Hgというのは水素の元素記号ですから「マーキュリー」ですね。水素，水銀，惑星の水星はマーキュリといいますね。だから，one sixteen over seventy milli-mercury.
sixteenとsixty, seventeenとseventyはキッチリ区別しないとね。アクセントが大事です。Sixty, 頭にアクセントがあれば60。Sixteen, 後にアクセントがあると16。

これ彼女の年齢を答えるときに間違えると，とんでもないことになります。My girlfriend is sixty. みたいな（笑）

> Heart rate is 95/min, respiratory rate 18/min, and body temperature 36.9 centigrade. The rest of the physical examination including thorough neurological examination was normal.

> 心拍数95/分。呼吸数は18/分。体温は36.9℃。その他の診察所見は，徹底的な神経学的検査まで含めすべて正常でした。

岩田 ▶ So that's the physical exam. Did it help you? Yes? Good.
What do you think? Why did you ask about blood pressure?

> 身体診察は参考になりましたか？ それはよかった。
> で，どう思いますか？ なぜ血圧を知りたいと思ったの？

森 ▶ I think about vascular disease.

> 心血管疾患を疑いました。

岩田 ▶ Such as?

森　Such as ……心筋梗塞。

岩田　近親相姦？

（一同笑い）

こういう聞き間違いをするとよくないですね（笑）
ちなみにこれは，この間亡くなった三遊亭圓歌の持ちネタだからね。ぼくが思いついたわけじゃないよ。
三遊亭圓歌は本当に心筋梗塞になったんです。それで病院に運ばれていて，弟子が取材陣に「圓歌師匠はどうして入院したんですか？」と訊かれて，あわてて「近親相姦です」って答えたという話です。

（一同笑い）

岩田　心筋梗塞は英語でmyocardial infarctionといいます。略してMIです。医学用語でMIはmyocardial infarctionですね。

Now, when you have a patient with myocardial infarction, does blood pressure go up or go down?

さて，心筋梗塞を発症すると血圧は上がりますか，下がりますか？

森　UP.

岩田　Well, it depends actually.
The patient with myocardial infarction actually may not have blood pressure alteration at the beginning. Sometimes, patient might have an underlying hypertension……and very high blood pressure might trigger myocardial infarction. But if you develop cardiogenic shock then it goes down.
Remember, we talked about shock the other day, which is a lack of good systemic perfusion. And there are a number of causes of shock, including septic shock. Cardiogenic shock is one of the major reasons for the shock, and one of the most common reasons for the cardiogenic shock is myocardial infarction, or MI.
Because the blockade of coronary artery would kill cardiac muscle, then you can't move your cardiac muscle any more, and you can't pump the

blood out, that leads to cardiogenic shock. Therefore, general measuring blood pressure per se would not help to distinguish between presence or absence of MI.

> 実は一概には言えません。実際に発症当初では，血圧は変化しないこともあります。高血圧の患者さんは，心筋梗塞を発症するリスクが高いですが，心原性ショックを発症すると血圧は下がります。
> 思い出してください。ショックとは全身に血流が行きわたらないということでした。ショックの原因はいくつもあるけど，たとえば敗血症性ショックと心原性ショックが代表的なもので，心筋梗塞は心原性ショックを引き起こします。冠動脈閉塞は心筋の壊死を起こし，心筋運動が阻害されて血液の送り出しができなくなり，ショックを起こすというわけです。したがって，血圧測定自体は心筋梗塞の発症有無を鑑別はできません。

Do you understand?

森 Yes.

岩田 However, one other condition might be a good one to measure blood pressure first. That is stroke, either ischemic or hemorrhagic.

Do they cause blood pressure to go up or go down?

> しかしながら，他の疾患では血圧測定は有効です。たとえば脳卒中，脳梗塞や脳出血です。それらの場合，血圧は上昇しますか？ 低下しますか？

森 Go up.

> 上昇します。

岩田 Exactly. So intracranial pressure elevated to supply the blood into the brain, the blood pressure goes up. So in general, many people with a stroke such as ischemic or hemorrhagic then the blood pressure tends to go up and that can induce vomiting. Interesting one.

Another example of "the blood pressure goes up" is this… for example, like an aortic dissection.

So aorta got separated at the wall. And that typically causes the elevation of the blood pressure, and that can cause vomiting, too.

So these vascular diseases such as stroke or aortic dissection are the examples of inducing vomiting with elevated blood pressure.

そのとおり。脳への血液供給は頭蓋内圧の上昇を起こすために，血圧は上昇します。したがって，脳梗塞や脳出血によるショックでは，血圧は上がる傾向があって，嘔吐を引き起こします。面白いですね。
その他にも，例えば大動脈解離がありますね。血管壁から動脈が剥がれると血圧上昇が起き，嘔吐を引き起こす。つまり，このような発作や大動脈解離といった血管疾患は，血圧上昇を伴うということです。

Now, you understand this but this gentleman's blood pressure, is it normal, or abnormal?

さて，それを踏まえて。この症例の血圧は正常，それとも異常ですか？

森 Normal.

正常です。

岩田 Exactly. Pulse rate, normal or abnormal?

その通り。脈拍は正常，異常？

森 Normal.

正常です。

岩田 Respiratory rate?

呼吸数は？

森 Normal.

正常です。

岩田 Temperature? Body temperature? 36.9℃

この体温は？

森 Ah….

岩田 Almost normal. I would say. It's not surprisingly high. So the vital signs are all normal. And his mental status, he looks anxious but otherwise he's alert and oriented and he has no neurological signs.
So do you think he has stroke such as ischemic or hemorrhagic?

ほぼ正常だね。著しく上昇していないし，バイタルサインはすべて正常といえる。精神状態は不安そうにはみえるけど，意識がはっきりしているし見当識も

保たれていて，神経症状はみられない。
これ，脳梗塞や脳出血を起こしていると思う？

森 No.

思いません。

岩田 I don't think so, either. Do you think he has aortic dissection?

そうでしょう。大動脈解離はあると思う？

森 No.

ありません。

岩田 Yeah, that's exactly my thought. How about myocardial infarction?

そうだね。心筋梗塞は？

森 ……。

岩田 Well, you might ask several other questions. Does he smoke? Does he have any family history of like a familial hypercholesterolemia? Does he have diabetes so and so on, you might ask.
Now, he doesn't smoke. He doesn't use any illicit drugs.

さて他に訊きたいことはないですか？ たとえば喫煙歴はあるか？ 家族性高脂血症のような家族歴はあるか？ 糖尿病はあるか？
ちなみにタバコも違法薬物もやっていません。

Illicit drugは，違法薬物ですね。コカイン，ヘロイン，スピード，エフェドリン。違法薬物の使用も嘔吐を誘発しますからね。脱法ハーブなんかでも吐いたりしますから，そういうのも訊かないといけないですね。

So you might ask all medications, supplements, food additives, vitamins, these may induce vomiting. But he doesn't take any of these.

だから服薬状況とか，サプリメントや食品添加物，ビタミン剤を摂取していないかも確かめないといけませんね。嘔吐を起こすことがあるからです。この症例はこういったものは摂取していませんでした。

So he has no family history of any of the cardiac risks. He is only 20. Does he have myocardial infarction? Most likely not. He is a 20-year-old guy, no smoking history, no family history, and no risk factor for any cardiac disease. So the likelihood he has myocardial infarction is extremely low.

> そして心疾患の家族歴もありません。まだ20歳だしね。じゃあ心筋梗塞は？おそらく除外していい。20歳の男性で，家族歴も喫煙歴もないし，心疾患リスクファクターがないでしょう。心筋梗塞の可能性は非常に低いですよ。

But focusing on the vital signs is very important, and you made a very good comment. You want to sit down now?

> でもバイタルサインに注目するのは重要なことでしたよ。いいでしょう。もう座っていいよ。

もう1人くらい訊きましょうかね。矢野さん。

Is there any change in HIV treatment? So, change in drugs or something?

> HIV感染症の治療は変更していませんか？　つまり抗HIV薬を変えたりしていませんか？

岩田　Very good point. Actually he was diagnosed as having HIV several months ago. And he was, he initiated his antiretroviral therapy about 6 weeks prior to the current presentation.

He does not have any change of medication since then, but he just initiated the new medications 6 weeks before.

> いい指摘ですね。彼は数カ月前にHIV感染症との診断を受けています。そして6週間前に抗レトロウイルス薬の治療を開始しました。薬剤の変更はないけど，投与開始から6週間しか経っていません。

Do you want to know what they are?

> 治療薬の種類を知りたい？

矢野　Yes, please.

> お願いします。

HIV治療薬とCD4値

OK. Let me tell you about them. So when you treat HIV disease, you have to give several multiple medications at the same time. This is called 'combined medications' for antiretroviral therapy or ART, which consists of 3 medications, in his case, which are Tenofovir, Emtricitabine, and Raltegravir.

Tenofovir and Emtricitabine, these two are the Nucleoside Reverse Transcriptase Inhibitor called NRTI. Well, to be precise, Tenofovir is a Nucleotide Reverse Transcriptase Inhibitor. But never mind. It is an NRTI anyway. Raltegravir is called 'Integrase' inhibitor.

And these two are combined to make one tablet as Truvada. So, Truvada and Raltegravir. These are medications he is taking right now and he doesn't take any other medications, no other medicines.

So did you get the idea what he has now? Why he is vomiting?

> では説明しましょう。HIV感染症の治療は，いくつかの薬剤を組み合わせます。これを併用抗レトロウイルス療法，またはART（antiretroviral therapy：多剤併用療法）といいます。具体的にはテノホビルとエムトリシタビンとラルテグラビルの3種類の薬を併用します。
> テノホビルとエムトリシタビンはヌクレオシド逆転写酵素阻害薬（NRTI）です。厳密にいうと，テノホビルはヌクレオチド逆転写酵素阻害薬ですけど。まあ，ここはあまり気にしなくていいです。要するに核酸系逆転写酵素阻害薬ですね。ラルテグラビルはインテグラーゼ阻害薬といいます。
> そして，この2剤（テノホビルとエムトリシタビン）は，ツルバダ®という1つの合剤になっています。つまり，ツルバダ®1錠とラルテグラビル錠1錠を投与したということです。現在もこの治療薬を服薬していて，他の薬剤は使用していません。
> さて，これで理解できたかな。嘔吐の理由は？

矢野 ▶ No, we were thinking about drug induced.

> いえ，投薬によるものと考えていました。

岩田 ▶ Drug induced.

> 投薬が誘発したと。

矢野 ▶ However……

> でも……

岩田 ▶ It's interesting thought. Well, after 6 weeks of taking a medication, why does he develop drug induced nausea and vomiting? My question is 'why?'.

How do you explain?

It's not the allergy, it's not anaphylaxis. Anaphylaxis is immediate reaction to the medicine he takes. It has to be very acute.

> 面白い意見だね。ただし，投与してから6週間後に薬剤性の悪心や嘔吐を起こした理由は？ ぼくが訊きたいのは「なぜ？」です。どう説明しますか？ちなみにアレルギーやアナフィラキシーを起こしたわけではないよね。投薬に対するアナフィラキシーは急性反応ですね。急激に起きるはずです。

矢野 That's exactly what I wanted to ask you about…

> その点を確認したかったんですけど。

岩田 Ask any questions except for my personal life. Anybody else? Who wants to know some other information…

> 個人的なこと以外なら何でも訊いて。他に誰か？ 何か知りたいことはありませんか？

（挙手した学生に）Yes, please！

I want to know the CD4-positive T cell count.

> CD4陽性T細胞数が知りたいです。

岩田 Good question. Extremely good question. So on the day of the visit, we measured his CD4 count, because depending on the CD4 count, we will evaluate his T cell immunity. In other words, we can identify the level of cellular immunity depending on the CD4+ T-lymphocyte count. And it was almost five hundred. Now, what does it mean by 500.

Now, when you have HIV infection, your CD4+ T-lymphocytes count declines. Normally, you have CD4+ cells about 800-1,200/uL.

> 鋭いね。来院時にCD4の検査をしました。T細胞免疫はCD4値で推定できるからです。すなわち，細胞性免疫はCD4陽性T細胞数で判断できるということです。
> この症例では500ぐらいでした。この値をどう解釈しますか？ HIVに感染すれば，CD4陽性T細胞数は低下します。正常値は800〜1,200くらいですね。

And it declines depending on the degree of the HIV activities. But when you have HIV infection, it declines to 600, 500, 400, 300, then when it becomes about 200, then you start to experience the various opportunistic infections. Such as pneumocystis pneumonia (PCP).

Then when the CD4 declines to below 50, you start to experience Cryptococcal meningitis, MAC infection, toxoplasmosis so and so on.

So 500 is yet a pretty good number. So the risk you develop significant opportunistic infections with CD4 count 500 is very very small.

> HIVが活性化すると、この値は低下していきます。CD4値が600からどんどん下がって200ぐらいになると、様々な日和見感染症を発症するようになる。たとえばニューモシステチス肺炎です。
> そして、CD4値が50以下になるとクリプトコッカス髄膜炎や肺MAC症 (Mycobacterium avium complex)、トキソプラズマ症などを発症するようになる。したがってCD4が500では重篤な日和見感染を発症するリスクは非常に低い。

And that's very good information. Do you have any other questions?

> いい情報でしたね。他に質問は？

今井 I want to know any other information about test.

> その他の検査結果が知りたいです。

岩田 About what?

> 何について？

今井 About test.

> 検査結果です。

岩田 Be specific. What type of information do you want?

> 具体的には？ どんな情報がほしいの？

今井 CRP.

岩田 CRP? Did I measure CRP? I don't remember.

No I didn't measure CRP on this patient. Because I didn't suspect any infectious diseases on this patient. This patient is just vomiting, no fever, no alteration of vital signs and he has plenty of CD4 counts. And why do you have to suspect infectious diseases for somebody who is just vomiting?

> CRPか。CRPは検査したっけかな。いや，CRP検査はしなかった。理由は感染症だとは考えなかったからです。この患者さんは嘔吐だけで，発熱もバイタルサインの悪化もない。CD4値も十分高い。それなのに，感染症を疑う理由は？

You are biased when you listen to infectious disease specialist lecturing. You are biased towards any kind of diseases presented as infectious diseases. But now you know by now that polyarteritis nodosa was not infectious disease, and I am very cynical person who does not present typical infectious diseases to you.

So you have to be zero based. Zero based means you are not biased against anything. You have to be very neutral towards any categories of disease entities, not just infectious diseases.

> 感染症の講義だからって，そのほうへ考えが引っ張られてるね。病気を感染症に結びつけようとしている。昨日の出てきた結節性多発動脈炎は感染症じゃなかったでしょう。ぼくはいじわるだから典型的な感染症の話はしないよ。
> だからゼロベースで考えないといけません。ゼロベースとはあらゆるバイアスをなくして考えることです。感染症だけでなく，すべてのカテゴリーの病気を等しくみなければなりません。

And when you see somebody like this guy, the CRP is not what you would measure. Because CRP would not give any help. I don't like any unnecessary exams.

> そしてこの症例の場合では，CRPは検査しません。なぜならCRPは診断を教えてくれないからです。ぼくは余計な検査は嫌いですから。

今井 Sir. One more question. You said that he was very anxious. Was he worried because he had new symptoms or he didn't like what symptoms he has?

> 先生，質問です。患者は不安な様子だったとのことですが，何か新たな症状が出たからでしょうか。それともいまの症状に不安があったからでしょうか。

岩田 Any kind of guy who has HIV infections with some kind of new symptoms, he would be anxious. It's not very surprising to me. I also would be very anxious if I had HIV infection and vomiting.

> エイズの患者さんは新しい症状が出たら不安になりますよ。当然です。でもぼくとしてもエイズ患者が嘔吐したらすごく心配になるね。

嘔吐の原因は3つのグループで考える

Well, then I will give you some clues about how you approach somebody with vomiting. When you have somebody with vomiting, try to categorize the guy into 3 groups.

じゃあ，嘔吐について手がかりをあげましょう．患者が嘔吐したら，3つのグループで考えます．

① Vomiting due to the abdominal problems.
② Vomiting due to the cerebral problems.
③ Vomiting with some other entities, not specified entities.

①腹部の問題による嘔吐．
②脳の問題による嘔吐．
③その他．特定の部位ではないもの．

Abdomen, brain and something else. Now, what do you think with his presentation? What do you think? Tell me.

腹部か脳かそれ以外か．症状を診て推測できることは？ どう考えますか？
みなさんの得意な3択問題です．

Something else.

その他の原因です．

岩　田　Very good. So he has no neurological symptoms and no risk factors for neurological diseases including vascular disease, infectious diseases, and degenerative diseases.

There are a lot of neurological diseases but he has no risk for developing like a Parkinson's diseases, for example.

そうだね．神経症状もなくて，血管疾患といった神経疾患や感染症や変性疾患のリスクファクターもありませんね．神経疾患にはいろいろあるけど，この方はパーキンソン病などを発症するリスクもない．

Also he has no abdominal symptoms like abdominal pain or diarrhea, he is not likely to have like enterocolitis, cholangitis, cholecystitis ; we discussed, liver abscess, splenic abscess, hepatic colic, hepatic cirrhosis and acute pancreatitis…These are the typical causes of nausea and vomiting but he has none of the symptoms to suggest intra-abdominal entities.

> 腹痛や下痢といった腹部症状もないので，腸炎，胆管炎，胆嚢炎の可能性も低い。肝膿瘍，脾膿瘍，肝疝痛，肝硬変，急性膵炎といった疾患は，典型的には悪心と嘔吐をきたしますが，腹腔内の疾患を疑う症状はありません。

So we have to focus on something else. What do you want to know on this patient? It's not CRP.

> だから他に目を向けないといけないよね。この患者さんについて知りたいことは何ですか？ それはCRPではないはずだよ。

Does he have electrolytes abnormalities

> 電解質異常はありますか？

Very good. So you want to know whether there are electrolytes abnormalities such as hypercalcemia, which can cause vomiting, hypokalemia, hypomagnesemia, hyper or hyponatremia. You want to check electrolytes.

> いいね。電解質異常があるかどうか知りたいですね。高カルシウム血症や低カリウム血症，低マグネシウム血症，高ナトリウム血症，低ナトリウム血症は嘔吐の原因になりますね。みてみましょう。

生化学検査のみかた

So when you check the chemistry, we usually write like this. Here is sodium, potassium, chloride, BUN and Creatinine.

> 生化学検査値の表示はこのように書きます（図1）。ナトリウム，カリウム，クロール，BUN，クレアチニン。

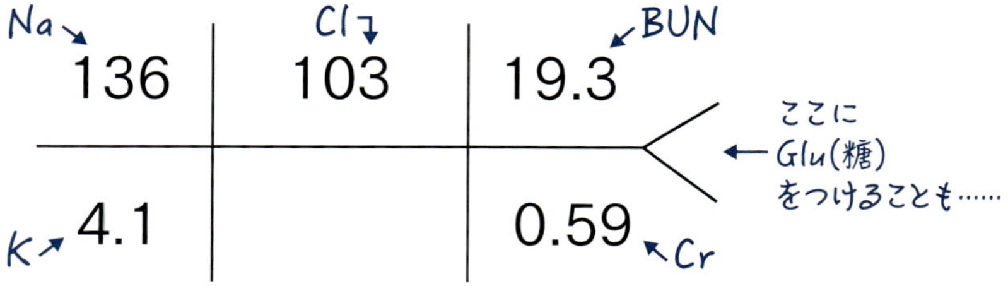

```
        Na↘              Cl↙          ↙BUN
         136      |   103    |   19.3
                  |          |          ⟨  ここに
                  |          |             ← Glu(糖)
                  |          |             をつけることも……
       K↗ 4.1     |          |   0.59 ↖Cr
```

図1 生化学検査の書き方

> Sodium is 136, potassium is 4.1, chloride is 103, which is low and the calcium is 9.2, and his albumin level is 5.2, so the calcium level is normal…Remember, the calcium level is always affected by the albumin level. So you have to adjust the amount due to the albumin level. But he has no low or even higher albumin. So we don't have to worry about this. And he has 19.3 of BUN, and Creatinine, 0.59. These are all normal. So his kidney function and the electrolytes are all normal.

ナトリウムは136,カリウムは4.1,クロールの103,カルシウムは9.2で,アルブミンは5.2なので正常です。これ覚えておいてください。カルシウム値はアルブミン値が影響を受けるので,アルブミンを使って補正する必要があります。この方のアルブミンは低値でも高値でもないので,問題ありませんね。BUNは19.3でクレアチニンは0.59。すべて正常値。腎機能も電解質もすべて正常値です。

> In addition, his LFT (liver function test) — AST：17, ALT：15, Total-Bili：1.2. All normal. So his liver is normal, his electrolytes are normal, and his kidney is normal…and his CBC, RBC, hemoglobin, platelets, all normal.

さらに,肝機能検査は,ASTは17,ALTは15,総ビリルビンは1.2。すべて正常です。肝臓は正常で,電解質が正常だから腎臓も正常ですね。それから血算(CBC)も赤血球数(RBC)も,ヘモグロビンも,血小板もすべて正常。

Everybody's following me? Those who cannot follow me, tell me so, and I will repeat again.

みなさん，付いてきてますか？ わからないならもう一回いいますよ．

> Oh, one more thing, glucose, normal. Anybody with vomiting, you check the glucose. That's very important. And if it's too high that suggests something. If it's too low, that suggests something too. And checking glucose level is very easy and cheap. And if you miss hypo or hyperglycemia, that's a shame.

あ，そうだ．グルコースも正常です．嘔吐ではグルコースも調べること．これは重要ですよ．グルコースは高値でも低値でも問題になります．グルコース検査は非常に簡単で安価ですからね．低血糖と高血糖を見逃すのは恥ずかしいですよ．

低血糖発作は，麻痺が起きるんですよ．そのときにCTだMRIだとか言って，血糖値を測らないのは恥ずかしい医者ですからね．気をつけましょう．

pH…how about the blood gas?

血液ガス検査のペーハーは？

岩田 Excellent! So you want to know the blood gas.

素晴らしい．血液ガス検査だね．

But ペーハー is ドイツ語．

（一同笑い）

岩田 So you have to call it ピーエイチ．

血液ガスのみかた

> We measured blood gas of the patient：
> pH：7.327，PaCO$_2$：38.3，Bicarbonate（HCO$_3^-$）：19，Anion-gap：30.9．

血液ガス検査では，水素イオン濃度（pH）が7.327，二酸化炭素分圧（PaCO$_2$）は38.3，重炭酸イオン（HCO$_3^-$）は19，アニオンギャップは30.9でした．

So pH and HCO_3^- is low, and otherwise normal. How do you call it? Anybody?

> つまりpHとHCO_3^-は低値で，ほかは正常値です。この状態は何といいますか？ 誰かわかる？

Now, you guys are excellent. You noticed that I am not speaking Japanese for last 4-5 minutes. I knew you have capability of following me.

> みなさん，優秀ですよ。この4, 5分は日本語で説明していないのに，ちゃんと付いてきているじゃないですか。やればできるんですよ。

Let me generalize. When your pH is low, how is this called? Acidemia, your blood is in acidic level. Now, when you have low bicarbonate, what is this called? Anybody?

> じゃあ一般化してみましょう。pHが低いときは何といいますか？ 血液が酸性の場合ですよ。HCO_3^-が低値のときは？ 誰かわかる人いる？

Metabolic acidosis. And when you have normal anion-gap, meaning that you don't have unmeasured acid which causes anion-gap widened. This is called 'non anion-gap metabolic acidosis'. There is an anion-gap metabolic acidosis and non-anion-gap metabolic acidosis.

> 代謝性アシドーシスといいます。またアニオンギャップが正常で，アニオンギャップが増加するような"隠れた"血中の酸が存在しない場合は，非アニオンギャップ性代謝性アシドーシスといいます。アニオンギャップ性の代謝性アシドーシスと非アニオンギャップ性の代謝性アシドーシスがあるんだね。

Now, when you have anion-gap metabolic acidosis, there are a lot of reasons for that. Classic one is sepsis. Another example is uremia, which is a kidney failure. So when you have kidney collapse, then you have anion-gap metabolic acidosis. Also you have liver failure then you develop anion-gap metabolic acidosis.

The worsening of diabetes, which is called diabetic ketoacidosis, causes typical widening anion-gap metabolic acidosis.

If you have ischemia, that causes lactic acidosis, which is typical of anion-gap acidosis.

So there are lots of significantly important diseases which lead to anion-gap metabolic acidosis.

> 🗣 アニオンギャップ性代謝性アシドーシスの原因はさまざまです．典型的なのは敗血症．その他の例としては尿毒症で，腎不全で起きる．つまり腎機能が壊れると，アニオンギャップ性代謝性アシドーシスが起きるんですね．肝機能障害でもみられます．
> また糖尿病が悪化すると，糖尿病性ケトアシドーシスと呼ばれる典型的なアニオンギャップ性代謝性アシドーシスが起きます．
> それから虚血の場合は，典型的なアニオンギャップ性アシドーシスである乳酸アシドーシスを生じます．このようにいろいろな重篤な疾患がアニオンギャップ性代謝性アシドーシスを起こすんですね．

The problem is when you have non-anion-gap metabolic acidosis, there are not a lot of reasons for it. And anybody knows the cause of non-anion-gap metabolic acidosis? Did anybody tell you?

> 🗣 問題なのは，非アニオンギャップ性アシドーシスの場合です．原因はあまり多くありません．非アニオンギャップ性アシドーシスを起こす理由は多くない．知っている人いる？　誰かから習わなかった？

腎臓内科はやりましたか？　先生が教えてくれたでしょう．

血液ガスはできるようになったほうがいいよ．初期研修医になったときに血液ガスを読める研修医と読めない研修医は大きな差がつきますからね．血液ガスを読む順番は，さっきのとおりです．まずpHでアシデミアかアルカレミアをみる．それから呼吸性アシドーシスなのか代謝性アシドーシスなのか，もしくはアルカローシスなのかをみる．そして，アニオンギャップが開いているかどうかをみるんです．

ぼくの友達で田中竜馬という生意気なイケメン医師がいて，今はアメリカで集中治療やっていますけど，彼が血液ガスの読み方の本を最近書きました[10]．あいつが金を儲けるのはすごくムカつくんですけど，いい本です．あいつ性格は悪いけど，頭はいいんですよ（笑）．

本はわかりやすく書くし，レクチャーもうまいんですよね．昔はそんなにうまくなかったんだけどなあ．田中竜馬の血液ガスの講義本はすごく役に立ちます．

---

10) 田中竜馬．竜馬先生の血液ガス白熱講義150分，中外医学社，2017

医者の能力は人格に比例しないんですね。

（一同笑い）

ぼくたちは初期研修医時代からの腐れ縁で，沖縄県立中部病院の同期生でした。ぼくがアメリカの病院に行ったときも同じ病院にいて，日本に帰ってきて亀田総合病院に来たら，あいつも亀田に来やがって，ずっと同じ病院に勤めていたんですよ。だから，きっと向こうもぼくのことを同じように言っていますね（笑）

If you see somebody with non-anion-gap metabolic acidosis, there are only 2 causes. 1. from the kidney, 2. from the gut.
When you have metabolic acidosis due to gut, this is due to diarrhea. So diarrhea losing the bicarb, which leads to metabolic acidosis. So with the simple medical history that he doesn't have any diarrhea, which means he has metabolic acidosis, due to the kidney problem. And this is called renal tubular acidosis.

> 非アニオンギャップ性代謝性アシドーシス疾患の原因は2つだけです。
> 腎臓に問題があるか，腸に問題がある。腸が原因で代謝性アシドーシスになっている場合は，下痢のためです。下痢によって重炭酸イオンが失われ，代謝性アシドーシスを起こしているんですね。つまり下痢がなければ，腎臓に問題があるということになります。これを尿細管性アシドーシスといいます。

💬 嘔吐のアプローチ

もう一度まとめておきましょう。吐いている人がいたら，頭か，お腹か，それ以外が原因です。神経症状がない，基礎疾患がない，お腹の痛みがない，下痢もない，頭の病気もお腹の病気もなさそうなら，代謝性疾患のような血液検査で診断できる吐気の原因を考えなければいけない。
つまり電解質をチェックして，腎機能・肝機能をみる。それでもダメなら，血液ガスをみます。pHが高ければアルカローシス，低ければアシドーシス。
アシドーシスの場合はその理由を考える。呼吸性アシドーシスか，代謝性アシドーシスか，その両方のどれかです。もし呼吸性アシドーシスではな

くて，HCO_3^- が低ければそれは代謝性アシドーシスです。

代謝性アシドーシスの場合は，アニオンギャップをみます。アニオンギャップが開いていれば，その原因は多種にわたります。敗血症のこともあれば，糖尿病性ケトアシドーシスのこともあれば，虚血性腸炎のこともあります。

そして，アニオンギャップが開いていないアシドーシスの原因は2つしかありません。腸か腎臓です。腸の場合は，下痢が原因です。下痢によって重炭酸がとられて，アシドーシスになる。逆に言うと，吐いていれば実はアルカローシスなんですね。吐くと胃酸が抜けて，アルカローシスになる。

この人は吐いているにも関わらず，pHが7.323なんです。つまり，アルカレミアに傾く力があるにも関わらずアシドーシスなんだから，かなりのアシドーシスになっているはずです。それは，腎臓のせいなんです。なぜなら下痢をしていないからですね。

病歴は大事です。何でもかんでも検査でカタがつくと思ったらダメです。もちろん，検査はするんだけれど，病歴と組み合わせてロジカルに攻めていかなければならない。

したがって，この人は腎臓によるアシドーシス，すなわちrenal tubular acidosis，尿細管性アシドーシスしか原因はないということになります。

問題は「なぜこの人が尿細管性アシドーシスになったのか？」です。その原因は，教科書には載っていませんでした。尿細管アシドーシスにはいろいろな種類がありますが，この人の場合は，その既存のどれにも当てはまるものではなかった。だから，ケースレポートを書いたんです。詳細は省きますが，そして，この人は遠位尿細管が原因の尿細管性アシドーシスだということがわかりました。

それは，世界で誰もまだ発表したことのないはじめてのケースで，これはテノホビルが原因だと考えられたんです。この理由も今は言いません。なぜ3つの薬のうちでテノホビルが原因だとわかったかについては，よければみなさんの勉強にしてみてください。

それからこの論文はオープンアクセスですから，もし興味があったら読ん

でみてください[11]。

このように世界ではじめて，誰も経験しなかった現象をケースレポートに書くこともできます。そして，世界で誰も経験したことがなくても，ちゃんと理詰めで解いていけば，この患者さんに何が起こっているかは突き止めることができます。演繹法を使って，何が原因かを推測することができて，実際に確かめることもできます。

この人はテノホビルを中止しました。すると症状が消え，アシドーシスも治ったんです。そして別の薬で置換したら，再発しなかった。厳密にいうと，3つの薬を全部やめてテノホビル自体を戻したんです。そしたら再発しなかった。

そして，この薬を出している製薬メーカーに報告しました。今は副作用プロファイルのなかに載っています。このように，誰もが知らない新しい副作用をみなさんが突き止めるチャンスもあるわけです。

この人は，最初の救急外来では「吐き気止めを出して帰しましょう」って言われていました。もしそうしていたら，この人が吐いている原因は永久に突き止められなかったことでしょう。

大事なことは必ず「なぜ」です。患者さんに質問することです。なぜあなたは吐いているんですか？　吐き気止めを出して，なかったことにせずに，徹底的に頭を使う。そして，感染症屋の仕事は熱とCRPと抗生物質だけじゃないということです。どんな症状だって，このように詰めていかなきゃならないので，当然，血液ガスのことも，電解質のことも，中枢神経の病気のことも，お腹の病気のことも知らなきゃいけない。それではじめて感染症屋になれるんです。

そしてみなさんが内科医になりたかったら，内科医はみんなこれくらいできるものです。内科とはそういうものです。自分の臓器だけを守っているというのは内科医ではありません。なぜなら，人間は複合的だからです。ある1個の臓器だけ取り扱っても内科の診療をしていることにはならない。

---

11) Iwata K, Nagata M, Watanabe S, Nishi S. Distal renal tubular acidosis without renal impairment after use of tenofovir：a case report. BMC Pharmacol Toxicol. 2016；17（1）：52

さて，何か質問はありますか？腑に落ちないこと，納得がいかないこと，気に入らないこと，何でもいいですよ．時間がないから日本語でいいよ．

なぜ6週間前から使っていた薬で副作用が起きたんですか？

うん．おそらくは尿細管に作用するのに，ある程度時間がかかったからだと思います．タイプⅠのアナフィラキシーみたいに，いきなり発症するんじゃなくて，ある程度の潜伏期間みたいなものが必要とされているんですね．

ただこれは世界初の症例なので，厳密な意味での原因はよくわかりません．動物実験モデルもないし．だけど，おそらくはしばらく使っていた蓄積的なもので，症状が起きたんではないかと推測しています．

よいチームの条件

ちなみに，この論文はぼくと西先生（神戸大学医学部腎臓内科 教授 西 愼一先生）たちと一緒に書いたんです．こういう世界ではじめての現象をみたときは，自分たちのない知恵を絞って，あることないことを書くんではなくて，専門家のバリデーションが必要なんですね．西先生にちゃんと見せて「本当にこれは正しいことを書いていますか？」「矛盾点はないですか？」「ほかの仮説はあり得ませんか？」と訊いて，確認をとっています．これが本当の多職種連携です．

こういう複合的な感染症を持っている人が腎臓系の病気になったときには，一緒になってケースレポートを書くわけです．これは日本のドクターは非常に苦手とするところです．今までみんな医局の縦割りでやっていましたからね．

だけど，これからのドクターは，異なる科の連中と一緒になって仕事をすることが必要になります．例えば，ぼくと田中竜馬はよく一緒に仕事します．集中治療と感染症の専門家が一緒に仕事をすると，いろいろな仕事ができますからね．お互いの知見を出し合うと，よりいいものが生まれる．これが本当のチームです．

チームとは，同じ領域の同じ仲間たちの同質性の集団が集まって，わー

わーやっていることをいいません。それはただの「群れ」です。

チームとは異なる業種の異なる能力を持った人たちが集まって，さらに高いプロダクトを持つことです。だって，サッカーのチームだってシュートがうまい奴だけ11人集めたって強いチームにならないでしょう？ メッシが11人いても何もならない。ちょっと今の例えは，わかった人とわからない人がいたかな（笑）

アルゲリッチが50人いたって，オーケストラはできないでしょう？ 指揮ができる人，トランペットが吹ける人，シンバルが叩ける人がいなければできない。シンバルが叩ける人って，そんな人に意味があるんだろうかって普段は思いませんか？（笑） だけど，やっぱりシンバルがないとオーケストラとしては締まらないんですよ。

そういういろいろな色の人間が集まって，はじめていいものができる。したがって，自分と価値観が合わない人，自分と専門が合わない人，自分と何か違う人と一緒に仕事するのは楽しいことで，それがみなさんの世代の医者の大事な価値観だと思います。

では，明日が最終日です。世界トップレベルのディスカッションができるような準備をしたいと思います。お楽しみに。

そして，明日は今日の症例についてのYSQを発表してください。思い出してください。YSQは必ず「この患者さん」に関連した疑問ですからね。一般的に「○○について」と情報を並べただけのレポートではいけませんよ。必ずこのケースに密着したレポートにすること。頑張ってください。

5 The last day

Wed., May 17, 2017

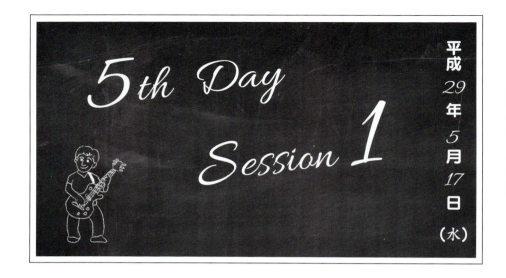

さて,泣いても笑っても最終日です。もうちょっとですから頑張りましょう。
では井上さん。

💬 アニオンギャップと代謝性アシドーシス

ぼくたちの班は「なぜアニオンギャップが正常な代謝性アシドーシスは腸疾患と腎疾患に限定できるのか?」について調べてきました。
まずアニオンギャップとは血漿中の陽イオンと陰イオンの濃度差で,Na^+の濃度からHCO_3^-とCO_3^-の濃度の和を引いた値です。通常,陰イオンと陽イオンの濃度は等しくなっていなければいけません。
代謝性アシドーシスには,アニオンギャップが正常な場合とアニオンギャップが増加する場合があります。増加する場合の機序は有機陰イオンの蓄積によるもので,この場合はHCO_3^-の濃度の減少分が測定できない有機アニオンの増加分で埋め合わされていって,アニオンギャップになります。たとえば,糖尿病性ケトアシドーシス,乳酸アシドーシスです。

アニオンギャップが正常な場合の機序は，有機陰イオンが形成されず，HCO_3^- が損失されている場合です．この場合，HCO_3^- 濃度の減少は Cl^- 濃度の増加によって埋め合わされていて，アニオンギャップに変化がありません．たとえば下痢の場合，HCO_3^- がそのまま体外に損失され，腎尿管性アシドーシスならば，腎から酸の排出が困難になり，HCO_3^- が体内で損失されるというものです．

以上のことにより，アニオンギャップが正常の場合は，腸疾患，腎疾患に限定できると，ぼくらの班では結論付けました．以上です．

岩田 はい，ありがとうございました．

いいですね．着眼点が非常にいいですね．「なぜ？」という質問はレベルの高い発表が必要になりますし，それからこういう類のマテリアルは，原稿を棒読みしているだけではうまく伝わりません．グループのメンバー全員がきちんと内容を把握して，はじめてこういう発表が可能になると思います．それに臨床的にもすごく役に立ちます．おそらくこの班の5人はアニオンギャップが正常かそうでないかは，自然にチェックする習慣がつくと思いますね．

聞いているみなさんもこれだけのコンテンツについて，自分で探し出して教科書で勉強するにに結構な時間が必要だと思いますけど，これを誰か別の人が代替わりでやってくれて，経済的な勉強ができたと思います．

次，浜岡さん．

私たちの班は，アニオンギャップが正常の代謝性アシドーシスの分類にどのようなものがあるかを調べました．

アニオンギャップが正常の代謝性アシドーシスは，消化管からの HCO_3^- の排出によって起こる場合や，腎機能の異常で酸を尿中に排出できないことによって，残った H^+ が HCO_3^- と反応して H_2CO_3 を生成され，HCO_3^- が消費される場合が起こります．この場合，両方とも失われた HO_3^- を Cl^- が代償性に増加するので，実際アニオンギャップは正常値のままということです．

具体的なものとして腸管からの重炭酸イオンの喪失と尿細管性アシドーシス（renal tubular acidosis：RTA）について調べました．

まず腸管からの重炭酸イオンの喪失です。これは腸管から重炭酸イオンが失われ，そのまま下痢によって排出されます。重度の代謝性アシドーシスを引き起こすので，水，ナトリウム，アルカリの補完が必要となります。RTAと異なる点は尿の酸性化，つまりNH_4^+の排泄が正常である点です。RTAは遠位型と近位型があり，遠位型は遠位ネフロンにおける尿酸性化障害であり，近位型は近位ネフロンにおける重炭酸の再吸収障害が本態です。遠位型はシェーグレン症候群などの自己免疫疾患が主です。今回は薬剤性でしたが，そこについては詳しくはわかりませんでした。

以上2つの病態が考えられて，今回は自己免疫疾患が考えられないため，抗HIV薬の投薬によるものと考えられます。実際にテノホビルの投薬により，腎障害が報告された例もあることがわかりました。以上です。

岩田 はい，ありがとうございました。

はい，この発表もいいですね。尿細管アシドーシスは大別すると，遠位型（distal）と近位型（proximal）に分けられるという新しい知識も出ましたし，症例に沿ってディスカッションできると思います。

みなさん，最終日だけあってさすがに質が高いですね。こんなプレッシャー掛けると後の人が大変ですけど。木崎さん。

YSQは「尿細管性アシドーシスの原因は何か？」というものですが，今回の症例ではアニオンギャップのない代謝性アシドーシスがみられたことから，患者はRTAの病態に陥っていると考えられ，その中でRTAをきたすものをすべて挙げて，その中で原因を検索しました。

一次性尿細管性アシドーシスは，遺伝子異常によるもので，H^+-ATPaseなどの異常によって，HCO_3^-がうまく移動できなくなったことによるものです。これは今回は2日前の発症だったため，除外できると思います。二次性尿細管性アシドーシスは，遺伝性疾患，カルシウム代謝異常，自己免疫疾患，他の腎疾患，薬剤性・中毒性に分けられます。遺伝性疾患はそもそも家族歴に合いません。カルシウム代謝異常は血清カルシウム値により除外できます。自己免疫疾患は発熱や全身症状もなく，肝炎なども肝機能が正常だったので違うと思います。また腎疾患はクレアチニン・クリアランスなど腎臓の数値も正常で，既往歴とも合わないので除外できます。

したがって最終的に薬剤性になると班では結論に至りました。

また今回はテノホビル，エムトリシタビン，ラルテグラビルといった腎障害が副作用に挙げられる薬剤を服用しているため，薬剤性が強く疑われます。この中では，肝代謝を受けず糸球体で濾過されて尿細管で分泌されるテノホビルが，最初に疑われます。以上です。

岩田 はい，ありがとうございました。うん，これもよかったと思います。引用文献の選び方も上手になりましたね。レビューアーティクルを引っ張ってきていますね[1]。

完全に余談ですけど，テノホビルという薬はHIV感染にも使いますが，B型肝炎の治療にも使えます。HIVはRNAウイルス，B型肝炎ウイルスはDNAウイルスですが，両方とも1回RNAに逆転写するという逆転写酵素を使っていて，この一種がテノホビルなんですね。

日本では不思議なことに，HIV治療薬としてのテノホビルとB型肝炎治療薬としてのテノホビルが別の商品名で売られています。同じ薬ですよ。B型肝炎の治療薬はテノゼット®といいまして，HIVの人に出しても効くんですが，適応が違う。

これは実は結構深刻な問題で，熊本地震のときにテノホビルの供給がちょっと途切れたことがありました。そのときに「テノゼット®を使えばいい」ってぼくらは言っていたんだけど「いやいや薬事法によれば…」みたいな話になってました。そういうこともあります。なぜ日本の行政って変なんでしょうね。完全に余談です。発表とは何の関係もありません。

白井さん。

白井 私たちのYSQは「近位のRTAと遠位のRTAをどのようにして鑑別するか？」です。

まずRTAには3つの形式があり（1型，2型，4型），1型と2型は後天性あるいは原発性であるのに対し，最もよくみられる4型は，通常は中等度の腎障害に伴う後天性疾患で，高カリウム血症が特徴的です。

---

1) Rodríguez Soriano J. Reral tubular acidosis：the clinical entity. J Am Soc Nephrol. 2002；13：2160-70

1型の遠位RTAは全身性の代謝性アシドーシスの状態や酸を付加した後でも，遠位尿細管でのH^+の分泌やHCO_3^-の再吸収が障害されているため，腎臓が尿をpH5.5未満に酸性化することができない病態です。特徴として，低カリウム血症，低クエン酸尿症，高カルシウム尿症，腎石灰化および腎結石などがあります。またNH_4^+の尿中排泄の低値，尿アニオンギャップの高値，尿NH_4^+濃度の低値がみられます。

2型の近位RTAでは，濾過されたHCO_3^-が大量に再吸収される近位尿細管で，その際吸収が阻害されることで起きます。血漿のHCO_3^-濃度の低値を示し，尿のpHは5.5未満になります。しばしば近位尿細管の全般的な機能低下により糖尿，アミノ酸尿，リン酸尿を生じます。これをFanconi症候群といいます。

4型RTAはGFRの減少とは不釣合いな高カリウム血症が生じます。これは併存するK^+や酸の排泄障害によるものです。尿中へのNH_4^+排泄は常に抑制されていて，腎機能が障害されています。

また尿アニオンギャップは，高Cl代謝性アシドーシス患者の尿への$NH4^+$の分泌を示すものです。尿アニオンギャップは，ナトリウム濃度とカリウム濃度からCl濃度を引いたものです（$Na^+ + K^+ - Cl$）。

通常の食事では尿中カルシウムイオンとマグネシウムイオンは少なく，その他の測定されない陰イオンの分泌も少ないため，尿アニオンギャップはNH_4^+の濃度から測定されない陰イオンを引いたものと等しくなります。

代謝性アシドーシスのNH_4^+分泌の増加は，必ずClの分泌増加を伴うため，尿アニオンギャップはNH_4^+の分泌増加により陰性となります。

尿のpHが6.5を超えた場合は，尿アニオンギャップはNH_4^+の排泄を評価する際では正確性が落ちるそうです。重要なのはこの尿アニオンギャップのテストが持続的な高Cl代謝性アシドーシスのみ有効であると認識しておくこととありました。

結論として，遠位型では酸の排出減少が起こるのでNH_4^+の分泌は減少し，このためClの分泌も減少します。このために，尿アニオンギャップは陽性になると考えられます。しかし尿アニオンギャップだけでは，遠位か近位か判断する材料としては弱いので，その他の徴候を考慮して決める必要があると考えました。以上です。

岩田　はい，ありがとうございました。
　　　そうですね．昨日はアニオンギャップの話をしましたが，尿のアニオンギャップというものもあるんですね．あまり臨床現場では使わないですけど，ときどき役に立つという概念です．あとRTAそのものはおそらく医師国家試験に出ると思います．あんまり1型，2型，4型まで細かく問われるどうかはわからないですけど．Fanconi症候群が有名なので，これは出る可能性がありますね．

　　　ちなみにテノホビルがFanconi症候群を起こすことは，昔からよく知られていて，近位の尿細管性アシドーシスの報告はあります．そのときはほとんど腎不全の合併を伴うことが特徴でした．ありがとうございました．
　　　小林さん，発表してください．

小林　私たちの班では「遠位尿細管のどの部分が障害されてアシドーシスが起きたのか？」をYSQにして，検討しました．遠位尿細管は前半部分が尿細管細胞でできていて，後半部分は皮質集合管と同じ構造をしていて，主細胞と間在細胞（α細胞，β細胞）でできているということを学びました．それぞれの仕組みは図1のようになっています．
　　　今回の症例では，Na^+，K^+，Cl^-は正常値であるため，この3つのイオンが関わるチャネルは正常なのではないかと予測しました．よって障害された部分は間在細胞のα細胞の管腔側のH^+-ATPaseと間在細胞のβ細胞の基底膜側にあるH^+-ATPaseではないかと推測しました．
　　　しかし後者が阻害された場合はH^+の分泌が減少し，血中H^+濃度が低くなってしまうので今回の症例とは合わず，結論として間在細胞のα細胞の管腔側にあるH^+-ATPase以外は正常であると考えました．
　　　よって，遠位尿細管性アシドーシスはH^+の排泄障害が原因で起こると書いてあったことにも合うので，ここの異常が原因で今回は起こっているのではないかなと推測しました．以上です．

岩田　はい，ありがとうございました．
　　　いいですね．みなさんはどうか知らないですけど，ぼくは電解質が苦手なんですよ．水・電解質は教科書を読んでも，チンプンカンプンです．
　　　またこの水・電解質が大好きな医者がいるんですよ．延々とそういう話を

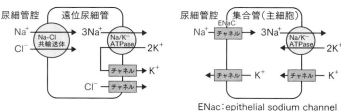

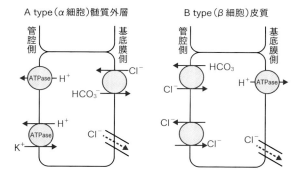

間在細胞（IC細胞：intercalated cell）接合尿細管と集合管にある

図1 遠位尿細管の仕組み

したがるわけ。「よくそんな話を何十分もうれしそうに飲み会でしゃべれるよな。飲み会のネタじゃねえだろ」とか思うこともあるんですけど（笑）まあ蓼食う虫も好き好きで，大好きな人は大好きなんです。

💬 身につく勉強法とは

もちろんみなさんの中にも電解質フェチの人はいると思いますけど，こういうときに授業で先生が「ATPaseとH⁺の基底膜の側と皮質の側で……」みたいなことをここでPowerPointで説明しても，みなさんの頭の中にはスーッと入ってこないと思います。たぶん彼女の発表したこのグループは，これだけの図を使って，また文章化することによって，どういった電解質がどのように動いているかを非常にわかりやすい形で落とし込むことができたと思うんです。

これは能動的に学習しないとなかなか入ってこないし，一回入ってしまえば，おそらく5年10年と持つんじゃないかと思います。またみなさんもぼくらみたいなオッサンの教官がダーッて喋るんじゃなくて，みなさんの同級生や友だちが親しげに愛想よくレクチャーしてくれることによって，よりわかりやすくこういうややこしい概念を学べるんじゃないかな。こういう二重の効果があるので，このHEATAPPというチームで学習して，みんなで共有するというやり方は，すごく親和性が高いわけですね。

　そして頭に残るような学習をすることは非常にいいんですよ。というのはぼくが観察したところ，多くの医学生の学習のしかたは非常に燃費が悪いからです。みなさんの勉強は，典型的には試験3日前に超集中して勉強→試験を受ける→次の日忘れる。この短距離ダッシュを繰り返しやっています。短期間に超インテンシブに徹夜を繰り返して勉強するのは若いうちは可能ですし，そういうやりかたもありといえばありなんだけど，忘れてしまえばその3日間は無駄になってしまうんですね。それだと3年や5年というロングスパンでみると，無駄な仕事をやっているわけですよ。すごく燃費の悪い車でガソリンを燃やしてカラカラになって，またガソリン燃やしてカラカラになることを繰り返している。

　そうではなくて，もっと細く長く続ける。5年10年後も残るような学び方をする。たとえば，ばい菌の名前，遺伝子の名前という些末なことを暗記することに一生懸命になるよりは，全体像や構造，システムといった頭に残るような勉強をしたほうがいい。そして細く長く，線香みたいな燃え方をして「あ，そういえばあのときにやったよな」と振り返ることができる。そういう学び方をするほうが，長い目でみると勉強量そのものは減るんですよね。

　つまり，**コンスタントに勉強していれば全体の勉強時間は短くて，そして残る**わけです。3日前から徹夜で勉強して，またゼロになるともう1回勉強しなきゃダメなわけです。これがまた医者になると忙しくなって，そういう集中した勉強をする時間すらなくなってくるわけです。すると，しょうがないから理解ができないままにやっつけ仕事をするようになります。こういった構造や生理学を理解しないままに，薬を出して失敗したりすることがままあるわけですね。そういうことをしないためにも，ゆっくり勉

強していきましょう。

楽をしたければ努力するべきです。つまり努力をすれば，工夫をすれば，みなさんは長期的には楽ができます。もっと楽をしてください。そして余った時間でクラブ活動やバイトをやったり，デートに行ったり，友達と遊びに行ってほしいんです。

もともと日本はすごく生産性の低い国だといわれています。つまり労働時間に対して出てくるプロダクトがあまりにも少なすぎる。あるいは，これだけのプロダクトを出すための労働時間が長すぎる。だからブラック企業が横行するんです。そして，そのブラック企業の最たるものが病院です。

働きかたを考える
──長時間労働がもたらす弊害

 病院は非常にブラック体質で，特に大学病院なんて超ブラックで真っ黒黒ですよ。安い給料でこき使われて，みなさんは朝から晩まで無意味な仕事をたくさんさせられて，そして自分たちが一生懸命採ったデータは教授に持っていかれる。

（一同笑い）

岩田▶ ま，そういうことはよくあるわけです。どこの話とは言いませんけど（笑）それじゃあダメだろうということなんですね。この業界では 23 時，24 時まで病院に遅くまで残って，一生懸命患者のケアをすることが素晴らしいことであるかのような幻想に満ち満ちています。

全然いいことじゃありません。電気代は無駄になるし，疲れるし，そしてその疲れを残したまま，次の日オペに行ったら余計にクオリティーが下がるわけです。十分な休養をとって，精神的にも健全な状態で労働したほうが，患者さんに対してもいい医療ができる。そして自分もハッピーになれるわけです。自分がハッピーで患者さんもハッピーになれれば，これ以上いいことはないわけだから，だったら規定の労働時間内に帰ればいいんですよ。

感染症内科では 20 時以降に病院にいることを認めていません。禁止しています。これは医局員の権利ではなくて義務です。エーッと思う人もいるかもしれないけど，でもほとんどの業界はそういうものがあるんです。
たとえば飛行機のパイロットの労働時間は，かなり厳密に管理されていると聞きます。それはもちろんお客さんの安全のためですよ。だって航空事故はすぐ人の死につながりますから。したがって，健全でベストな体調管理ができていないと，危なっかしくて任せられない。だから睡眠時間を削るようなブラックなことは，絶対にさせられないわけです。
翻ってぼくらもそうですよね。ぼくたちは外来で何十人もみるわけじゃないですか。徹夜で仕事してオペやって，次の日は外来に行って，薬を出すわけでしょう。その中に 1 例でも間違った薬を出したら，それが命取りになって患者さんは死んでしまうかもしれないんですよ。

……これももうカミングアウトしてもいいかな。そろそろ時効だと思います。実際，ぼくはやりました。
実は白状すると，ぼくは 30 代の前半くらいまでは仕事のことしか考えていませんでした。ぼくはバツイチで，まあそれはどうでもいいんですけど。前の結婚のときの子どもが今高校 2 年生で，神戸大学の医学部を受験したいそうなんです。よせばいいのに。

（一同笑い）

岩田　ぼくは彼女の学芸会や運動会，式典には一度も参加したことがないんです。昼は仕事，夜も仕事，週末も仕事，ずっと仕事していました。家庭を顧みないもうヒドイ父親で，それがどういうアウトカムにつながるかは，だいたいわかるわけです。やっぱりリスク因子をたくさん抱えると，予後が悪い。

（一同笑い）

岩田　そのときのぼくは夜中までバリバリ仕事をして，たくさんの患者さんをみて，次の日も外来をする。それが当たり前だと思っていました。それが立派な医者のすることで，だらだらサボって，陽のあるうちに家に帰って家族との時間を過ごすなんて，なんて軟弱な医者なんだと憤っていました。

なめんなよって思っていました。

ある日，ぼくはほとんど徹夜で救急外来をやって，シャワーだけ浴びて，次の日の朝も当然のごとく外来をしたわけですよ。そこに高カリウム血症の患者さんがきました。腎機能が低下して，カリウムが高くなっている。5.6くらい。「あ，このカリウム下げなきゃ」と思ってぼくはボタンを押したんです，処方の。カリウムを処方していました。
えーって思うでしょう。カリウムが高い人にカリウムを処方しちゃダメじゃん。そりゃ常識的にはそうなんだけど，もう疲労と睡眠不足で疲弊していて「あ，カリウムが高いな，カリウム下げなきゃ，カリウムカリウム……」とカリウムのボタンを押しちゃったんです。
10分経って，「あれ，俺いま何やったっけ」と思って，あわててカルテを見たら「診断：高カリウム血症，処方：カリウム」って書いてあったんですよ。「エーッ，何やってんだ」って，携帯電話があるって本当にありがたいことですね。患者さんにすぐ電話して「今すぐ戻ってきてください！私，さっきとんでもないことをしました」と戻ってきてもらって，危うく事なきを得たんです。でも事なきを得たのは，たまたま10分後に気づいたからですよ。

ちなみに同じようなことは，ぼくの友達もやっています。昔ぼくがアメリカで研修医をやっていたときに，やっぱり疲労をためたまま当直していた研修医が，血小板減少で出血傾向がある患者さんの血小板を補充しましょうって話をして，FFPを投与しちゃったんです。血漿です。つまり凝固因子を投与しちゃったんです。
確かに出血傾向があるときは凝固因子を投与しますけど，血小板が低い人に凝固因子を投与しても何にもなりません。さらに悪いことに，その晩にその方は大出血をして，亡くなってしまいました。当然アメリカのことですから医療訴訟になります。非常にミゼラブルな問題でした。

実は1980年代にアメリカではジオン事件という事故が起きていて，非常に過密状態で働いていて疲労困憊だった研修医が医療ミスを起こして患者

さんが亡くなって，訴訟になったことがあるんです[2]。そのときにその研修医のミスよりも，そもそも研修医が疲弊して，判断ができないような状況に置いておいた病院や医療システムが悪いという話になったんです。

ぼくは沖縄県立中部病院という当時日本で一番厳しいといわれていた病院で研修していましたけど，スローガンは「患者を殺すな，自分が死ぬな」でした。そしてこのスローガンは，冗談みたいなスローガンではなくて，ぼくの先輩は過労死してしまいました。もう10年以上前の話です。

死んでしまったら何にもならないですよ。残念ながら，ぼくと一緒に働いていたドクターは2人死んでいます。1人はその先輩。もう1人はうつ病が原因で自殺してしまいました。

みなさんは死なないでくださいね。どんなにヘッポコな医者になってもいいですけど，絶対に死なない医者になってください。少なくとも過労死とかは，みなさんを生んでくれた親に本当に申し訳ないですから。

時間効率を高めるために

話を元に戻すと，時間効率を高めるってすごく大事なんですよ。いいですか。10の仕事を1時間でやる人と，10の仕事に5時間かかる人では，絶対に1時間でやる人のほうが偉いに決まっています。

なぜ夜中の1時まで残って病院にいる人のほうが，17時に帰る人より偉いのか。ぼくは初期研修医の指導担当をしていたころに，遅くまで残っている研修医がたくさんの残業代をかすめ取って，17時までにちゃんと仕事おわらせている人のほうが給料が低かったことが許せなかったんですよ。普通，逆でしょう。それがブラックの体質ですよ。

ぼくも最初の結婚をしくじるまではそんなふうに思っていたんだけど，でも2度目の結婚では変わりましたよ。やっぱり学習って大事なんですよ（笑）

だからぼくはいま自分の子どもたちの運動会には必ず出ますし，学芸会や

---

2) The Girl Who Died Twice　Every Patient's Nightmare：the Libby Zion Case and the Hidden Hazards of Hospitals. | AHRQ Patient Safety Network [Internet]. [cited 2017 Sep 27]. Available from：https://psnet.ahrq.gov/resources/resource/1594

発表会，式典にも必ず行きます。そのためだったら有休を使い切りますよ。神戸大学の規定に沿った形で，取れる休みは全部とります。それが正しいやり方です。それを後ろ指をさされないような感じに持っていく。そういうatmosphereをつくることが大事なんです。

だから，20時以降は病院にいてはいけないという決まりをつくったんです。そして，1週間に少なくとも24時間は連続して休養をとるという決まりもつくっています。

これは実はぼくのオリジナルなアイデアではなくて，アメリカがそのジオン事件を受けて，研修医の労働時間を週80時間までと規定したんです。それを超えたら，病院が罰せられるという事態になった。実際にJohns Hopkins Hospitalという非常に有名な病院は，研修医の労働時間が規定を守っていなかったことで，研修を保護観察状態（probation）にするという非常に厳しい措置を取られました[3]。

当時はすごく批判もありましたよ。研修医はバチバチ鍛えられて一人前になるんだ，とかね。誰が代わりに患者をみるんだとかいろんなこと言われましたけど，労働効率を上げることで，実は患者のアウトカムも落ちないということもわかりました[4]。

医者もハッピーになれるし，患者もハッピーになれる。疲れきった顔でいる人が隣にいるよりも，やっぱり元気で笑顔の人が隣にいるほうがみなさんも安心でしょう？　前の日に全然寝ていない医者にオペしてもらうのと，ちゃんと睡眠をとった医者にオペしてもらうのとどっちがいいですか？　ぼくはあんまり前の日に寝ていない医者に手術してもらいたくないですね。

今の状況を常識だと思ってはいけません。若者が時代を切り開いていくときに，これまでの常識はただのドクサ（doxa, δόξα），臆見に過ぎないという考え方をしなきゃいけないんです。みなさんはちゃんと自分の健康が保てるようなライフスタイルを確保しながら，患者さんのために尽くさなきゃいけないんです。そして自分の家族も大切にしてください。

---

3) Hopkins Medical News：Out of Time [Internet]. [cited 2017 Sep 27]. Available from：http://www.hopkinsmedicine.org/hmn/W04/top.cfm
4) Lin H, Lin E, Auditore S et al. A Narrative Review of High-Quality Literature on the Effects of Resident Duty Hours Reforms. Acad Med. 2016；91（1）：140-50

何の話してたっけ（笑） 時間効率ね。3日間徹夜で勉強して試験を受けるという，アップダウンを繰り返すのは，まるでへたくそなダイエットみたいなものです。あんまりそれはよろしくないのです。もうちょっとコンスタントなアウトカムを目指すべきだと思います。
はい，ありがとうございます。北島さん。

北島

私たちの班のYSQは，「テノホビルを中断した後にどの薬剤を使用したらよいか？」ということについて調べてきました。
今回の症例では，ラルテグラビル（RAL）とエムトリシタビン/テノホビル（TDF/FTC）が処方されていましたが，テノホビルが近位尿細管性アシドーシスを起こしたということで，代替案を考察しました。
今回はkey drug, RALは変更せずに中断したTDF/FTC合剤の代替として，ラミブジン/アバカビル（3TC/ABC）合剤のエプジコム®の使用を考えました。
エプジコム®に替えた場合は独自の特徴がありまして，まずTDF/FTCと比較して抗ウイルス効果が劣ります。また虚血性心疾患のリスクが高まり，それらが増加する可能性が上がります。また重篤な過敏症が生じる可能性もあるので，もしエプジコム®に替えた場合には以上3点に注意することが必要ではないかと思いました。以上です。

岩田　はい，ありがとうございました。
水・電解質もややこしくて，勉強するのが嫌になりそうですけど，このHIVの治療薬はもっと勉強したくなくなりがちな領域です。まずややこしいのが，薬の名前が同じ薬で3種類あるということですね。たとえば，一般名はラミブジン，商品名はエピビル®，略称は3TCという三段構えになっていて，それが今度合剤になるとツルバダ®とかエプジコム®みたくまた別の名前になる。いい加減にしろよと思うけど，ぼくが研修医のときはこのエイズの治療薬を覚えるところからはじめました。

薬を変更するときに考えること

どの薬にも長所と欠点があります。ですからどの薬もパーフェクトにいいとかパーフェクトに悪いということはなくて，大事なのは長所と欠点をちゃんと理解して，どちらのほうがベターな選択肢かを考えることです。ライプニッツが言ったように，この患者さんにベストな治療薬は何かを常に考え続けなければならないので，ファーストラインの薬としては，ラルテグラビルとツルバダ®がよかったわけですけど，実際に副作用が起きてしまってそれを続けられない。

そうすると，ある程度のリスクを受け入れた上で，ほかの薬に替えなきゃいけない。薬を飲まないという選択肢はないですからね。

もう1点だけ気をつけたいのは，先ほど申し上げたようにテノホビルはB型肝炎の治療薬です。そしてしばしばHIV感染者は，B型肝炎ウイルス感染も合併している場合があります。なぜならば感染経路が同じだからです（血液とセックス）。つまりセックスによって，B型肝炎ウイルスと一緒に感染していることがあるわけですね。

テノホビルによって，そのB型肝炎ウイルスを抑えているわけですが，これを副作用が出たからといってうっかり止めると，B型肝炎ウイルスが出てきて肝不全になることがあります。そういうのを忘れない。みなさんが救急の先生とかになったとき，HIV陽性の患者さんの薬の副作用を疑ったら，急に止めてしまうと危ないです。必ず専門家に相談してください。HIVの薬はかなり複雑なので，自分たちでやっつけ仕事をしないことが大事です。

はい，いいですよ，ありがとうございました。次，岸本くん。

ぼくらの班のYSQは「代謝性アシドーシスの治療をどうすればいいか？」です。4つに分類して考えました。

1つめは原疾患の治療です。これが最善で主流の治療です。今回の場合は薬剤の投与の中止ということになります。

2つめがアルカリ補充療法です。これは$NaHCO_3$や代謝されてHCO_3^-になる物質（クエン酸など）を投与することで，アシドーシスを緩徐に補正

する方法です。
　このアルカリ補充療法の適応は，基本的にはアニオンギャップが正常，またはわずかな高値の代謝性アシドーシスです。今回の症例はアルカリ補充療法でもいいんですけど，急速補正をしてしまうと低カリウム血症や産生されたCO_2が細胞内に拡散して，さらにアシドーシスが起きたり，ひどくなることもあります。また血中浸透圧の上昇の危険があるため，控えたほうがいいという意見も出ました。
　3つめは輸液です。糖尿病性ケトアシドーシスやアルコール性ケトアシドーシスが主な適応です。つまりは細胞外液が減少している際の補正です。今回の症例では，もし嘔吐による脱水が起こっている場合は行うほうがいいと思います。
　4つめは，胃洗浄後の活性炭の経鼻胃管からの投与です。活性炭は胃の毒を吸収するために投与するもので，サリチル酸中毒が主な適応です。今回は必要ないと思います。以上です。

岩田　はい，ありがとうございました。
　そうですね。程度問題ですね。まず原疾患を治すことは，どんなアシドーシスでも一番大事です。アルカリを補充したり，脱水があれば当然輸液します。今回も確か輸液したんじゃないかな。胃洗浄は薬が胃の中に残っている場合のみですね。だから普段ずっと飲んでいて血中に入っている薬に対しては，活性炭はあんまり意味ないし，患者さんもつらい。活性炭は，炭ですから，溶いて小さい容器に入れて，ピッとやるんですけど，結構詰まるんですよ。
　ぼく1年目の研修のときに，活性炭を入れようとして，詰まってグーッと押したら，バーンてホースが破裂して，隣にいた看護師さんが真っ黒になったことあるんですけど。

　（一同笑い）

岩田　あれでもうぼくの救急センターでの信用が一瞬で地に落ちたという感じで，申し訳ございませんでしたって謝りましたけどね。
　サリチル酸の中毒は興味深くて，最近救急やっていないからちょっと忘れましたけど，サリチル酸は特徴的な酸塩基平衡異常を起こすんですね。こ

れは代謝性アシドーシスの原因になるんですが，すごく嘔吐するんです，ゲーゲー吐く。代謝性アシドーシス＋代謝性アルカローシスが起きます。それから，うろ覚えなんだけど過換気も起きるんですよ。Hyperventilation になって，呼吸性アルカローシスも合併するという，トリプルコンディションみたいになる。要はガスの解釈がすごく難しくなる例として，サリチル酸中毒がありますね。

昔ぼくらは血液ガスだけみて，患者さんの情報ゼロにして，この血ガスだったらどんな患者さんか想定するかみたいなクイズをよくやっていたんです。一番難しいのがこのサリチル酸中毒です。複雑なわけですね。最近はそんなめんどくさいことはやらなくなりましたけど。みなさんも1回やってみたらいいですよ。

昔,『日本医事新報 ジュニア版』という新聞に Reversed CPC というものがあって，血液検査や尿検査だけ出して，「この検査だったらどんな患者？」みたいなことをやっていました。ぼくが学生のときにチョロッと遊んでいたことがあります。いいトレーニングになります。

はい，ありがとうございました。次，野村さん。

「尿細管性アシドーシスであったにも関わらず，カリウム値が正常であったのはなぜか？」について考察しました。

遠位尿細管はH$^+$を排泄する働きがありますが，今回は薬剤によってその機能が障害されて代謝性アシドーシスが生じています。血中のH$^+$濃度が高まっているために間質から尿中へNa$^+$やK$^+$が分泌され，Na$^+$はそのあと調節によって再吸収されます。しかしK$^+$は再吸収の機能がないため，そのまま尿中に留まって尿として排泄されてしまいます。したがってカリウム値は本来低下ですが，今回の患者ではカリウム値が正常だったのはなぜかを考えてみました。

血漿K$^+$濃度はこの機序によって低下していたと考えられますが，本患者は重度の悪心・嘔吐を主訴としていて，胃酸を排出したことで，その代償でアルカリ化が進んでいたと考えられます。また血中のHCO$_3^-$濃度が低下していたことで，呼吸性の代償機構が働いたことも考えられます。これらの代償によってアルカリ化が進行して，血中K$^+$濃度が正常値内にあったと考えられました。

岩田 はい，ありがとうございました．
これ，逆じゃない？ 悪心・嘔吐で胃酸が出て行くと，細胞の中にカリウムがたくさんあるから，細胞の中のカリウムと水素イオンの交換が起きて，血中のカリウムが下がっていくはずです．
だから代謝性アルカローシスは，普通カリウムが下がるでしょう．代謝性アシドーシスになるとカリウムは上がってくるんです．だから，血中カリウムは細胞内と細胞外のカリウムの交換が水素イオンと同時に行われるから，正常値だったんだと思いますよ．ぼくも電解質に強くないんだけど．たぶんアルカローシスはむしろ逆の現象が起きるんじゃないかな．
もっというと，細胞が考慮に入ってないでしょう．細胞が一番カリウムのリッチな場所だからね．細胞の外にはカリウムはないでしょう．細胞の外にカリウムが出ると死ぬからね．
何か反論は？

野村 ありません．

岩田 じゃあ，合っていることにしましょうか．はい，いいでしょう，ご苦労様でした．
何度も言っていますけど，こういう間違いをすることによって，新しい認識ができて，それでもう1回強固な記憶として，正しい知識が得られるわけです．間違えることは，すごくいい覚え方ですよ．サラサラって覚えたことはすぐ忘れちゃいますからね．
石川さん．

ぼくたちの班では「この患者に対して注意すべき薬剤の副作用は何か？」について調べました．
まず今回の症例では，患者に対する抗レトロウイルス療法として，テノホビル/エムトリシタビンとラルテグラビルの投与が行われましたが，尿細管性アシドーシスが起こったため投与を中止し，アバカビル/ラミブジンと引き続き，ラルテグラビルの投与を行っています．
まずHIV治療ガイドラインで調べてみたところ，上記の投与はいずれも「核酸系逆転写酵素阻害薬2剤＋インテグラーゼ阻害薬1剤」に当てはまる標準的な組み合わせです．しかし前者は初回治療で推奨される組み合わ

せとして提示されているのに対して，後者は十分な臨床データの蓄積がないという理由から代替の組み合わせとして提示されていました。

そこでこの薬剤変更後の副作用について論文を検索してみたところ，日本におけるアバカビル/ラミブジン（エプジコム®）の市販後調査は次のようになりました[5]。

まず副作用については，論文中では薬との関係性が完全に否定しきれない，ルールアウトされてない有害事象と定義されていました。結果は624人中202人で，325 eventsの有害事象がありました。その中で58人（101 events）が薬と明らかな関係がみられました。主な副作用としては，代謝および栄養障害，皮膚および皮下組織障害，肝胆道障害，胃腸障害，精神障害，神経障害でした。

その中で重篤な有害事象は19人（30 events）で，そのうち2人が肝機能障害と免疫再構築症候群でした。この2人についてはアバカビル/ラミブジンとの明らかな関連がありました。それとは別に1件死亡例があったんですが，これについては確かな関連性はみられませんでした。

また，アバカビルの初投与において4件の過敏反応がみられましたが，いずれも重篤なものではありませんでした。心筋梗塞については一切報告がなかったとしています。

以上の事実から，論文ではエプジコム®は日本で安全に用いられると結論づけています。よって，ぼくたちもこの患者さんに対して今後重篤な副作用が現れるリスクは低いと考えました。以上です。

岩田 ▶ はい，ありがとうございました。この論文で本当に安全に使えるという結論でいいのかなあ。

石川 ▶ そうですね。最初に論文でも「副作用が完全にエプジコム®と関連性がないとは言い切れない」みたいなあいまいな結論が文頭にありまして……。

岩田 ▶ あいまいな結論だけど安全に使えるの？ さすがあいまいな国，日本（笑）何が問題かというと，薬の副作用が出ること自体はそれほど問題ではない

---

5) Kurita T, Kitaichi T, Nagao T et al. Safety analysis of Epzicom®(lamivudine/abacavir sulfate) in post-marketing surveillance in Japan. Pharmacoepidemiol Drug Saf. 2014 ; 23 (4) : 372-81

んです．薬は全部副作用がありますから．だから副作用があるのが問題ではなくて，安全に使えるというその安全の根拠をどこに持っていくかですよね．それはほかの薬との比較においてでしかみられないわけです．

だからエプジコム®の使用例だけをみても，エプジコム®がほかの薬よりもベターな薬かはいえなくて，それをするためには比較試験をしなくてはいけないわけですね．科学の基本は比較ですから，ただエプジコム®を使った人だけ集めても，何ともいえないんじゃないですかね．というのがぼくの意見です．

確かに海外の報告では，心筋梗塞が増えるという報告があるんですよ．でも増えるという報告に，要するにこれがほかの薬と比べて，という意味なんです．ちゃんと比較試験をしているんです．日本人は欧米人に比べて心筋梗塞のリスクが低いといわれているので，アバカビルの心筋梗塞のリスクも下がるんだろうと推測はなされていますけど，少なくともこのデータでそう結論をつけるのは，ちょっと微妙かなと思います．

論文には安全に用いられると結論づけているけど私はそう思わない，あるいは，本当にそうでいいのかは追加の試験が必要なんじゃないかとかいうことを言ってもいいと思います．健全な突っ込みを入れることが一番大事なことで，論文で言われていることをそのままコピペすることがレポートではありません．

でもよくがんばって勉強したと思います．ありがとうございました．ちょっと休憩しましょう．10分後ぐらいに再開します．

 休憩

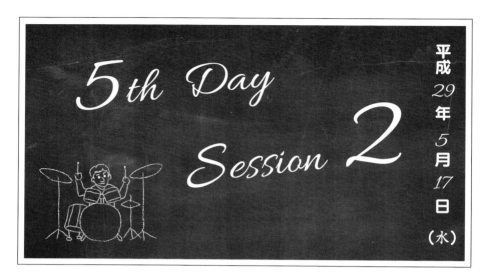

では手塚さん。お願いします。

ぼくたちの班のYSQは「近位ではなく遠位のRenal tubular acidosis（RTA）を疑った理由は何か？ それは妥当だったか？」について調べました。

この患者さんはケースレポートによると，近位尿細管アシドーシスの可能性が低いとする根拠として2つ挙げられています。①増悪するGFRがみられないこと，②Positive urine anion gapがみられることです。また遠位尿細管アシドーシスが可能性としてもっとも高いとした理由としては，急性発症の悪心・嘔吐（下痢がない），non-anion gap metabolic acidosis，positive urine anion-gapが挙げられています[6]。

表1は，遠位尿細管アシドーシスと近位尿細管アシドーシスで，この症例の患者さんのそれぞれのデータです。近位尿細管アシドーシスと遠位尿細管アシドーシスでそれぞれどういう値がみられるかという一般的なことを示しています。

---

6) Iwata K, Nagata M, Watanabe S, Nishi S. Distal renal tubular acidosis without renal impairment after use of tenofovir：a case report. BMC Pharmacol Toxicol. 2016；17（1）：52

表1 本症例と遠位RTA・近位RTAのデータ比較

	Patient data	遠位RTA	近位RTA
血清HCO₃	19.3 meq/L	Variable, may be below 10 meq/L	Usually 12-20 meq/L
尿pH	5.5（4.6-7.0）	Greater than 5.3	Variable
血清K	4.1mmol/L（3.5-4.7）	Usually reduced but hyperkalemic forms exist	Reduced
尿 anion gap*	164 mmol/L（20-90）	Positive	Negative
尿 calcium/creatinine ratio	Unknown	Increased	normal
腎石症・腎石灰沈着症	No	Yes	No

＊尿 aniongap：Urine（Na+K-Cl）［尿中NH4排泄測定］
（Emmett M. Etiology and diagnosis of distal（type1）and proximal（type2）renal tubular acidosis. UpToDate 2016 を参考に作表）

そのほか増悪するGFR以外に近位RTAにみられるものとして蛋白尿，低リン血症状，糖尿が報告されています。この症例では蛋白尿が陽性，低リン血症と糖尿は陰性です。

表1とその他随伴症状からはどちらに当てはまるとも言いがたいですが，urine anion gap が positive で正常値よりも高いことに加え，urine osmolal gap が 61mOsm/kg と低値（正常値は 150mOsm/kg）であることから，NH₄の排泄障害の可能性が非常に高いです。これはH⁺排泄機能が障害される遠位RTAと合致するため，これらの結果とnon-anion gap metabolic acidosis の所見をもとに，近位RTAよりも遠位RTAを疑った理由は正当だったという結論になりました。以上です。

岩田　はい，ありがとうございました。いいですね。よくまとめていたと思います。やっぱり表にすると非常にわかりやすいですね。

💬 文献管理のための便利ツール

岩田　余談ですけど，みなさんは引用文献リストはどうやってつくっていますか？　手で書いている？　手で書くと時間がもったいないので，ちょっとここで裏技を教えますね。

ツールはいくつかあって，ひとつは『Zotero』があります．このZoteroというアプリは無料でダウンロードできます．Firefoxというブラウザと連動しているものもあるし，スタンドアローンもあります．たしかMacだけスタンドアローンなのかな．

ちなみにみなさんパソコンは持っていますか？　今の若者はパソコンが使えないってよく言われて，教授会で問題になっています．問題なのかはよくわからないけれど……パソコンが使えない教授もいるからね．

（一同笑い）

岩田▶ それはいいとして，パソコンは使えるようになっておいたほうがいいです．もっともいまは音声入力ツールがすごく進歩しているので，将来的にはスマホだけで全部できるようになるのかもしれません．でもキーボードを打てるほうが，日本語の場合は変換の問題もあるから，便利だと思います．

それから『Papers』や『EndNote』．あとは『Mendeley』．これらが文献管理ソフトですね．PubMedやGoogle Scholarで見つけた論文をreferenceにして溜め込んでおくときに使えます．

ちなみにぼくはZoteroを使っています．何がいいかというと，無料という点がまず1つ．また非常に使いやすいし，バグも少ないんですね．Endnoteはすごく高いし，ちょっと誤機能を起こしやすいという問題があって，ぼくの中ではあんまり評判がよくない．

あくまで個人の意見です．いろいろ試してみたらいいけど，文献管理ソフトがあると，もう1回探し出す手間も省けるし，楽は楽なんですね．ちなみにみなさん何を使いました？

手塚▶ UpToDate®ではcitationというタグを使いました．

岩田▶ そういうやり方も最近ありますね．ただそれを使うと次にPubMedで調べたものが消えてなくなっちゃいます．Citationをstoreしておきたいとき，たとえばRTAというフォルダをつくって，それでRTAに関連する論文を探すわけですよ．また5年後ぐらいに，RTAについて調べなおすとき，フォルダができていれば同じことしなくて済む．楽ですからそういう工夫もしてみてください．

これ以外にもソフトあるかもしれないけど，定番はZotero，EndNote，Mendeley。Papersは文献storeソフトなので若干違うけど，ビジュアル的にはこれが一番キレイですね。面食いの人はこれを使うといいと思います。

さっきも言ったように仕事効率を高めることが大事です。できるだけ楽して，いいプロダクトをつくってください。楽すること自体はまったく悪いことではないですから。

はい，中谷さん。

私たちのYSQは，「テノホビルを処方した医師の診断は正しかったのか？」です。

テノホビルは核酸系逆転写酵素阻害薬でHIVウイルス，B型肝炎ウイルスの増殖を抑える薬として使われています。効果の強さは核酸アナログ製剤の中でも最も強く，耐性化がほとんど生じないので，第1選択薬として使われています。

副作用として腎機能障害，なかでもFanconi症候群がよく知られていて，腎性糖尿病，急性尿細管壊死，急性腎不全などが起こるとされています。そのリスク因子として，慢性腎臓病，高齢，低体重，腎機能低下，高血糖などが挙げられます。HIV感染症と関連するリスク因子としては，CD4低値，エイズの既往，リトナビルの併用などが挙げられます。遺伝薬理学的因子もリスクであり，今回の患者はHIV感染症と関連するリスク因子や遺伝薬理学的因子があったのではないかと考えました。

このようなリスク因子があったとして，テノホビルを使う理由となる有益性については，さっき言ったように耐性化がほとんど生じないことと，治療成績のよさにあり，最も多く使用されています。

投与中断の際の注意点は，肝機能障害，慢性B型肝炎の再燃が起こりうるんですが，今回の患者さんの既往歴にはこれらがないので，投与中断して薬剤を切り替えていいと思われます。

結論としてテノホビルは腎機能障害などの副作用がありますが，核酸系逆転写酵素阻害剤の中で最も優れていると考えられます。第1選択薬として患者に処方する際は，リスク因子を計算して症状が出たら，いつでも代替薬に変えられるように準備をする必要があります。しかし，この患者さん

のように前例のない遠位尿細管性アシドーシスを予知することは困難なので，テノホビルを処方したことは正しかったと結論づけました。以上です。

岩田 はい，ありがとうございました。非常によくまとめていたと思います。

最近テノホビルの新しいタイプができたんですね。先ほどおっしゃったテノホビルのもろもろの欠点があって，それを克服するためにつくられたものです。古典的なテノホビルをTenofovir disoproxil fumarate（TDF），テノホビルジソプロキシルフマル酸といいます。この改良型，Tenofovir alafenamide（TAF）という新しいタイプの薬が発売されました。TAFの長所はまず錠剤が非常に小さくなったこと。これは細胞内の濃度を保つ能力が高まったことによります。これまで300mg投与だったものが，10mgという非常に少ない投与量でよくなり，コンパクトな錠剤になって飲みやすくなりました。それから骨密度を低下させるリスクが若干減ったということ，腎機能低下のリスクも若干減りました。そういう新しい作用でTAFが出てきたんですね。

多くの病院が古典的なTDFからTAFに切り替えています。ぼくも何例かは使用しています。骨密度がだんだん低下して代謝異常を起こしている患者さんと腎機能の低下傾向があって，しかしながらテノホビルをやめたくない患者さん。どちらも骨と腎臓のリスクがあるため切り替えました。しかし，この2人以外はいま自分の外来で診ているHIV陽性の患者さんは古いテノホビルをずっと使い続けていて，新しいテノホビルのTAFは使ってないんです。

なぜでしょう？

薬の値段？

岩田 いいポイントですね。実は日本においては，この薬の価格はまったく同額に抑えられています。普通，新薬は一般的に高くなりますが，戦略的にこのTAFは旧来型のテノホビルとまったく同額でサプライすることに決めました。

HIVをめぐる医療経済の課題

アメリカでは古典的なテノホビルはもう特許が切れているので，TDFの方が安くなっています．アメリカはご存知のように医療費がめちゃくちゃ高いし，国民皆保険制度もありません．オバマケア[7]も"あの大統領"によって消滅の憂き目をみようとしています．要は，アメリカは金がすべてみたいなところがあって，そうすると薬も商品，commodityになるわけですね．安くて古い薬と，高くて新しい薬とどっちがいいかの選択になるわけです．

日本はそういうことにせず，値段は同じに据え置いています．社会的配慮からそうしたんだと思います．アメリカはほかの会社がつくっていない希少な薬はものすごく値段を吊り上げて，1錠が何百ドルするような，えげつない商売をする会社が結構あるんです．すごく批判されています．日本では社会正義に悖るということで値段は据え置きです．

加えてエイズの患者さんは身体障害者手帳をもらえます．身体障害者扱いにされ，それに伴う自立支援医療という制度があって，これによって患者さんの自己出費が非常に少ない．だからHIV陽性の患者さんはほとんど自腹を切らずに医療を続けて受けています．

逆に言うとHIVの医療費はすごく高いんです．検査や服薬を自腹でやろうとすると，毎月ウン十万かかって，3割負担でも毎月約7万円とかなりの高額な医療費になります．多くのHIVの患者さんは，仕事がない，社会的に阻害されているといった差別の問題もあって，つらい境遇にあるので，毎月7万も払えないという人が多いわけです．ということで，身体障害者手帳とそれに伴う自立支援医療という制度を活用して，患者の出費はミニマムに済んでいます．

このような社会保障制度は知っておいたほうがいい．ただし，患者さんの出費がなければそれでいいのかというと，そうとは限りません．なぜなら患者が出費しなくったって，誰かが出費しなくちゃいけないからです．自

---

7) オバマケア：バラク・オバマ前大統領が推進したアメリカの医療保険制度改革．無保険者を減らすことを目的に，2014年から最低限の民間医療保険の加入を原則として義務化した．

立支援制度で，患者のポケットマネーからはまったく，もしくはほとんど出さなくてよくなったら，それを誰かが補填しなきゃいけない．それはたとえば税金だったりするわけです．

HIVの患者さんはそんなにたくさんいるわけじゃないから，それくらいは払ってあげようと思うかもしれないけど，実はそうではありません．毎年HIVの新規の患者さんは，約1,500人増えています．毎年ですよ．そしてつい先日『The Lancet HIV』というイギリスの雑誌で，今HIV陽性の患者さんの平均余命はHIV感染のない人とほぼ同じだという発表がなされたんです[8]．

つまり，HIV陽性であってもちゃんと治療をすれば，天寿を全うできるということです．80年，90年生きることができる．HIVの陽性者は今のところ治癒する方法はありません．つまりHIVがない状態にすることはできず，毎日薬を飲み続けてウイルスを抑え続けることによって，免疫機能を維持して健康でいられるわけです．つまり天寿は全うできるけど，治療はやめられない．

毎月ウン十万の医療費のかかる患者さんが天寿を全うできる．すなわち死なないわけだから，何十年も生き続けます．多くの患者さんは若くてセックスする人たちですから，20代や30代のアクティブな若い世代です．その人たちがこれから50年60年と生き続け，そして毎月数十万円の医療費がかかる．そして，その患者さんは毎年1,500人ずつ増えています．

HIV陽性の患者さんが一生のうちにかかる医療費は，今は1億円ぐらいと見積もられています．天寿を全うできたら，もっとかかるかもしれない．仮に1億円だとして，毎年1,500人の新規のHIV陽性者が見つかっているということは，毎年新規の1,500億円の医療費が上乗せされていることになります．つまり10年で1兆5,000億円です．それをみんなの税金で負担していいのかという話です．

みなさんこの問題をどう思いますか？

これは難しい問題ですよね．社会正義の観点からいうと，もともとHIVはなかなか深刻な問題で，薬害エイズからきたんですね．つまり血友病と

---

8) Trickey A et al. Survival of HIV-positive patients starting antiretroviral therapy between 1996 and 2013：a collaborative analysis of cohort studies. The Lancet HIV. 2017；4（8）：e349–56

いう血液疾患の患者さん，第8因子や第9因子がない患者さんが血液製剤を補充したとき，その中に含まれていたHIVというウイルスが入りこんでしまいました。

そして薬害として認識されて，当時の厚生省がケチョンケチョンに攻撃されて，助けてあげなきゃと今の制度になったんです。だからHIV陽性者は身体に何の障害もないのに身体障害者なんです。身体障害者は英語ではdisabledといいます。つまりable「できる」がdisで否定されて，できない。つまり歩けない，動けない，物が持てない，身体機能の異常があって日常生活ができない人を「身体障害者」というんです。Disabled peopleといいます。

でもHIV陽性者は薬を飲んでCD4を上げてしまえば何だってできます。仕事もできるし，遊ぶこともできるし，走ることも，セックスだってできます。今ウイルスをきちんと抑えたHIVの患者さんは，コンドームをしないでセックスをしても，ほかの人にはうつさないことがわかっています。薬さえ飲めば何だってできるんです。だから彼らは全然身体障害者ではないんです。だけど彼らを救う方法が当時なかったために，便宜上しかたなく，免疫機能異常の身体障害者という何だかよくわからないレッテルを貼って，無理やり助けたんです。

💬 HIVの医療福祉制度がもつ矛盾

岩田

そのために生じた矛盾が2つあります。1つめは医療費の問題です。なるほど，HIV陽性者はかわいそうな人たちだから助けてあげなきゃいけない，でもただ助けるだけでいいのか。全額公費負担でいいのかという問題が残ります。そしてその額はどんどん増え続けるわけです。なぜならば新規の患者さんは増え続けて，患者さんは死なないからです。

そしてもう1つの問題は身体障害者認定です。身体障害者認定には最低でも4週間かかるんです。なぜなら，たとえば交通事故で首が動かせなくなった人は，それは一過性のものかもしれないわけですね。時間経過すると回復して，障害が固定されないかもしれない。障害が固定されることを確認するために，4週間という期間を定めているんです。4週間の経過を

みてはじめて，身体障害者認定を取れるようにしています。

ところがHIVの人は4週間待ったって，別にHIV陰性になったりしないわけです。HIVは陽性になったらずっと陽性なんです。しかも身体障害者には等級がありますね。HIVの場合は1～4級になります。より進行して重篤で免疫の落ちた人が1級です。そしてほどほどに免疫が弱った人は2級，あまり弱ってない人は3級で，ほとんど免疫が弱ってない人は4級です。すると病気が進行した人ほど手厚い保護が受けられるわけです。

しかしながら現在の研究では，HIVは早めに発見してまだ免疫が落ちてないうちに治療をはじめると予後がいいんだけど，ものすごくCD4カウントが落ちて，免疫が重篤にズタズタに落ちてからだと回復に非常に時間がかかるか，もしくは難しいことがわかったんです。ぼくが今診ている患者さんも，CD4が一桁しかないんです。普通の人の1/1,000しかないという人がずっと薬を飲んでいますけど，まだ70くらいまでしか上がっていない。CD4が70ということは，細胞性免疫はほとんどありません。

みなさん，トランプの『大貧民』ってゲームを知っていますか？　少ししか落ちていないときにリカバーするのはそれほど大変じゃないけど，1回どん底まで落ちるとリカバーするのが大変でしょう？　人生もこれに似ていて，あんまりどん底まで落ちないほうがいいんです。失敗してもほどほどにしといたほうがいい。

HIVもそれに似たところがあります。CD4がズドーンと落ちて，そこからもう1回上がるのはすごく大変です。ほどほどのところで治療したいんです。でも身体障害者手帳で1級をもらおうと思うと，すごい免疫不全を起こさないとダメなんです。患者さんはジレンマに陥ります。いいサービスを受けたければ病気を進行させないといけない。病気が進行しないうちにパッと治療してしまっては，サービスがあまり受けられない。

要は身体障害者法でHIVの患者さんを守ることはもう時代遅れだということですね。制度的に無理がきているんです。もともと身体障害者じゃないんだから。

こんなことみなさんに愚痴ってもしょうがないんですけど。

でもこういう医療制度が，どのように患者さんと関わっているかはすごく大事なんですよ。これは別にHIVに限らず，すべての病気に関わってい

ます。制度をまったく知らない医者は，患者さんの役に立てません。
ですから，よくよく理解してソーシャルワーカーさんと協力します。介護保険，がん保険，生命保険についても勉強しておく必要があります。だからぼくはフィナンシャルプランナーの資格を持っているんですよ。それはお金の勉強をしておかないと，実は医療はうまく回せないからです。法律や制度，税金のある程度の知識がないと医療はうまくできない。ただ薬と病気の知識があれば医者をやっていけるかというと，まったくそんなことはありません。

新薬のほうが本当にいい薬なのか？

さてTAFの話ですが，ぼくはほとんどの人には切り替えていません。理由はお金の問題でにありません。値段は一緒ですからね。ではなぜバンバン切り替えないかというと，それは副作用のせいです。

えっ，イワタはさっき古いテノホビルのほうが，副作用が多くて，それが少なくなったのが新薬だといったじゃん。じゃあ，なぜ副作用の問題で古い薬を使うんだと。それはTAFが，本当に副作用が減ったかどうかは，実はまだわからないためです。われわれが新薬が出たときに持っているデータは，第Ⅰ～Ⅲ相試験で得られたものです。つまり数百人のランダム化比較試験で，このTAFの効能と安全性を評価したデータしかないんです。

これを何千人・何万人という人に使ったとき，0.1％とか0.01％で出てくる副作用がどんなものなのかはまったくわかりません。また，臨床試験に乗れる人は，一般的に合併症がなくて，併用薬がなくて，薬がちゃんと飲めて，インテリジェンスもある程度あって，ちゃんと通院できる人たちばかりです。

病院にめったに来ない，薬はすぐ飲み忘れる，腎機能が悪い，ほかに飲んでいる薬がたくさんある。そういう人たちは臨床試験に乗れない。でもぼくの外来にくるのはそういう人たちですよ。そういう人たちにこの新しい薬を使って，どんな副作用があるのかどんな相互作用があるのか，誰にもわかりません。

古いテノホビルは，今HIV陽性者は世界に3,000万人以上いますから，ウン百万人に使われてきたわけです。なるほど腎障害は起きるし，骨密度は下がるし，いろいろな副作用はあるけど，少なくともわれわれは，どんな人にどんな副作用がどんな頻度で起きるかは全部知っています。

したがって，**リスクがあることが問題ではないんです。リスクが予見できるかどうかが問題なんです。**予見さえできてれば，骨密度を定期的に調べるとか腎機能を冷静にモニターするとか，対応方法はいくらでもあるんです。そして副作用が起きたら別の薬に替えればいい。今回のケースのように。

だけど何が起こるかわからない薬は怖い。たとえば腎機能が悪い人にこの薬を使ったら何が起こるかは誰にもわからない。日本人のデータがありません。そういうブラックボックスが新薬です。

みなさんは新薬のほうがいい薬だと思うかもしれないけど，そんなことは全然ないんですよ。新薬の方がベターな薬かどうかは，薬効が圧倒的に古い薬よりいい場合はそのとおりです。しかしながら多くの新薬は，薬効が圧倒的にベターということはなくて，せいぜいトントンなんですよ。

実際このTAFと古いテノホビルの薬効そのもの，つまりHIVを抑える能力についてはほとんど差がありません。これを非劣性といいます。非劣性を検証する場合は，通常はその比べる代替薬がすごく安い，副作用が少ないといったことで評価するんですけど，新薬が本当に副作用が少ないかどうかわからないんですね。

事実，この新しいTAFは従来のテノホビルと違って，結核の薬などとの相互作用があることが後になってわかりました。今は添付文書に載っています。HIVの患者さんは細胞性免疫が下がっているため，結核になりやすいんです。結核になりやすい人が，結核薬との相互作用が強くある薬を飲んでいることは，ポテンシャルとしてリスクなわけです。

同じように，新薬は発売された後になって副作用がしばしば見つかります。それは使ってみなきゃわからない。一種のギャンブルですね。

製薬メーカーとの付き合い方

みなさんが医者になると，製薬メーカーの人は「俺たちの薬を使ってくれ」と甘い言葉でささやいてきます。たいていは何かおいしいお弁当と一緒にきます。みなさんが5年生になって臨床実習をするようになると，今日は薬の説明会だからと料亭のお弁当のような豪華な食事をしながら，MRさんの薬の説明を聞いて「ああ美味しかった」みたいな話になります。絶対になります。

ぼくはそれを禁止すべきだと何度も何度も進言しているんだけど，「まあまあ岩田先生，ここは大学ですから。そこは穏便に」なんて言われていつも却下されています。いい加減にしろと思いますよ。

そうやってみんな製薬企業に飼いならされるんです。そして新薬をどんどん使うように誘導される。マインドコントロールされるんです。「いやいや，俺はしっかりしているから大丈夫だよ」という人が一番危ないんです。「詐欺に遭ったらどうしよう」と猜疑心の強い人はあんまり騙されない。詐欺に遭う人は，決まって私は絶対に騙されないと思っている人ですよ。そして騙されたことにすら気づいていない。

今，ぼくが説明したようなことは誰も教えてくれないですよ。ほかのドクターは教えてくれないし，製薬メーカーの人も口が裂けても絶対に言わない。新薬の方が副作用のリスクが高いことを。だって日本の薬価制度では新薬のほうが高いから，そっちのほうが売れてほしいんですよ。古い薬は売れてほしくないんですよ。安い薬が売れても儲からないからです。

日本はいま，アベノミクスですから，お金がたくさん回ったほうが偉いみたいな価値観になっているわけですよ。患者さんの安全性とか無視してね。でもそうじゃないんです。みなさんはちゃんと薬を医学的に科学的に，評価しなければいけない。空気や雰囲気やムードではなく。

それができなければプロの医者とはいえません。だから感染症内科では薬屋さんの説明は一切お断りしています。弁当を出すことは絶対にありません。みなさんが私たちのところをローテートしにきても，豪華な弁当は1つも出ません。断言しときます。

みなさんはそれを残念に思うかもしれませんけど。でもたかだか昼飯1回ぐらいでそんな残念がるなんてみっともないと思いませんか？ どうしても奢れというなら，ぼくが自腹を切って奢りますよ！　……あ，今のは撤回します。

（一同笑い）

> 岩田　1人や2人ならいいけど，ここにいる全員はちょっと無理だな（笑）
> 薬を選ぶ基準については何回かお話しました。Aという薬の属性を知っているだけではダメで，ちゃんとBとCとDとEと比べても，Aが一番いいんだということが言えなくてはいけません。これがライプニッツのモナドロジーですが，製薬会社の薬の説明会では絶対にそういう相対比較はしません。自分の薬の説明しかしません。
> 他社の薬の説明をするときは，自分の薬の優越性を示すときだけです。「うちの薬よりも，あちらの会社の薬の方がベターですよ」なんてことはMRさんは口が裂けても絶対に言いません。彼らはウソはつきませんが，都合のいい情報しか出しません。都合の悪い情報は矮小化するか，隠蔽します。そしてみなさんの目につかないようにします。そうやって自社のセールスをするわけです。それは悪いことじゃありません。彼らは商売でやっているんだから，当然のことです。

しかしながら，みなさんは商売でやっているわけじゃないんです。みなさんが薬を選ぶときは，この患者さんにとってベストな薬かどうかという観点から選ぶべきです。みなさんのお父さんやお母さんの世代は出来高払いで，開業医は薬を出せば出すほど儲かった時代があったんです。1980年代ぐらいまでのことです。

でも今はそうではありません。みなさんがどんなにたくさん薬を出そうと，ガッポガッポ儲かることはありません。新薬を出したからといって，お金持ちにはなれないんです。また，なる必要もありません。

いまは院外薬局ですから，神戸大学病院もみなさんが薬をジャンジャカ出したからといって，今のような赤字の体たらくではなくなってV字回復をしたりはしません。良い医療をやろうと，悪い医療をやろうと給料は上がったりしませんから，せめてまっとうな医療をすればいいんです。患者

さんにとって正しい薬を選んで，そして薬が必要ない人には薬を出さないという決断をすべきです。

そして，そのまっとうな医療の根拠や基準をちゃんと知っとくべきなんです，それは**新薬のほうが副作用のリスクは怖いということです。古い薬は副作用のリスクはあるけれど，対応策がしっかりしている**ことです。これは一般化できる原則です。

いいですか。一般化できる法則をキチンと理解することは勉強の基本でしたね。例外は例外事項として捉える。そういうことを学んで，はじめて臨床医学はまっとうにやっていけるんです。薬理学的な薬のデータだけではわからないことは，いっぱいあるんですね。

話ずれちゃいましたね。というわけで，テノホビルにはいろいろな逸話があることだけは知っておいてください。

秋山さん。

私たちは，「HIVのテノホビルを使用しない治療法はあるのか？」について考えてみました。

そもそもHIV患者に対する治療の基本は，併用抗レトロウイルス療法（combination antiretroviral therapy：cART）が基本になります。

治療未経験の患者の初期治療の併用レジメンは以下の3つに分けられて，そのうち今回最初の処方では，インテグラーゼ阻害薬ベースとして使用されていました。

1. **非ヌクレオシド逆転写酵素阻害薬ベース**
   エファビレンツ＋テノホビル＋エムトリシタビン
2. **プロテアーゼ阻害薬ベース**
   アタザナビル/リトナビル＋テノホビル＋エムトリシタビン
   ダルナビル/リトナビル＋テノホビル＋エムトリシタビン
3. **インテグラーゼ阻害薬ベース**
   ドルテグラビル＋テノホビル＋エムトリシタビン
   ラルテグラビル＋テノホビル＋エムトリシタビン（今回の症例において使用された薬剤）

通常，薬剤を変更するのは治療失敗のケースです。治療失敗とは，6カ月経っても患者の血中HIV RNA量が下がらない場合や，一度下がったのに，

再度上昇している場合などです。また薬剤耐性が疑われる場合や今回のように薬物中毒が現れた場合は，薬剤を変更する必要があるとされています。

ただ今回は，薬剤変更の理由が薬剤耐性によるわけではないと考えられるので，その場合はテノホビルのみをほかの薬剤に変更すればいいだろうとハリソンにありました。ただこの患者については血中のHIV RNA量が，あまりしっかり明記されてなかったと思います。

岩田 そうですね，確かにコメントしなかったと思います。

秋山 はい。そちらについては確認していなかったので，一応薬剤耐性がついてないとは言い切れないため，もし変更するのであれば，変更する前に耐性検査を行ってもいいのかなと思いました。

実際変更する場合にガイドラインに沿って考えてみた結果，テノホビルのみをほかの薬剤に変える組み合わせがなかったため，初回治療で推奨される薬物の組み合わせのうちとして，ドルテグラビル＋アバカビル・ラミブジンの組み合わせに変更すべきと考えました。

この組み合わせは，日本の初回治療の中で最も使用頻度が高いとされています。ただし，アバカビル・ラミブジンの合剤には稀な副作用として乳酸アシドーシスがあるため，この患者のアシドーシスは完治するまでは，乳酸アシドーシスの副作用が出ないかよく注意が必要と思いました。以上です。

岩田 はい。ありがとうございました。よく勉強していたと思います。話のもっていきかたも面白かったですね。

この患者さんは一旦3剤を全部中止して，ラルテグラビルとアバカビル・ラミブジンで再開しました。そのときに，昨日来ていたイギリスの留学生が「なぜ薬を全部中止したの？ テノホビルが原因なら，テノホビルだけ違う薬にすればいいじゃないの？」という質問をしていました。みなさんはどう思いますか？

それはできない相談なんですね。なぜなら患者さんが吐いているからです。だから症状が治まって嘔吐が止まって，ちゃんと薬が飲めて吸収できるような状態になるまでは，薬は中断しなければいけないわけです。そう

しないと薬は吸収されないか，もしくは中途半端に吸収されると一番よくない状態になって，耐性が惹起されるリスクが高まるからです．臨床的にはそういう判断も必要だということです．

売れている薬のほうが本当にいい薬なのか？

ときに「日本の初回治療の中で最も使用頻度が高い」という発言は気をつけてください．なぜなら，薬は人気投票では決められない．何か，ウェブ上で治療薬の人気投票とかやっていることがあるけど，臨床的には全く意味のない企画です．みんなが使っているからいい薬だということは全くの誤謬ですね．

実はこのドルテグラビルも新薬なんですよ．ガイドラインでの推奨度合いも高いです．しかしながら，これは発売されて1年くらいで実は他の薬との相互作用がたくさんあったり，精神神経症状があって，患者さんの「キャラ」が変わるという事象も経験しました．患者さんのキャラが明らかに変わって，止めると治ったんですね．

さっきに申し上げたとおり，新薬は副作用プロファイル，薬の相互作用プロファイルについてはブラックボックスです．それから，ぼくらが診ていた患者さんは，HIV脳症でけいれんしていたんですけど，抗けいれん薬とこのドルテグラビルは相互作用で血中濃度がすごく下がってしまうこともわかりました．「CD4が上がらないけど，どうしたんだろう？」と言っていたら，薬の血中濃度が下がっていたんですね．

そういうことは後からわかるんです．残念ながら，日本の医療界は先ほど申し上げた理由のために，つまり高価なお弁当のために新薬が出るとすぐに飛びつくんです．だから，大ヒットするんです．HIVの薬は新薬が出ると，ドーンとその使用量が増えて，数年経つといろいろ副作用の問題が出てきてだんだん下火になって，また新薬が出るとドーンと売れる，この繰り返しをしています．

昨日も言いましたが，医者は同じ間違いを繰り返すんです．反省しないからです．あのパターンをみたら，新薬に飛びつくのは危険だという一般法

則をみつけてもよさそうなものだけど。相変わらず新薬が出ると大阪梅田付近の豪華なホテルみたいなところで,「新発売記念講演会」と称したパーティみたいなことをやります。そして無料のタクシーチケットをみんなに配りまくって「先生,ぜひ来てください」と言って,朝から晩まで接待漬けにするんです。そして講演会と称していろいろなスライドを見せてくれるんですね。

前にぼくの教え子がその説明会に行って,ぼくの心象を甚く害したことがありますけれど。「あんなパーティ,行くんじゃねぇよ」と言われて,本人はすごく反省していましたけどね(笑) これが一般法則です。

💬「頭がよい」とはどういうことか
―知性と勇気

岩田

ちなみにM&Mは日本の文化にそぐわないとぼくは亀田総合病院の院長に言われたという話をしましたけど,この失敗から学べないという法則は,別に日本人の民族的な文化ではありません。その証拠に,例えばトヨタ自動車は「5つのwhy」を出すことによって,自動車の製造プロセスで起きたトラブルにきちんと対応しています。それから病院では看護師さんはヒヤリハットやインシデントといって,何か問題があったときに,みんなで集まってその原因を徹底的に追究してそれを改善しています。PDCAサイクル[9]を回すということもしっかりとやっています。やっていないのは日本の医者だけです。外国の医者もちゃんとやっています。

神戸大学病院もそうですけれど,病院のいろいろな職種から何か問題があったときに,病院にはインシデントをあげるというシステムがあるんですけれど,インシデントが1番あがらない職種が医者です。これはどこの病院もそうです。つまり医者は自分のやっていることを失敗とかインシデントとして認識しないし,それを人に報告することをしたがらないんですね。反省したがらないから,改善ができない。そして同じ間違いを繰り返すという構造に陥っています。

---

9) PDCAサイクル:Plan(計画)→ Do(実行)→ Check(評価)→ Act(改善)の4段階を繰り返すことによって,継続的に業務を改善する手法。

これは日本人の文化，民族とは何の関係もなくて，単に日本の医者だけにみられる傾向です。みなさんはそれを踏襲してはいけません。

いいですか？　医者に頭がいいかもしれないけれど，失敗はするんですよ。ここでいう意味の頭がいいというのは，たくさんの事物を記憶して，頭の中に詰め込んでおけるという意味での頭のよさです。

しかしながら，それは失敗をしないということにはなりません。本当に頭のいい人は失敗をしたらその失敗から学び，失敗の原因をつきとめ，その失敗を2度と繰り返さないように反省して，それを構造的に改善する人のことをいいます。

失敗したことをなかったことにして，みなかったことにして，忘れてしまって，そして同じことを繰り返す。これは馬鹿のやることです。頭の中に知識はいっぱい詰まっているかもしれませんけれど，本質的には馬鹿です。

いいですか？　知識があるかないかは本質的な問題ではない。なぜなら今の医学知識は，わずか2カ月ちょっとで倍の量になるくらいにexponentialに増大しているからです。みなさんの知っていることよりも，知らないことの方がはるかに多い。みなさんがたくさん物を知っているとか知らないということは，相対的にみれば50歩100歩に過ぎない。そんなのは自慢にも何にもならない。それよりもみなさんがちゃんと反省し，改善できる力があるか，失敗したときにそれをリカバーできる能力があるか，失敗を失敗と認識する勇気があるかどうか。

勇気とは，すごく腕力のある人が弱い者をぶん殴って，どーんと遠くへ飛ばす能力のことではありません。自分が直面したくないこと，直面するのが恐ろしいこと，体験したくないというところに歯をくいしばってちゃんと我慢して立っていることです。だから体力があるとか，力が強いとか，武道に長けているとかは関係ないんです。武道に長けていない人が勇気をもってスタンドアップできることが，勇気があるということです。

だから，知性と勇気は密接に絡み合っています。キャラと知性も密接に絡み合っています。頭のいい人というのは，その頭のよさに付随する適切なキャラがあります。

それは勇気があるということです。

自分の間違いを認める勇気，反省する勇気。スティーブ・ジョブズはこう言いました。「Stay hungry, stay foolish.」「馬鹿でいるほうが，頭がいい」ということはそういうことですよ。Foolであることを認める勇気です。
はい，ありがとうございました。坂巻さん。

私たちは「今後この患者さんを診ていくにあたって注意すべきことは何か？」という視点から調べました。

1つめは，変更した治療薬に対する副作用についてです。ラミブジンは中止するとB型肝炎と同時感染のある患者では再燃することがあること。アバカビルは発熱，皮疹，倦怠感，悪心・嘔吐，消化器症状などが出現すること。過敏反応がときに重篤で致死的になること。過敏反応が起きた場合は，薬物を中止して2度と再開してはいけないことなどがハリソンを調べてわかりました。

ラルテグラビルは，ほとんど副作用はありませんが，稀にクレアチニンキナーゼ上昇，横紋筋融解症から急性腎不全などの重篤な腎症状があらわれる点に気をつけなければならないということでした。

2つめは「服薬アドヒアランス」の問題を考えました。抗レトロウイルス療法は，HIVの増殖を抑制するが，免疫機能を回復するだけで完全なHIVの駆逐は不可能ということから，一生の内服が必要となりますが，服薬率95％を下回ると十分な治療効果が得られないとのことでした。

3つめは薬剤耐性ウイルスの出現です。薬を長期使用しているとウイルスが耐性を獲得することがあり，特に服薬率が低下すると薬の血中濃度が低下し，耐性HIVだけが選択的に増殖して薬剤耐性ウイルスが出現してしまうことがあるので，前述のように服薬率に注意しなければならないということでした。

最後になりますが，他の薬剤との相互作用という点も注意しなければならず，抗HIV薬のうち，非核酸系逆転写酵素阻害剤やプロテアーゼ阻害薬はCYPの基質であると同時に，その活性を抑制するため，CYPで代謝される薬剤との相互作用をしっかり把握したうえで投与を考えなければならないということでした。

岩田　はい，ありがとうございました。いいですね，よくまとまっていると思います。

薬剤耐性と副作用は，密接に絡み合っているんですね。副作用が出ると飲めなくなる。飲まなくなると耐性が惹起されるので，できるだけ副作用を起こさないようにすることが非常に重要なんですね。

また過敏性症候群が起きたとき，アバカビルが再チャレンジできないことは非常に重要です。これでしくじって，亡くなった患者さんをぼくは1人だけ知っています。ニューヨークにいたとき，別の病院でずっとフォローされていて，転院したあと十分調べずにアバカビルを出してしまったんですね。そして，その患者さんは重症の過敏反応を起こして，ICUで亡くなってしまいました。みなさんも注意してください。

いずれにしてもHIVの薬は非常にややこしいので，出すときは専門家と相談しながらの方がいいと思います。あとラルテグラビルは，さっきも言ったように副作用が非常に少ないのが特徴です。でもラルテグラビルは1日2回飲まなきゃいけないんですよ。ドルテグラビルは1日1回で済む。その1日2回を1日1回にするという利点と新薬記念パーティーのイメージにのって，みんながラルテグラビルからドルテグラビルに変わったんですよ。ところがドルテグラビルは副作用や相互作用の問題があります。ラルテグラビルは，相互作用はほとんどないんですよ。

もちろん患者さんのなかには1日2回が嫌だという方もいますので，そういう方には1日1回の薬にしますけれど，全員が全員そうだということはないですよね。だから薬を変えるときはその必然性，必ず新薬に変えなければいけない理由が本当に正当なのかどうか，厳しく吟味しないといけません。そういう誘惑に負けないためにも，発売記念パーティには出ちゃダメなんです。

みなさん今は笑っていますけれど，あと5年したらこのうちの半分くらいは，タクシーチケットをもらって，そういうものに，のこのこ行くようになりますよ。予測しておきます。

最後の1グループの発表を聞きましょう。小路さん。（英語のレジュメをみて）これはもちろん英語でプレゼンするんだよね？

（一同笑い）

岩田　すごく期待しています。英語で書いてきたのは彼らだけでしたね。

小路 　He chose recommendable treatment without using Tenofovir.

As we know that Tenofovir causes distal renal tubular acidosis, considering other treatments without using Tenofovir will be beneficial to the patient. According to S. Walmsley et al, it is shown that Dolutegravir+Abacavir/Lamivudine treatment is safer and more effective in comparison to Efavirenz/Tenofovir/Emtricitabine treatment[10].

The change from the baseline in $CD4^+$ cell counts was greater in the Dolutegravir + Abacavir/Lamivudine arm. Difference in response is 46.9.

The safety profile of Dolutegravir+Abacavir/Lamivudine was generally favorable compared with the Efavirenz/Tenofovir/Emtricitabine arm throughout.

Dizziness, abnormal dreams, nausea, diarrhea, headache, rash, serious drug related event, all adverse effects are safe. Thank you.

> 症例は，テノホビルを使わない治療法を受けました。テノホビルは尿細管性アシドーシスを起こすので，テノホビルを使わない治療法を検討する必要があります。
> Walmsleyらによればドルテグラビル＋アバカビル/ラミブジン併用療法のほうがエファビレンツ/テノホビル/エムトリシタビン併用療法よりも安全性が高く，有効としています[10]。CD4陽性T細胞数の上昇はドルテグラビル＋アバカビル/ラミブジン療法群で高く，治療反応性による細胞数の差が46.9でした。安全性プロファイルは，エファビレンツ/テノホビル/エムトリシタビン療法群すべてに比べてドルテグラビル＋アバカビル/ラミブジン療法群ではおおむね忍容できるものでした。
> 主な有害事象は眩暈，悪夢，悪心，下痢，頭痛，皮疹，重度の薬剤に関連する事象で，すべての有害反応は命を脅かすものではありませんでした。以上です。

岩田 　ありがとうございました。いいですね。

So what's your conclusion based on your report?

> レポートで得られた結論は何ですか？

小路 　We should select the Dolutegravir + Abacavir/Lamivudine.

---

10) Walmsley S et al. Brief Report: Dolutegravir Plus Abacavir/Lamivudine for the Treatment of HIV-1 Infection in Antiretroviral Therapy-Naive Patients: Week 96 and Week 144 Results From the SINGLE Randomized Clinical Trial. J Acquir Immune Defic Syndr. 2015；70：515-9

「頭がよい」とはどういうことか──知性と勇気

岩田 ドルテグラビル＋アバカビル/ラミブジン療法を選択すべきです。

岩田 Why? You're talking about the comparison of Efavirenz which we have never mentioned, and Tenofovir and Emtricitabine. And the difference of CD4 counts, 378 and 331, actually the difference is very marginal. When you think of 378 yen and 331 yen, which one is more expensive?

Obviously 378 is higher, but the difference is not that much. Actually, it's immunologically pretty much equivalent to me.

Also, why did you choose the study using Efavirenz, which was never used in this study here? This is another non-nucleoside analogs. And this is notorious for causing serious advance events. And it may have nothing to do with Tenofovir and Emtricitabine combination.

Again, comparison is a key to science. So when you do want to be committed to science, you have to compare. But you have to do appropriate comparison. When you include something new which was not discussed here, that may not be relevant comparison to begin with.

岩田 なぜ？ 今まで何の説明もなかったエファビレンツとテノホビルとエムトリシタビンの併用療法に注目しているけど。それからCD4陽性T細胞数はそれぞれ378と331だけど，たいした違いではないですよ。378円と331円はどちらが高価ですか？
それはもちろん378円だけど，ほとんど変わらないでしょう。免疫学的にみて，この程度の細胞数の差は同じようなものですよ。この講義では扱わなかったエファビレンツを使った研究を選んだ理由は何ですか？ エファビレンツも非核酸系逆転写酵素阻害剤だけど，重篤な有害事象を起こすといわれています。そして，それはテノホビルとエムトリシタビンとの併用療法とは無関係のことかもしれませんよ。
もう一度言うけど，科学とは比較することです。でも比較は適切にしなければいけない。今まで何も言及していなかったエファビレンツを含めた研究とこの症例とでは，適切な比較はできないんじゃないかな。

今の理解出来た？

小路 比較する薬が違うから。

岩田 そうだね。エファビレンツが入った薬と比較して，テノホビルが良いとか悪いとか言えないでしょう？ 比較するときは，他のベースラインを等し

くして，テノホビル以外の条件を全部同じにしないと，比較ができないでしょう？

例えばきみはグレーのジャケットを着ているけど，それを着ていると女の子にモテるという仮説を立てたとしようか。ちょっと隣の人も立ってみて。今このグレーのジャケットを着ていると女の子にモテるという仮説を，この2人で比較して判断できると思う？ できないよね。だってグレーのジャケット以外の条件がたくさんあり過ぎるもん。まあどっちがどっちとかは言わないよ。

（一同笑い）

岩田　どっちの方がイケメンだとか，どっちとデートしたいかを決めるときに，グレーのジャケットのおかげかどうかは言えないでしょう。全く同じような人物を連れてきて，グレーのジャケットか，そうでないかだけを比較の対象にしないと，成り立たないんです。これを交絡因子，confounding factor といいますね。

こういう解釈が必要なんですね。この話は結構ややこしいので，学生さんには深入りしませんけれど。

比較をするときは，他の条件を同じにしなければいけないことは大原則なので，知っておいてください。ただ，英語でちゃんとYSQをやろうとしたその意気込みは素晴らしいです。しかも，あなたたちだけでした。そのチャレンジに対しては厚い賞賛をお贈りしたいと思います。ご苦労さまでした。

じゃあお昼休憩にしましょう。

 休憩

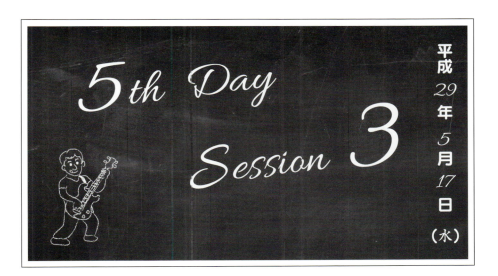

 では，最後の症例です。
これまったくの偶然だけど，今回の5日間には，女性の患者が1人も出てこないんですよね。なんの狙いもなく，たまたま偶然です。

アフリカ出身の男性，頭痛

> 39-year-old man from an African country presented with severe headache.

🗣 アフリカ出身の39歳男性が重度の頭痛を発症しました。

OK, please begin discussion and discuss this case.

🗣 ではこの症例について話し合ってください。

話し合い中

 OK, please stop the discussion right now.

🗣 はい，そこまで。

関田さん。

関田: When has the headache started?
　　　頭痛の発症時期を教えてください。

岩田: OK, good question. So let me continue to present the illness.
　　　いいですね。では症例のプレゼンを続けましょう。

> This patient had been in his usual health until approximately 1 month before admission, when headaches developed.
>
> 　患者は頭痛を発症して入院する約1カ月前までは健康でした。

岩田: Did you get it? Once more, please?
　　　わかった？ もう一度説明しようか？

関田: Yes. Please.

岩田: 「the patient」が患者というのはわかる？（笑）　「The patient had been」過去完了形ですね。「usual」は「普通の」という意味だね。どこまでレベルを下げればいいの。「usual health」普通の健康状態でしたってことだね。「until」は「〜までは」「approximately」は「およそ」ですね。1 month, oneが1というのはわかる？

（一同笑い）

岩田: フランス語ではun（アン），スペイン語ではuno（ウノ），中国語では一（イー）。1 month, 1カ月ですね。
　　　「admission」は入院ですね。admitは，入院させるという他動詞です。「when headaches developed」頭痛が発生した。

みなさんの英語力はこんなにズタズタなんですよ。それを認めましょう。認めることからはじまります。今からゆっくりとリハビリしていきましょう。みなさんは入学したときは，もともと素晴らしい英語力を持っていたはずです。

OK, let me continue the presentation for now.
　　　では，プレゼンを続けますね。

> The headaches were initially intermittent and then gradually became persistent, with increasing severity.

> 🗣 当初，間欠的だった頭痛は徐々に持続的になり，ひどくなりました．

「the headaches」頭痛は「were」はbe動詞の過去形ですね．「initially」最初は．こういう時間に関わる副詞は，よく医学のプレゼンでは使われます．「initially」「intermittent」，「intermittent」，inter- は，「間」ですね．長友がいる「インテル」ですね．intermittent は「間欠的な」ですね，ときどき起きる．起きたり起きなかったりする．

「and then gradually」gradually は副詞で「徐々に」．こういう副詞はニュアンスを伝えるのに，すべて大事ですからね．臨床医学においてニュアンスはすごく大切です．「めっちゃ頭痛」，「ちょっと頭痛」，「だんだんひどくなる頭痛」，「がんがんとする頭痛」．日本語では「がんがん」「ずきずき」というオノマトペを使うことが多いですけれど，英語にはオノマトペがほとんどないので，こういう副詞を使っているんですね．

「gradually became persistent」，persistent は日本語でいうと「コンスタントに」ということです．コンスタントは和製英語です．

「,with increasing severity.」このカンマして with はその状況を後で説明する形です．英語は最初に結論を言ってからその状況を説明する頭でっかちの形をとります．つまりだんだん重症度が増していく，だんだんひどくなる頭痛ってことですね．わかりますか？もう1回言いますよ．

わかった？ 大丈夫？ じゃあ選手交代．高良さん．

Do you have any questions?

高良　I want to know his vital signs.

> 🗣 バイタルサインを知りたいです．

岩田▶ Do you want to know his vital signs now? You don't want to get any medical history, anymore? Do you want to go to vital signs now?

> 🗣 もうバイタルサイン？ 病歴は知りたくないの？ 先にバイタルサインが知りたいの？

高良▶ Yes.

岩田 ▶ Do you want to skip all medical histories?
　　　 病歴は省くの？

高良 ▶ I want to know medical history.
　　　 病歴が知りたいです。

（一同笑い）

岩田 ▶ Like what? I will give you. What kind of information do you want?
　　　 何が知りたい？ 教えるよ。どんな情報が知りたいの？

高良 ▶ ……。

岩田 ▶ All right, anybody who have any questions you want to ask, raise your hand. Yes, please.
　　　 うん。じゃあ質問がある人は挙手して。はい。どうぞ。

上澤 ▶ Does he have fever?
　　　 発熱はしていますか？

岩田 ▶ Oh, fever. Very interesting. No. He does not have any fever. Anything else you want to know?
　　　 発熱ね。すごく知りたいところだよね。だけど熱はありません。他には？

星野 ▶ Does he take any medicine?
　　　 何か薬は飲んでいますか？

岩田 ▶ Good question. The patient took paracetamol, which is acetaminophen.
　　　 いいね。パラセタモール（アセトアミノフェン）を服用しています。

　　　 OK, I will get into his past medical history.
　　　 じゃあ，病歴を説明しましょう。

> He had a diagnosis of non-insulin-dependent diabetes mellitus (NIDDM), in other words, diabetes type II, and for which he took metformin, glibenclamide. And he took acetaminophen for headache.

> 彼はインスリン非依存型糖尿病（2型糖尿病）の診断を受けて，メトホルミンとグリベンクラミドを服用していました。また頭痛のためアセトアミノフェンを服用していました。

Let me give you a little bit more history.

> さらに続けるよ。

> The patient took paracetamol or acetaminophen for his pain, but his condition did not improve. On the evening of admission, one episode of emesis occurred. On evaluation in the emergency department, the patient reported a severe frontal headache, neck pain, and photophobia, with no hearing loss, visual symptoms, seizure, or new rashes.

> 患者はパラセタモールを服用しましたが，痛みは改善しませんでした。また入院した夜に1回嘔吐しています。救急室では，患者は重度の前頭部の頭痛，頸部痛，および光過敏症を訴えていましたが，難聴や視覚障害，けいれん，新たな皮疹はありませんでした。

「severe frontal headache」は前頭部，occipital は後頭部ですね。parietal 頭頂部，temporal が側頭部ですね。

ちなみに，これ全然関係ないけれど，ガンダムの「フル・フロンタル」っていうキャラいますね？ 知らない？ ガンダムは興味ないかな？（笑）あのフル・フロンタルって，全く違う意味があるんです。ちょっとここでは言えないけれど[11]。

「photophobia」-phobiaは，「○○が嫌いな」ということですね。photo- は「光」ですね。光で像を写すことを photography，写真というわけですね。Photophobia は「光過敏」のこと。目に光が入ってくる刺激に耐えられない。

> He also had no recent trauma, weight loss, night sweats, cough, or shortness of breath.

> 患者は最近の外傷，体重減少，夜間の汗（寝汗），咳や息切れもありませんでした。

---

11) full frontal には局部が見えているヌードの意味がある。ちなみにセイラ・マスも下ネタらしい，と富野由悠季氏がどこかでコメントしている。

「night sweats」夜に汗をかくんですね。日本語では「盗汗」といいますが，なぜ「盗汗」なのかよくわかりません。「夜，汗をかく」と言えばいいじゃないかと。何でこんな面倒くさい言葉を使うんですかね。

So I gave a quite number of information. This is a 39-year-old man with a severe headache, neck pain, and photophobia. And the patient had a history of diabetes and taking medication.

> かなり手がかりをあげたよ。症例は 39 歳男性。症状は重度の頭痛，首の痛み，光過敏。糖尿病の病歴があって，服薬しています。

Now please discuss this case again and develop a hypothesis and then discuss how we approach this patient. Now, keep in mind, this patient has 1 month history of headache, which is very unusual, very very unusual. Why he has this long history of headache? You have to think about.

> この症例について再度議論し，仮説を立てて，どのようにアプローチするか考えてみてください。ポイントは頭痛が 1 カ月続いていることです。すごく異常ですよ。なぜこんなに長い期間，頭が痛いのか。よく考えてください。

話し合い中

岩田　Anybody who wants to ask questions? If you don't have any questions, can I guess that you have enough information about this patient?

> 誰か質問はありますか？ ないなら，症例について十分な情報を得ているということになります。

西村　Does he have any numbness?

> 感覚鈍麻はみられますか？

岩　田　No. He denies any.

> ありません。

清水　Any episodes of altered consciousness or confusion throughout this month?

> この 1 カ月の間に，意識低下や錯乱のエピソードはありましたか？

岩　田　As far as we know, there is no altered mental status or loss of consciousness to this case. But good question.

　　🔊 精神状態異常や意識消失は，知る限りでは起きていません。いい質問ですよ。

How was his blood pressure or heart rate ?

　　🔊 血圧と心拍数を教えてください。

岩田　OK, Let's turn to his vital signs on the admission, but before that I'd like to give you some more information about him, the past medical history and so and so on.
So I told you his past medical history includes diabetes type II and he is being given metformin and glibenclamide.

　　🔊 では入院時のバイタルサインを説明する前に，症例について病歴の説明を追加します。彼は 2 型糖尿病で，メトホルミンとグリベンクラミドを服薬していることは言ったね。

> He reported that he had not been tested for human immunodeficiency virus (HIV) in the past, and he was taking no other medications.

　　🔊 彼は過去にHIV検査を受けたことはなく，他の薬も服用していないと言っています。

> He lived with his wife and children in a suburban area and worked as a long-distance truck driver. And he had some long-distance driving 2 weeks before admission.

　　🔊 彼は妻と子どもたちと一緒に郊外に住んでいて，長距離トラック運転手をしていました。そして，彼は入院 2 週間前に長距離運転をしていました。

> He had stopped drinking alcohol approximately 2 years before admission and had never smoked tobacco. His sister had also diabetes, but his children were healthy.

　　🔊 彼は入院の 2 年前から飲酒をやめていて，タバコを吸ったことは一度もありません。彼の妹も糖尿病でしたが，子どもたちは健康でした。

次にフィジカルです。

> On examination, the temperature was 36.8°C, the blood pressure 125/78 mm Hg, the pulse was 53 beats per minute, and the respiratory rate was 18 breaths per minute.

> 身体診察では，体温36.8℃，血圧128/78 mmHg，脈拍53回/分，呼吸数18回/分でした。

> The patient was alert and fully oriented, with a normal level of consciousness.

> 患者は意識がはっきりしていて，見当識も正常でした。

教えましたね。alertとorientationでしたね。

> His neck was stiff, with nuchal rigidity, and the remainder of the examination was normal. A peripheral-blood smear and a rapid test for malaria antigen were negative for malaria.

> 首が硬くて項部硬直がありましたが，その他は正常でした。末梢血塗抹標本とマラリア抗原迅速検査は陰性でした。

はい，ここまでが病歴と身体診察です。病歴と身体診察だけで7割くらいの病気が診断できるといわれています。

Do you have any questions? All right, discuss this case again and develop a hypothesis. Now you can probably develop 3 or 4 potential differential diagnosis.

> 質問はありますか？　では議論して仮説を立ててください。今の段階なら3～4通りの鑑別が挙がるはずです。

話し合い中

岩田　OK, please stop. 竹内さん

竹内　I want to do examination of cerebral, blood, spinal fluid.
　　　脳・髄液，血液検査をしたいです。

岩　田　Because?

岩田　理由は？

竹内　I think this patient is meningitis.
　　　髄膜炎の可能性があります。

岩田　OK, What is meningitis？
　　　うん。髄膜炎って何だっけ？

竹内　I can't explain well.
　　　うまく説明できません。

岩田　Why? Why you cannot explain the meningitis, but still you think this is meningitis?
　　　なぜ？ 説明できないのに，髄膜炎になっていると思うの？

竹内　The patient had stiff neck. Because I think this patient is meningitis.
　　　患者の首が硬いので，髄膜炎だと思います。

岩田　This patient is not meningitis. This patient has meningitis.
　　　その場合はisではなく，hasを使うんだよ。

　　　be動詞とhaveは違いますからね。
　　　Well, do you think everybody with stiff neck has meningitis?
　　　首が硬くなっている人はみんな髄膜炎にかかっているの？

竹内　No.

岩田　What else could cause stiff neck and nuchal rigidity?
　　　首が硬くなったり，項部硬直に起こすものはほかに何があるかな？

竹内　Subarachnoid hemorrhage.
　　　くも膜下出血です。

岩田　そのとおり。くも膜下出血ね。ぼくらはザー（SAH：subarachnoid hemorrhage）といいます。

　　　So patient with stiff neck could have subarachnoid hemorrhage or meningitis. Meningitis is inflammation of meninges, membrane surrounding brain

and spinal cord. If you have an inflammation of the membrane surrounding brain and spinal cord, then because of the inflammation you have a headache, you have a stiff neck, and you also may have back pain and so on. But still, if you have hemorrhage into the ventricles, then that would also cause a stiff neck because of the irritation by the blood cells.
So how can you distinguish between these two, meningitis or subarachnoid hemorrhage?

> 首が硬い患者は，くも膜下出血か髄膜炎の可能性があります。髄膜炎は脳や脊椎を取り巻く髄膜の炎症ですね。髄膜炎の場合は炎症が起きて頭痛や首が硬くなったり，背部痛が起きたりします。そして脳出血の場合でも，血球が刺激して首が硬くなります。
> では 髄膜炎とくも膜下出血とを区別するにはどうしたらいい？

Distinguishは"区別する"ですね。区別はすごく大事です。Aという病気とBという病気を区別する。Aという薬とBという薬を区別する。

So, we know two conditions such as subarachnoid hemorrhage and meningitis cause nuchal rigidity or stiff neck.
Now, why do you think this is meningitis, but not subarachnoid hemorrhage?

> くも膜下出血や髄膜炎といった病気では項部硬直が起きたり，首が硬くなる。
> では，なぜこの症例は髄膜炎であって，くも膜下出血ではないと思ったの？

浦沢直樹の『MONSTER』というマンガを知ってますか？ 浦沢直樹って知ってる？ 知らない？ 何か世代が違いすぎて話が通じない（笑） そういうマンガが昔あって，脳外科の先生が主人公なんです。

脳外科の先生が犯罪者と間違えられて逃げるんですけれど，逃亡しているときにあるおばあちゃんの首が下がらなくて，顎と胸の間の距離が開いてるということで，そこに指を入れて「あ，このおばあちゃん，くも膜下出血だ！」と診断しているシーンがあるんですよ。なぜ指を入れただけでくも膜下出血とわかるのか，ですよね。医者としては格好いいけど。

ちゃんとdifferential diagnosisはあったんだろうかと，ぼくは思ってしまったんですけれど。

竹内 ▶ CTをとりたいです。

岩田 ▶ You want to take CT? That's interesting. Is it CT which can distinguish between subarachnoid hemorrhage and meningitis?
In my opinion, this patient does not have subarachnoid hemorrhage. Because?

> なるほど，CTね。CT検査でくも膜下出血と髄膜炎を鑑別できる？
> ぼくはこの症例はくも膜下出血ではないと思いますけど。理由はわかる？

竹内 ▶ Subarachnoid hemorrhage is acute.

> くも膜下出血は急激に発症するからです。

岩田 ▶ Exactly. Subarachnoid hemorrhage is more than acute. It is really sudden onset. Typically subarachnoid hemorrhage begins with a sudden onset of severe headache. Such like somebody is beating in the head like…

> そのとおり。くも膜下出血はあっという間に起きる。本当に突然ですよ。普通は急に頭が強烈に痛くなる。頭を殴られたみたいに。

やってみていい？（笑）　誰かに突然ハンマーでぶん殴られたような痛みってよくいいますね。突然発症がくも膜下出血の特徴です。

💬 オンセットに着目する

In general, anything related to the tubes, tubes blocked, tubes tear, and tubes rapture, these are associated with sudden onset diseases such as subarachnoid hemorrhage, myocardial infarction.

> 一般的に，血管が詰まる，裂ける，破れるといった，くも膜下出血や心筋梗塞などは，突然発症です。

覚えていますか？心筋梗塞ですね。それからstroke（脳卒中），brain hemorrhage（脳出血），kidney stone（尿管結石），aortic dissection（大動脈解離）。管が裂ける，ねじれる，詰まる，破裂する，こういった「管」に関係した病気は，基本的にsudden onsetです。

先週説明したと思うけれど，感染症は，incubation periodがあるので，sudden onsetにはならないんですよ。突然，ドカーンと髄膜炎になったり

はしないわけです。髄膜炎になるには，ある程度急性発症だけれども，ある程度のgrowthが必要なんですね。

Now remember, this patient has a 1 month history of headache. 1 month. It is too long to be subarachnoid hemorrhage. But it is also too long to be meningitis, too. Meningitis in general is a very serious illness which can kill people in 3-4 days, not months. So the history contradicts for both and doesn't make sense to me.

So it can't be subarachnoid hemorrhage but it's not really typical of meningitis, either. So what do you think?

Does patient need CT scan to rule out subarachnoid hemorrhage? No, I don't think so. This patient does not have subarachnoid hemorrhage from the history.

So what else do we have to think?

> 思い出してください。ポイントは１カ月の頭痛があることです。１カ月間も，ですよ。くも膜下出血では長すぎますよ。そして髄膜炎でも長すぎる。髄膜炎は一般的に非常に重篤で3-4日で死に至ることもある病気ですよ。１カ月はないでしょう。だからこの病歴は両者に当てはまりません。
> では，くも膜下出血でも典型的な髄膜炎でもないとなると，何でしょうか？
> CT検査で，くも膜下出血でないことを確認しますか？ 必要ないですよ。病歴をみれば，くも膜下出血は除外できます。となると，考えられるのは？

OK. Let's have some break, for 10 minutes or so and think about this case again.

> はい。では１０分間休憩してからまた検討しましょう。

 休憩

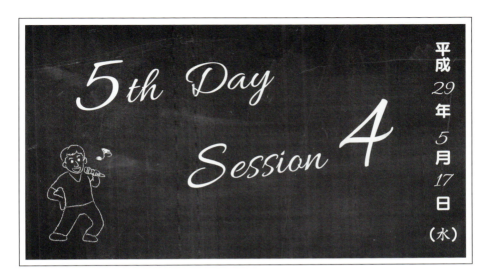

岩田: それでは再開しましょう。清水さん。

清水: Which country in Africa does he live?

　　　患者さんはアフリカのどの国に住んでいるんですか？

岩田: That we can't tell now, one of the African nations.

　　　今は教えられない。アフリカのとある国です。

💬 「めまい」が意味すること

清水: Does he have dizziness?

　　　めまいはありますか。

岩田: Dizziness? Why are you asking that question? Well, he's fully alert and oriented and he doesn't ccmplain of any dizziness.
By the way, what is dizziness?

　　　めまい？　その質問の意図は？　患者は意識清明で見当識もあって，めまいの主訴はありませんよ。
　　　ところでめまいって何ですか？

清　水　あー……。

岩　田　めまいって難しいですね．日本語で「めまい」と言うときは，いろいろなことを意味しています．Dizzinessは気がぼーっとなるような感じというか，気を失いそうな気がするんだけど，気を失わないみたいな感覚をいいます．Vertigoは，天井がぐるぐる回っている感じをいいます．

There are a number of the explanations for "めまい", vertigo, and dizziness, and near syncope. And many things can cause vertigo or dizziness, or near syncope.

Near syncope is almost always due to the lack of blood flow into the brain. Whereas vertigo could be due to the problem of the ear or inner ear or the cerebellum, or semicircular canal.

> 「めまい」を表す用語は，「vertigo」「dizziness」「near syncope」などたくさんあります．そしてめまいの原因もさまざまです．
> Near-syncopeは，ほとんどの場合，脳への血流不足が原因です．また内耳や小脳，三半規管に障害があるとvertigoが起きることがあります．

医学用語の場合は，明確に何の概念を指しているかをしっかりとする必要があります．

この前，うちの研修医が「患者さんがめまいを訴えています」と言っていて，行ってみたらカーテンが閉まっているんですよ．「暗いですね」と言ってカーテンを開けたら，患者さんは光を避けるわけですよね．

「もしかして，この感覚ですか？」と訊いたら，患者さんは「ああ，この感覚です．めまいがしています」と言っていました．

これは何ですか？　これはさっきのphotophobia，光過敏症ですね．これも患者さんの口からは「めまい」という言葉で出たんですね．患者さんの口から出た言葉は具体的に，正確に何を言っているのかを自分たちで確かめてみないといけません．

ちなみにこの方はミノサイクリンというテトラサイクリン系の抗菌薬を処方されていて，その副作用のひとつに光過敏症があって，薬をやめたらすぐに治りました．

薬を飲んでいる人が，何か症状を訴えたら，副作用を考えるのが鉄則で

す。自分が原因で患者を病気にしないことはすごく大事ですからね。副作用が起きることはやむを得ないけど，それに気づかないのは恥です。必ず自分が処方している薬が，その患者の苦痛の原因になっていないかを確認してください。

ぼくは月に 2 回，漢方内科外来をやっているんですけれど，大学病院の漢方内科医は基本的に不定愁訴外来ですね。いろいろな不定愁訴の人が来るんです。あっち行って，こっち行って，全然治らない人が最後に大学病院にきて，まあ漢方でも飲んでみようと。

でも実際に漢方を出すケースは半分くらいです。残りの半分の内，さらに 2 割くらいは西洋の薬じゃないと治らない病気です。例えば不安神経症。不安神経症は漢方薬よりもベンゾジアゼピンや SSRI といった薬の方が，はるかに効き目が高い。

それから残りは，薬の副作用です。β-ブロックで「めまい」がするとかね。カルシウムチャンネルブロックで足がむくむとかね。

薬の話を聞いて，取り除けば治っちゃうわけです。よくある話です。

So, back to your case. So if the patient had dizziness, does it make any difference? What is your hypothesis behind? What kind of question should you ask right now about this patient?

Now, this is the final day of your course and now you have to be able to develop the best appropriate question. Because you went through all of this YSQ, and your YSQ became more and more excellent and relevant and pointing to the benefit of the patient. So that was good.

Now, what kind of questions should be raised about this case? This patient with one month lasting headache.

> 症例に戻りましょう。この症例でめまいがあれば，どう鑑別が変わるの？ どのような仮説になるの？ この患者について質問すべきことは何ですか？
> 今日で最終日なんだからピッタリの質問ができるはずだよ。みなさん，YSQ をやり遂げてきたし，その質も上がってきて，患者さんに寄り添った質問ができるようになっています。よくやってきた。
> この症例ではどのような質問が必要ですか？ 1 カ月間も頭痛が続いているんだよ。

長すぎる髄膜炎様症状の謎

My question is this : This patient looks like having meningitis. But this patient is having a too long history for meningitis. And my question is why? Why this patient looks like having meningitis, yet having 1 month history of headache? It is too long to be meningitis. It doesn't make sense.

So my question is, I would like to ask why this patient has this weird history.

What is wrong with this patient? It doesn't make sense to me and I'd like to know why. What kind of question is most relevant and important question you should raise?

 問題は，この患者さんは髄膜炎を起こしているようにみえるけど，髄膜炎にしては発症期間が長すぎることです。その理由を知りたいんですよ。頭痛が1カ月も続きながらも髄膜炎のような症状をきたす理由は何ですか？ 髄膜炎にしては長すぎますよ。理屈に合わない。
言い換えれば，この患者さんの病歴は変じゃないですか。何かがおかしい。その理由を知りたい。そして，それを明らかにできる質問とは何ですか？

そうですよね。この人は首が硬くて，頭が痛いと言っていて，光過敏症があって，しかも，くも膜下出血っぽくない。ぱっと見，髄膜炎みたいですよね。でも1カ月も髄膜炎の症状が続くのは長すぎます。髄膜炎は，超急性の病気で放っておくと1週間以内に死んじゃうような病気です。そういう病気が1カ月も続くのは，理にかなっていない。

この「理にかなっていない」というのが大事なんですね。初日を思い出してください。われわれに必要なのは，答えをすぐに見つけ出すことじゃなくて，適切な質問をすることでした。この患者さんは理にかなってない，おかしい，何でだろう？ そういうふうに頭を使うのが大事なんです。検査すればいいじゃん，CT撮ろう，髄液を採ろう。その前にやっぱり考えないといけない。なぜ1カ月なのか？

OK, you can go back to your discussion and please develop your most appropriate hypotheses through the questions you asked. Please begin.

 議論をして，これまでの情報を踏まえてピッタリの仮説を立ててみてください。

話し合い中

岩田　OK. Anybody who wants to make a comment, question?

　　　🔁 はい，誰か意見か質問のある人？

矢野　Does he have papilledema?

　　　🔁 乳頭浮腫は発症してますか？

岩　田　Ah, papilledema? Nobody checked. According to what I have information…no. They didn't look into the retina. What were you thinking?

　　　🔁 乳頭浮腫？　誰も検査してないね。ぼくの知るところでは……網膜は検査していません。何を考えているの？

矢　野　I think he may have intracranial hypertension.

　　　🔁 頭蓋内圧亢進があるかもしれないと思って。

岩　田　Good thought. Due to what?

　　　🔁 いいですね。根拠は？

矢　野　Because he has photophobia.

　　　🔁 光過敏がみられるからです。

岩　田　I understand. He has headache, he has photophobia. So the thinking of the elevated intracranial pressure is very sound.
My question is, what kind of things could cause intracranial pressure elevated, many things can do that.
Like brain tumor could do this, subarachnoid hemorrhage could do this... So, what do you think?

　　　🔁 なるほど。頭痛が続き，光過敏もみられる。だから頭蓋の内圧が上がると考えるのはいいでしょう。問題は内圧が上がった理由です。頭蓋内圧亢進の原因にはいろいろありますね。例えば脳腫瘍もくも膜下出血でも内圧は上がりますね。どう思う？

矢　野　Chronic subdural hematoma.

　　　🔁 慢性硬膜下血腫です。

岩田 ▶ Good thought. Yes. So the subdural hematoma, which is usually a disease of elderly but it could occur to a young person, usually after a fall and a small vessel ruptured then he has gradual onset of hematoma, which presses the brain, and that causes the altered mental status, headache and vomiting and so and so on.

My question is, "If he had subdural hematoma, why does he have stiff neck?" It doesn't make sense to me. Hematoma is usually localized to the side of the brain, so it could stimulate the meninges. Neck stiffness and nuchal rigidity are not explained by hematoma.

> いいですね。硬膜下血腫は，普通は高齢者の病気ですが，若くても発症することがあります。転んだりして小血管が破れるとゆっくりと血腫を発症して，脳を圧迫しながら精神状態が変化して，頭痛や嘔吐もみられます。
> でも硬膜下血腫では，「なぜ首が硬いのか？」という疑問には答えにはならないですよね。血腫は脳の片側に生じて，髄膜炎を起こすこともありますけど，ただ血腫というだけでは，首が硬いことと項部硬直は説明できません。

慢性硬膜下血腫だね。略して慢硬（マンコウ）なんて言います。高齢者がよくなりますね。おばあちゃんとおじいちゃんが，何か言っていることがおかしいからといって，CTを撮るとレンズ状に出血している。
Anybody who wants to make a comment, question?

> 他に質問や意見がある人？

How about blood test results?

> 血液検査の結果を教えてください。

岩田 ▶ OK, and let me show you.

> わかりました。では言うよ。

On admission, WBC is 4,200, Hemoglobin is 12.8, and the platelet is 320,000, and all are normal. And the electrolytes, sodium is 136, potassium is 3.9, chloride is 100, and the blood urea nitrogen, BUN, is 8.4, creatinine is 0.95, glucose is 182, which is a little bit high, remember, he has diabetes. So the hyperglycemia is not very surprising.

The results of sodium, potassium, chloride, BUN, creatinine and glucose are all normal.

> 入院時の白血球数（WBC）4,200，ヘモグロビン数12.8，血小板数32万。全て正常値です。電解質はナトリウムが136，カリウムが3.9，クロールは100，血中尿素窒素（BUN）は8.4，クレアチニンは0.95，グルコースはちょっと高めの182。糖尿病がありますからね。つまり，ナトリウム，カリウム，クロール，BUN，クレアチニン，血糖は全て正常です。

Anything else you want to know?

Everyone, don't jump to the answer, don't jump to the exam. You know, before exam, before laboratory, develop hypothesis. What is happening to this patient?

> 他には知りたいことはないですか？
> みなさん，答えや検査結果に飛びつかないでくださいね。検査する前に仮説を立ててください。この患者さんには何が起こったんでしょうか？

関田　Does he have nasal congestion?

> 鼻詰まりは起きましたか？

岩田　No. But why are you asking that questions?

> ありません。その質問の意図は？

関田　I suspect sinusitis.

> 副鼻腔炎を疑いました。

岩田　Interesting. So you have the frontal sinus, you have the maxillary sinus, on both sides. You have ethmoidal sinus between your eyes and you have sphenoidal sinus behind your nose. And any of these sinuses get infected and have an inflammation. You have usually a frontal headache, because sinuses are located in front of your face. And that can get worse, that can last long, and that can even last for weeks and months.

Sinusitis can be infectious, sinusitis could be allergic and sinusitis could be autoimmune. Some sinusitis actually is lymphoma. Some lymphomas look like sinusitis. Some sinusitis is fungal infection like aspergillosis, fungal infection.

So, good thought. That was interesting. But, again, sinusitis hypothesis does not explain nuchal rigidity.

副鼻腔炎ですね。顔には前頭洞と左右に上顎洞がありますね。それから眼の間に篩骨洞，鼻の下に蝶形骨洞があります。これらに感染すると炎症が起きます。顔の前部に洞あるので通常，頭痛を起こします。炎症が悪化すると，数週間から数カ月続くことがあります。

副鼻腔炎は感染やアレルギー，自己免疫によって起きます。またリンパ腫が副鼻腔炎を起こすこともあります。一部のリンパ腫が副鼻腔炎のような症状を起こすんですね。そして，アスペルギルスなどの真菌感染症として副鼻腔炎になることもあります。

面白い意見です。でも，繰り返しますが，副鼻腔炎では項部硬直は説明できませんね。

The patient gets HIV?

HIVに感染していますか？

岩田　Why do you think of HIV?

なぜHIVを疑ったの？

小林　Our group was thinking that considering the location, most likely he has meningitis. But he mentioned the headache for four weeks, so we consider whether there was a possibility of chronic meningitis.

So we looked it up in the textbook for analysis. And it turns out that there is a case of chronic meningitis. And then it says that HIV/AIDS patients are at high risk. They have a high risk of, actually, the meningitis, of different forms compared to acute meningitis, to viral or fungal infection that causes one of the meningitis.

私たちのグループでは，場所に注目して，髄膜炎を最も疑いました。そこで頭痛が4週間も続いていることを踏まえ，慢性髄膜炎の可能性を考えました。
そこで教科書で調べたところ，エイズの患者は高リスクと書いてありました。かなり高い確率で髄膜炎を発症するとのことで，ウイルス性や細菌性の急性髄膜炎と比べて異なる病態を呈します。

岩田　Fantastic! Absolutely you right.

Now, remember his occupation? What is his job? And where does he live? He lives in an African country. And the majority of patients living with HIV are located in Africa. In African continent wherever you go.

In addition, he is a long distance truck driver. Long distance truck driver, so even though he lives with his wife and children, he has a chance to be away from his home for several days... extremely high risk for HIV infection.

If you couldn't understand why, I can talk to you later.

> 素晴らしい！大正解です。
> 思い出してください。患者さんの職業は何だっけ？ 何をしている人？ 住んでいるところは？ アフリカですよ。HIV感染者の多くはアフリカにいて，アフリカ大陸のあちこちでみられます。
> さらに彼は長距離トラックの運転手です。つまり奥さんや子どもがいても，自宅から遠く離れた場所に何日も行く"チャンス"があるということです。したがってHIVに感染する危険性はとても高い。
> ……意味がわかうない人は，後で教えてあげるよ（笑）

（一同笑い）

単身赴任は，日本だけの風習ですよね。外国で単身赴任している人ってあまり聞いたことがなくて，たいていは夫婦一緒に住んでいると思います。単身赴任もハイリスクだよなあ，たぶん。まあ両者にとってのリスクですかね。
日本の場合は知らないけど，海外では長距離のドライバーはコマーシャルセックスのリスクが高いとよく言われます。

To the African continent, HIV is very endemic. So, he lives in a very high risk area and he has a high risk occupation. So he has a high risk of HIV infection. Although he has never tested for HIV before, that does not mean he doesn't have HIV.

Now if he had HIV infection, then the potential differential diagnosis changes dramatically because he is immunocompromised. Immunocompromised patient tends to have weird diseases which healthy people don't have.

Now, considering the possibility of potential HIV infection in this 39-year-old man, does it change your potential hypothesis of the diagnosis? Particularly in regards to chronic meningitis? Chronic meningitis is a chronological one, just slow, long lasting meningitis and it has to be caused by something. So what is something?

> アフリカ大陸ではHIVが蔓延しています．患者さんは高リスクの地域にいて，高リスクの職業に就いている．つまりHIV感染の可能性は高い．HIV検査を受けていないからといって，HIVに感染していないとは言えないですね．
> もしHIVに感染しているとすれば，免疫不全を起こしているから，鑑別診断は大きく変わります．免疫不全の患者は，健常者の病態とは異なった疾患を呈しますからね．
> この39歳の男性患者がHIVに感染しているとすれば，仮説はどうなりますか？ 特に慢性髄膜炎についてどう思いますか？ 慢性髄膜炎はゆっくりと進行する持続性の髄膜炎です．何らかの原因があるはず．それは何ですか？

💬 慢性髄膜炎の原因は……？

通常，髄膜炎は急性なんですね．だけど，稀にchronic meningitisも存在するんです．そして，HIV感染があるとchronic meningitisのdifferentialが変わってくるわけです．
さて，みなさん医学知識がありません．医学知識がないときは，どうすべきだと思いますか？

教科書で調べます．

岩田　そうだね．教科書を読めばいいんですね．
ちなみに，慢性髄膜炎の原因なんて『病気がみえる』にも『year note』にも載ってないですよ，たぶん．調べてごらん．

話し合い中

はい，三品さん．

TB．

岩田　Tuberculosis，OK．

> 結核ね，いいですよ

三品　*Cryptococcus neoformans* that occurred by HIV infection.

> 🗨 慢性髄膜炎の原因は……？

> 🗨 HIV 感染症で *Cryptococcus neoformans* に感染した。

岩田　OK. Anything else?

> 🗨 よし。他には？

三品　That's all what I have got today.

> 🗨 今はそれだけです。

岩田　OK. Tuberculosis is very prevalent in African continent, too. And Cryptococcosis is a fungal infection. And *Cryptococcus neoformans* is fungus found in feces of pigeons.

> 🗨 はい。結核もアフリカで蔓延していますね。クリプトコッカス症は真菌感染症です。*Cryptococcus neoformans* はハトの糞のなかにいる真菌ですね。

Enterococcus faecium は，ウンコを意味しているといいましたね。Feces という英語は，語源が一緒で，糞という意味です。feces of pigeons，ハトの糞のなかにいるのが，*Cryptococcus* です。いいでしょう。

中村さん，他にありますか？

中村　Toxoplasmosis.

岩田　Very good. Toxoplasmosis caused by *Toxoplasma gondii*. It is Protozoa. Protozoa is the unicellular parasites.

> 🗨 いいですね。トキソプラズマ症は *Toxoplasma gondii* による原虫感染症です。原虫は単細胞の寄生虫です。

寄生虫には多細胞の蠕虫（multicellular helminth），単細胞の原虫（unicellular protozoa）があります。

蠕虫はサナダ虫や回虫です。原虫感染症で代表的なものがマラリアです。原虫でもう 1 つ有名なのが，*Toxoplasma gondii* で，脳症などの頭のなかの感染症を起こすことで有名です。感染経路は多くの場合は猫の糞，それから生肉です。

そういえば昨日，生肉食べちゃったけれど（笑）　生の牛肉の中にはトキソプラズマがいて，これがリスクになるんですね。免疫抑制がなければトキソプラズマは問題にならないんだけれど，細胞性免疫が下がってくると病気になりやすいということです。

岩田 Good. Anything else?

中村 梅毒。

岩田 How do you call "梅毒" in English?

中村 *Treponema pallidum.*

岩田 "*Treponema pallidum*" is the name of bacteria which causes 梅毒.
> *Treponema pallidum*は梅毒を起こす細菌の名前だよ。

中村 I don't know.
> 知りません。

岩田 OK, anybody?
> 誰かわかる？

加地 syphilis.

岩田 Very good. Syphilis can do virtually everything. Syphilis can cause eye problem, nose problem, skin problem, joint problem, bone problem, heart problem, anything could occur with syphilis.

Syphilis can cause a neurological damage called neurosyphilis. And some of the neurological syphilis is parenchymatous, meaning the damage in a brain, and some of the syphilis could be meningiomatous, meaning affecting meninges. And it can mimic like chronic meningitis. Everybody with every kind of symptoms actually may appear to be syphilis.
> そのとおり。梅毒はなんでもありです。眼，鼻，皮膚，関節，骨，心臓とあらゆるところに感染症を起こします。
> 梅毒が神経系を侵せば神経梅毒といいます。また神経梅毒の中には脳組織や髄膜炎を侵すものがあり，慢性髄膜炎に似た症状を呈します。梅毒ではあらゆる症状が起きます。

浅倉さん。

浅倉 *Trypanosoma.*
> トリパノソーマ属。

> 慢性髄膜炎の原因は……？

岩田 ▶ OK, very good. What kind of *Trypanosoma* you are talking about?

> うん。どの種類のトリパノソーマ？

浅倉 ▶ Sorry, I don't know the kinds.

> 種類までは分かりません。

岩田 ▶ OK, There are two types of *Trypanosoma*. One is in Africa and the other is in America, or to be precise, South America. And the South American *Trypanosoma* affects a heart and esophagus and the African *Trypanosoma* typically affects brain. There are two kinds of African *Trypanosomas* but both can cause chronic meningitis like symptoms. Very good.

> うん。トリパノソーマ属には2つに分類されます。アフリカ型とアメリカ型。正確には南アメリカですね。アメリカトリパノソーマは心臓や食道に感染し、アフリカトリパノソーマは脳に感染します。アフリカトリパノソーマには2種類ありますが、いずれも慢性髄膜炎様の症状をきたします。いいでしょう。

渡辺さん。

Herpes.

岩田 ▶ OK. Herpes can cause chronic type meningitis. There are eight kinds of herpes to cause human diseases. Eight kinds, Human simplex-virus type 1, Human simplex-virus type 2, Varicella zoster virus, Epstein-Barr virus, Cytomegalovirus, Human herpesvirus -type 6, -type 7, -type 8, so eight kinds.

Among those, HSV type 2 is a classic cause of recurrent chronic meningitis. Type 1 is a typical cause of encephalitis. Varicella zoster virus rarely causes both, and so with CMV. Human herpesvirus 6 & 7 also can cause neurological diseases. So many herpes are associated with brain damage and CNS diseases.

Let's turn to the spinal fluid exam, which everybody wants to know.

> はい。ヘルペスも慢性髄膜炎の原因になります。ヒトに感染するヘルペスは8種類ありますね。単純ヘルペスウイルス1型、単純ヘルペスウイルス2型、水痘・帯状疱疹ウイルス、EVウイルス、サイトメガロウイルス、ヒトヘルペスウイルス6型、ヒトヘルペスウイルス7型、ヒトヘルペスウイルス8型です。

このうち，単純ヘルペスウイルス2型は慢性髄膜炎の典型的な原因になります。単純ヘルペスウイルス1型は脳炎を起こし，水痘・帯状疱疹ウイルスとサイトメガロウイルスは稀に慢性髄膜炎と脳炎の原因になります。また，ヒトヘルペスウイルス7型と8型も神経系疾患を起こします。多くのヘルペスウイルスは，脳の障害や中枢神経系疾患と関連しているんですね。

では，脳脊髄液検査をしましょう。みなさん知りたいでしょうから。

Lumbar puncture was performed. The opening pressure was 25 cm of water, and the normal range is less than 20.

腰椎穿刺を行ったところ，初圧は25cmでした。正常値は20cm以下です。

opening pressure は，針を刺した後にぴゅーって髄液が上がってくるんですね。髄液が何cm上がっていくかをみるのが「初圧」といいます。25 cm。これは高いですね。

The color was clear and there was no turbidity. And there was no xanthochromia.

色は透明で濁っていませんでした。またキサントクロミーはありません。

Xanthochromia は，黄色で染まった髄液のことで出血を示唆します。xantho- はギリシャ語で「黄色」という意味です。

Red-cell count was less than 5/mm^3. White-cell count was less than 5/mm^3. Protein was 47.5 g/L, which is high. And glucose was 110mg/dL, which is high. But remember, he has hyperglycemia. So, maybe normal to him.

赤血球数は5/mm^{3}未満。白血球も5/mm^{3}未満。蛋白質は47.5 g/L。これは高いですね。糖は110 mg/dL。これも高値ですが，患者さんは糖尿病でしたね。したがって，彼にとっては正常かもしれません。

Do you have a final diagnosis by this time?

OK. We have the answer on the board. So raise your hand for diagnosis you think is correct.

診断はわかりましたか？
では，黒板に答えがあります。自分が正しいと思う診断に挙手してください。

Who votes for syphilis? Nobody.

> 梅毒だと思う人? なし。

Who votes for tuberculosis? Nobody.

> 結核だと思う人? なし。

Who votes for Cryptococcus? ……around 10.

> クリプトコッカス症だと思う人? 10人ぐらいですね。

Who votes for toxoplasma? Nobody?

> トキソプラズマ症は? いない?

Who votes for trypanosomiasis? Nobody.

> トリパノソーマ症は? いない。

Who votes for herpes? ……7.

And the rest of the people? Anybody who wants to comment on the diagnosis and the rationale for the diagnosis? Does anybody have an opinion?

> ヘルペスは? 7人。
> 残りの人たちは? 診断について何か意見や根拠がある人はいますか?

Syphilis is possible. Actually anything can be possible with syphilis. But this is not very typical of syphilis, either, because Syphilis usually is not associated with nuchal rigidity even with meningiomatous Syphilis. Usually syphilis presents with the focal neurological deficit, numbness, paralysis, headache, altered mental status, not nuchal rigidity in general. So this is not very typical of that.

> 梅毒はありそうですね。実際,梅毒は何でもありですからね。ただし,この症例は梅毒の典型的な症状ではありません。普通は梅毒では項部硬直はみられないからですね。梅毒性髄膜炎でもみられません。通常,梅毒は局所神経障害,無感覚,麻痺,頭痛,精神状態異常を呈しますので,典型的な梅毒というわけではありません。

Tuberculosis is possible. Again, anything is possible with TB. So the syphilis and tuberculosis both have very variable presentations. However, usually tuberculosis is associated with fever, weight loss, night sweats, and

none of them the patient has.
Also the CSF finding, usually tuberculosis is associated with elevated white-cells, particularly, several weeks after the presentation. So this is not very typical of tuberculosis.

> 結核もあるでしょう。同様に結核もなんでもありです。梅毒も結核もいろんな症状が出ますからね。ただ，通常，結核では発熱，体重減少，寝汗がみられますが，この症例にはそれがありません。
> また通常は結核が発症して数週間後に，髄液所見で白血球上昇がみられる。したがって典型的な結核の症状はない。

Trypanosomiasis is possible. But it's more associated with seizure or other neurological problems rather than meningitis.
And I didn't tell you this but this patient is from Zimbabwe the south part of the Africa where Trypanosomiasis is not very endemic.
Trypanosoma is endemic in the more east side, and upper north side, like Uganda or somewhere else. So the endemicity is different.

> トリパノソーマ症もありですが，髄膜炎というより痙攣などの他の神経症状があらわれます。
> それから実は今まで黙っていたけど，この患者さんはジンバブエ出身です。アフリカ大陸の南部に位置するジンバブエでは，トリパノソーマ症がそれほど流行していません。トリパノソーマ症が風土病なのはもっと東部や北部で，たとえばウガンダですね。こうした地域的な違いがあるんですね。

Herpes is possible. But again, with this strong headache lasting for one month, in the HSV type 2 meningitis, headache is more recurrent, come-and-go type of headache. So it's not very classic for herpes meningitis.
HHV -6 or -7 is possible. So you can't really rule it out but it's not very typical of that.

> ヘルペスもありでしょう。しかし，ここでも重度の頭痛が１カ月間も続いていることを考えると，単純ヘルペスウイルス２型の髄膜炎は頭痛を繰り返すことが特徴ですから，典型的なヘルペス性髄膜炎ではなさそうです。
> ヘルペスウイルス６型や７型も除外はできませんが，典型的な症状はありません。

One with very elevated opening pressure is very characteristic of Cryptococcal meningitis. Also after 40 % of the cases with Cryptococcal meningitis, WBC of CSF might not be elevated. Cryptococcal meningitis is very endemic in those who have positive HIV as those who are on steroids. So, taking steroid and HIV infection are very risks for Cryptococcal meningitis.

> 腰椎穿刺における初圧上昇は，クリプトコッカス髄膜炎に特徴的です。またクリプトコッカス髄膜炎の40％では白血球数は上昇しません。HIV陽性でステロイド治療している患者では，クリプトコッカス髄膜炎は好発します。したがって，ステロイドの使用とHIV感染はクリプトコッカス髄膜炎を発症するリスクが高いんです。

And typically presents with a severe headache. And headache can be the only one presentation like the patient has. That can be chronic and subsistent and subacute. So it's not typical for like very acute bacterial meningitis. A patient may or may not have fever. Again this is typical for this gentleman.

> そして，典型的に重度の頭痛が出ます。この患者さんのように頭痛だけが現れる可能性もあります。そして頭痛は慢性的で，持続的で，亜急性のこともある。ここが急性の細菌性髄膜炎と異なるところですね。発熱はする場合も発熱しない場合もあります。これもまたこの症例に合うところです。

So what happened to this patient was…

> さて，この患者さんには何が起こったのかというと……

This patient turned out to be HIV type-1 positive, and CD4+ cell count was $31/mm^3$.
And Cryptococcal antigen test, which is diagnosis for Cryptococcal meningitis, turned out positive and the diagnosis of Cryptococcal meningitis was made. And treated with amphotericin and flucytosine, which is antifungal combination for Cryptococcal meningitis.

> この患者を検査すると，HIV-1型陽性でCD4陽性T細胞数は$31/mm^3$でした。
> そして，クリプトコッカス抗原検査が陽性となり，クリプトコッカス髄膜炎と診断され，アムホテリシンとフルシトシンという抗真菌薬で治療しました。

So you got the right answer, at least one of them. Congratulations.
This case is real and this case is found from the NEJM of this year. So this case is of 2017 and this patient from Zimbabwe, I didn't disclose Zimbabwe because you can google it and find this article[12]. I was afraid of this.
The NEJM presented the case from Massachusetts general hospital (MGH). MGH is one of the most prestigious hospitals in the world and has the highest level discussion on clinical medicine. They have a very sophisticated world No.1 type of clinical discussions held almost every week and present them to the NEJM.
So if you read NEJM every week, you will be able to discuss this type of case discussion every week, and that would enrich your level of diagnosis and the level of English, of course, and the level of medical thought, too. And I was very proud of you that you could discuss the case like how Harvard people do because MGH is affiliated with Harvard medical school.

> つまり、みなさんのなかの一部は正解にたどり着いた、というわけです。よくできました。
> この症例は現実のものです。今年のNEJMに掲載されています。患者はジンバブエ出身。国名を言わなかったのは、グーグル検索で論文を見つかってしまうと思ったからです[12]。
> NEJMではマサチューセッツ総合病院（Massachusetts general hospital：MGH）の症例を紹介しているんですね。MGHは臨床医学に秀でた世界有数の病院で、そこでは最高レベルの臨床議論が毎週なされていて、それがNEJMに掲載されるんです。
> したがってNEJMを毎週読んで、今回のように議論すれば、診断する能力も英語のレベルも上がります。もちろん、医学的な考え方も身につきます。
> MGHはハーバード大学医学大学院の関連機関ですからね。今回、ハーバード大学の人たちのように、みなさんが議論できたことをぼくはとても誇りに思います。

要は、神戸大もハーバード大も似たようなものだということですね。ちょっと言い過ぎかな（笑）
HEATAPPでは毎年5日目に必ずこのMGHのケースを出すことにしてい

---

12) Boulware DR, Makadzange AT : Case 8-2017. N Engl J Med. 2017 ; 376（11）: 1065-71

ます．そして，5日目ぐらいになると，みなさんのなかで少なくとも1人か2人は正しい診断名を出すことができる．

初日のみなさんを思い出してください．何にもできなかったですよね．どこから手をつけていいかもわからなかった．でも，教科書の読み方，データの探し方，ディスカッションのしかた，鑑別リストのつくり方，除外の方法，感度や特異度の考え方と順番にいろいろなことを学んで，5日間くらい頑張れば，ここまではできるようになります．

これを3カ月やれば，かなりcomfortableにNEJMを読んでディスカッションができるようになります．うちの後期研修医も，毎週こういうディスカッションするんだけど，彼らだって最初は全然できない．だけど繰り返しやっているうちに誰でもできるようになります．これ，才能じゃないんです．繰り返すことが大事です．

さて，ここまでのところで何か質問がありますか？　10分間休憩をとりましょう．今日は，YSQはないので，最後に別なことをします．

 休憩

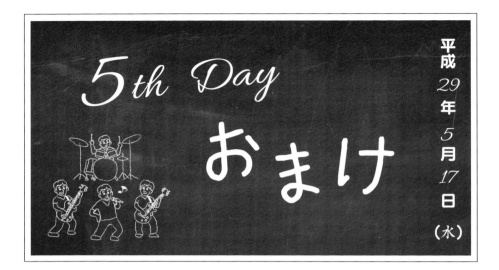

さて,今から配布するのはテストではありません。無記名で書いてください。みなさんがこの5日間でどのくらい学んだかを調べる調査ですから,アンケートの一環だと思ってください。

みなさんには問題を解いてもらいますが,個々の能力を判定するのが目的ではありません。チームとしてどれくらいのパフォーマンスを示したかをぼくが知りたいだけです。個人個人の評価はしません。それはこれまでみなさんがディスカッションしたり,発言したことで十分に把握したつもりです。ですから,それをもって評価とします。配布している用紙は評価のためというより,振り返りのためのものだと思って包み隠さずに書いてくださいね。

最後に自由記載の箇所があるので,そこにも自由に好きなことを書いてください。書いたらグループごとにまとめて,前に持ってきてくださいね。

💬 これから勉強をするうえで

さて,HEATAPPはこれでおわりですけれど,みなさんがこれから勉強していくにあたって,ポイントを少しだけ述べておきますね。

すでに言いましたが,まずはちゃんとした教科書を買ってください。値段

が高いという意見も聞きますけど，例えば3万円位の教科書があったとしましょう。その教科書の次の版が出るまで5年くらいかかるんですよ。賞味期限が5年間ということは，1年間でいうと6000円ですよ。1カ月500円です。
……何か悪徳商法をやっているみたいだけど。

（一同笑い）

岩田　1カ月500円ってことは1日十数円。それだけの投資できわめて質の高い勉強ができるツールが手に入ると思えば，安い買い物だと思いませんか？
それから，「医学雑誌を定期的に読むとしたら何がいいか？」という質問をよく受けます。これはさっき出てきたNEJM，これがダントツでクオリティーが高いです。もし1冊だけ定期購読をするなら，これが最もおすすめです。学生のうちはきわめて格安で購読できますね。これも確か年間100＄位だったはずですよ[13]。だから，みなさんが買っているファッション雑誌とどっこいどっこい。それから神戸大学の学生であればUpToDate®が使えます。
これらを繰り返し使っていくことができるようになれば，この5日間でやったようなことがスラスラできるようになります。自分にいい投資をしてください。学生の時期に，ケチケチしない方がいい。必ず後で返ってきます。
例えばみなさんが今からハリソンやNEJMをどんどん活用していれば，卒後5年くらい経って，神戸大学卒業の神童の若手スーパー研修医と呼ばれるようになって，『ドクターG』に出て有名になって，ワイドショーに出て，インタビューを受けて，自叙伝でも書いてバンバン売ったらいいんですよ。

（一同笑い）

まあ，そんなこと起こりませんけどね（笑）
でも，みなさんが今しっかり勉強しておけば必ずペイバックはきます。クオリティーの高い医者になれば，いろいろなところから依頼がくるように

---

13) 編注：2018年3月現在は年間定価8,640円〜。 http://www.nankodo.co.jp/g/gN58K/

なります。例えば原稿を書いてくれ，本を書いてくれ，学会で講演してくれと言われるようになりますから，いくらでも返ってきます。今，何もしなければそれだけの話です。

自分に投資することは，経済効率という観点からも決して悪い話ではありません。それから時間効率もです。今，一生懸命努力しておけば，将来的に楽ができるようになります。ロングタームでは間違いなく自由時間が増えます。だから，時間的にも金銭的にも上手な自己投資をしてあげてください。

それでは，これで本当におしまいです。お疲れさまでした。

おわりに

　最後までお読みいただいた皆様，どうもありがとうございます。「おわりに」からお読みになる皆さん，こんにちは。

　喋っている言葉をリーダブルな文章に直すのは案外，難儀な作業です。金原出版とこの系列の本を出すのは3度めですが，いずれも艱難辛苦の作成作業でした。今回は，とくに一度やり直してるし。

　いずれにしても，こちらの無体な要求に嫌な顔ひとつせずに本書の作成に寄り添っていただいた編集の中立稔生さんに心から感謝申し上げます。また，2016年のHEATAPP 質的研究をいっしょにやった，最大最強のクリティークにして最良の理解者である土井朝子先生にも，この場を借りて心からお礼申し上げます。

　日本の医学生と医学教育に幸あらんことを。

2018年3月

岩田健太郎

INDEX

あ
アシデミア　327
アナフィラキシー　161
アニオンギャップ　334
アニオンギャップ性代謝性アシドーシス　327
アニサキス症　95
アラートネス　164
荒木飛呂彦　125
アルカレミア　327

い
医師国家試験　78
一般化　147, 156
違法薬物　316
医療費　359
インシデント　370
陰性的中率　120
陰性尤度比　121
インパクトファクター　108
インフルエンザ　258
引用文献　92

う
ウィルヒョウの3徴　58
後ろ向き比較試験　69

え
英語力　300
エイズ　24
壊死性筋膜炎　185, 215
エポケー　114, 171
エボラ出血熱　195
エンピリック治療　277

お
嘔吐の原因　322
横紋筋融解症　132
オッズ比　136
オノマトペ　379
オバマケア　359
オリエンテーション　164
オンセット　387

か
介達痛　48
ガイドライン　115
外来患者　158
科学　31
過食症　309
仮説　168
カテーテル関連感染症　64
化膿性関節炎　270
カルネット徴候　50
関節リウマチ　270
感染症法　20
感度　61, 120
カンピロバクター腸炎　211
鑑別疾患　263, 268

き
キサントクロミー　402
寄生虫　399
偽痛風　212
急性間欠性ポルフィリア症　65
急性呼吸窮迫症候群　116
急性胆嚢炎の診断基準　112
急性虫垂炎　55

教科書　82
極論で語る感染症内科　117
緊張性頭痛　216

く
ググるカス　83
グッドマン・ギルマン　97
クリプトコッカス髄膜炎　405
グループ学習　3
群発頭痛　216

け
経験主義　151
傾向スコアアナリシス　70
形式主義　80
ゲーム理論　172
外科医のための感染症のみかた，考えかた　187
ゲシュタルト　214
血液ガス　325
結核　19, 404
血小板減少　224
血小板増多　240
血清病　162
結節性多発動脈炎　284
血栓性血小板減少性紫斑病　223
原虫感染症　399
見当識　164

こ
抗菌薬の投与間隔　191
抗菌薬の投与量　191
香坂 俊　241

孔子　32
甲状腺癌　261
硬膜下血腫　394
交絡因子　376
コッホの原則　30
小林秀雄　140
個別化　147
コミュニケーション　139

さ
最小発育阻止濃度　192
サットンの法則　251

し
ジェネラル・インプレッション　312
ジオン事件　344, 346
時間依存性　193
時間効率　345
時間情報　41
事後確率　99, 121
システマティック・レビュー　33
事前確率　99, 121
自然免疫　149
質問　7
質量分析　36
シベレスタット　117
シャルコー3徴　58
宗教　31
出血性ショック　169
術後の発熱　208
循環血液量減少性ショック　169
初圧　402
食中毒　45, 294
食歴　298
ショック　168

自立支援医療　359
心筋梗塞　313
神経原性ショック　170
神経性食思不振症　308
心原性ショック　169
身体障害者認定　361
診断　90
深部静脈血栓　213
新薬　363

せ
生化学検査　323
性感染症　299
生検　289
成人学習理論　3
精巣上体炎　233
製薬メーカー　365
接触性皮膚炎　162
潜在性結核　23
全身性エリテマトーデス　231

そ
創部感染　151
ソクラテス　64

た
第3世代セフェム　35
代謝性アシドーシス　326
体性痛　47
大動脈解離　315
タイフォイド・メアリー　125
多剤耐性結核　284
タスキギー実験　72
田中耕一　36
田中竜馬　327
ダブルブラインド　70
多変量解析　70
炭疽菌　29

ち
遅延型　162
長時間労働　342
超多剤耐性結核菌　283

つ・て
痛風　212
デカルト　32
出たボートは帰ってこない　271
テノホビル　337, 358
デバイス　175
デング熱　20

と
特異度　62, 120
利根川 進　244
トライアンギュレーション　108
トリパノソーマ症　404
トリパノソーマ属　401
トロポニン　68

な・に
内臓痛　47
二元論　145
日本専門医機構　85
入院患者　158
ニューキノロン系抗菌薬　247
乳酸菌　198
尿検査　234
尿細管アシドーシス　336
尿路感染　209

ね・の
捏造　92
濃度依存性　193
ノウハウ主義　151

は

パーソナリティ障害　25
バイオマーカー　273
敗血症　182
敗血症性ショック　169
肺塞栓　213
バイタルサイン　163, 311
梅毒　400, 403
ハザード比　136
白血球数　240
発症率　71
パニック発作　309
ハリソン内科学　76
バルトネラ　237, 257
バンクーバー方式　93
半減期　192
反跳痛　54

ひ

非アニオンギャップ性アシドーシス　327
光過敏症　390
ヒト免疫不全ウイルス　299
ヒューリスティクス　216
病気がみえる　75
病態生理　90

ふ

フォレストプロット　94
副作用　367
フッサール　114
不明熱　250, 263

ブルセラ症　237
フロイト　303
文献管理　355
分数　120

へ

ヘモグロビン尿　234
ヘルシンキ宣言　73
ヘルペス　401, 404
片頭痛　216
便培養　210

ま

マーフィー徴候　59
前向き比較試験　69
正岡子規　21
マックバーネー　55
マラリア　76
慢性骨髄炎　237
マンデル　97

む

ムード　166
無知の知　64

め

メタ分析　94
めまい　389
メモリーT細胞　245
免疫不全ウイルス　24

も

盲検化　70
モナドロジー　87, 267

や・ゆ

薬剤熱　172
有病率　71

よ

陽性的中率　120
陽性尤度比　120
予後　90

ら

ライプニッツ　87, 267
ランダム化　69

り

リステリア　296
リンパ節腫脹　230

れ

レイノルズ5徴　58
レーウェンフック　28
レジデントのための感染症診療マニュアル 第3版　98
レプトスピラ　124

ろ

老害　153
ローカルファクター　197
ローレンス・ティアニー・ジュニア　153
ロブシング徴候　57
ロベルト・コッホ　27
論理学　87

膿瘍性疾患　237

A
ABX Guide　99
acquired immunity　150
acute appendicitis　55
acute intermittent porphyria　65
adult learning theory　3
ARDS 診療ガイドライン　116

B
Bacillus anthracis　29
bacterial translocation　218
blinding　70

C
cardiogenic shock　169
Carnett's sign　50
catheter-related blood stream infection　209
CD4 陽性 T 細胞数　319
CDI　35, 210
Clinical queries　89
Clostridium difficile　35, 210
confounding factor　376
CRBSI　209
critical thinking, critical reading　107

D
deep vein thrombosis　213
delayed hyper sensitivity　162
DIC　201
dignosis　90
dishwasher's pus　187
double Blind　70
DU drug　284
DynaMed Plus®　93

E
empirical な治療　190
EndNote　356
endoscopic retrograde cholangiopancreatography　132
Epocrates　99
ERCP　132
etiology　90

F
Fanconi 症候群　339
fever of unknown origin　250
FUO　250

G
Glasgow Coma Scale　164
Google　87
Google Scholar　89, 91
gout　212
GRADE　116

H
HEATAPP　13, 341
heuristics　216
HIV　359
HIV 感染　299
HIV 治療薬　317
human immunodeficiency virus　299
hypovolemic shock　169

I
IGRA　244
in vitro　191
incidence　71
innate immunity　149

Interferon-gamma Release Assay　244
Interferon-γ　245

J・K
japan coma scale　164
Kucers'　97

L
latent tuberculosis　23
Lawrence m. Tierney Jr.　153
LGBT　300

M
M&M　269
McBurney's Point　55
MedCalc　99
men who have sex with men　299
Mendeley　356
Methicillin-resistant *Staphylococcus aureus*　26
MIC　192
minimum inhibitory concentration　192
Mirrizzi 症候群　53
missed the boat　271
MRSA　26
MRSA 腸炎　30
MSM　299
Murphy sign　59
Mycobacterium tuberculosis　19

N
necrotizing fasciitis　185
negative likelihood ratio　121
negative predective value　120

neurogenic shock　170

P

P/F ratio　199
pain face scale　47
PAN　284
Papers　356
PBL　13
PDCA サイクル　370
photophobia　390
polyarteritis nodosa　284
positive likelihood ratio　120
positive predective value　120
posterior probability　121
PQRST　47
prevalence　71
problem-based learning　14
prognosis　90
prospective study　69
PSA　252
pseudo-outbreak　46
pseutgout　212
PubMed　86, 89
pulmonary embolism　213

Q・R

qSOFA　183
RA　270
rate　199
ratio　199
RCA　9
referred pain　48
retrospective study　69
reviw of system　54
rheumatoid arthritis　270
root cause　12
root cause analysis　9
ROS　54

S

Sanford guide　99
sensitivity　61, 210
septic arthritis　270
serum sickness　162
sexually transmitted disease
　　299
SIRS　184
SLE　231
SOFA スコア　183
somatic pain　47
sonographic Murphy sign　60
specivicity　120
SSI　151
STEP　75
surgical sight infection　151
Sutton's Law　251
systematic review　33
systemic inflammatory
　　response syndrome　184
systemic lupus erythematosus
　　231

T

TBL　15
team-based learning　15
TG13 ガイドライン　118
The New England Journal
　　Medicine　154
thrombotic thrombocytopenic
　　purpura　223
time above MIC　192
Tissue is the issue　252
Toxoplasma gondii　399
triangulation　108
TTP　223
Typhoid Mary　125

U

UpToDate®　93
urinary tract infection　209

V

VINDICATE-P　38
visceral pain　47

Y

year note　75
your specific questions　61
YSQ　61, 266

Z

zoster sine herpete　50
Zotero　356

その他

5つの WHY　9
αフェトプロテイン　274

著者紹介

岩田健太郎（いわた・けんたろう）

1997年	島根医科大学 卒業
1997年	沖縄県立中部病院 研修医
1998年	コロンビア大学セントルークス・ルーズベルト病院 内科研修医
2001年	アルバートアインシュタイン医科大学ベスイスラエル・メディカルセンター 感染症科フェロー
2003年	北京インターナショナルSOSクリニック 家庭医，感染症医
2004年	亀田総合病院総合診療部・感染症科 部長代理
2005年	同 部長
2008年より	神戸大学大学院医学研究科微生物感染症学講座感染症治療学分野教授

現在に至る

資 格

米国内科専門医，米国感染症専門医，国際旅行医学会旅行医学認定，感染管理疫学専門家認定，日本内科学会認定総合内科専門医，日本感染症学会認定感染症専門医・指導医，日本東洋医学会漢方専門医，ロンドン大学熱帯医学衛生学校感染症修士，PHPビジネスコーチ，日本ソムリエ協会シニアワインエキスパート など

HEATAPP！
たった5日で臨床の"質問力"が飛躍的に向上する、すごいレクチャー　　定価(本体3,800円+税)

2018年4月15日　第1版第1刷発行

著　者　岩田　健太郎

発行者　福村　直樹

発行所　金原出版株式会社
　　　　〒113-0034 東京都文京区湯島2-31-14
　　　　電話　編集(03)3811-7162
　　　　　　　営業(03)3811-7184
　　　　FAX　　(03)3813-0288
　　　　振替口座　00120-4-151494
　　　　http://www.kanehara-shuppan.co.jp/

©岩田健太郎，2018
検印省略
Printed in Japan

ISBN 978-4-307-10190-5　　　　印刷・製本／永和印刷　表紙デザイン／クワデザイン

|JCOPY| <出版者著作権管理機構 委託出版物>
本書の無断複製は著作権法上での例外を除き禁じられています．複製される場合は，そのつど事前に，出版者著作権管理機構（電話 03-3513-6969，FAX 03-3513-6979，e-mail：info@jcopy.or.jp）の許諾を得てください．

小社は捺印または貼付紙をもって定価を変更致しません．
乱丁，落丁のものはお買上げ書店または小社にてお取り替え致します．